生殖医学内镜微创技术

主　审　陈子江

主　编　郝翠芳　包洪初　韩　婷

编　委（按姓氏笔画排序）

马　玎　烟台毓璜顶医院
王昕荣　烟台毓璜顶医院
王梅梅　烟台毓璜顶医院
包洪初　烟台毓璜顶医院
刘菲菲　山东大学附属生殖医院
李凤华　烟台毓璜顶医院
何顺之　烟台毓璜顶医院
张真真　山东大学附属生殖医院
陈子江　山东大学附属生殖医院
陈春林　南方医科大学南方医院
赵冬梅　烟台毓璜顶医院
郝翠芳　烟台毓璜顶医院
崔元庆　烟台毓璜顶医院
韩　婷　山东大学附属生殖医院

人民卫生出版社

图书在版编目（CIP）数据

生殖医学内镜微创技术/郝翠芳，包洪初，韩婷主编.—北京：人民卫生出版社，2019
ISBN 978-7-117-28095-2

Ⅰ.①生… Ⅱ.①郝…②包…③韩… Ⅲ.①不孕症-内窥镜-妇科外科手术②内窥镜-泌尿系统外科手术 Ⅳ.①R713.7②R699

中国版本图书馆 CIP 数据核字（2019）第 026211 号

人卫智网 www.ipmph.com 医学教育、学术、考试、健康，购书智慧智能综合服务平台
人卫官网 www.pmph.com 人卫官方资讯发布平台

版权所有，侵权必究！

生殖医学内镜微创技术

主　　编：郝翠芳　包洪初　韩　婷
出版发行：人民卫生出版社（中继线 010-59780011）
地　　址：北京市朝阳区潘家园南里 19 号
邮　　编：100021
E - mail：pmph @ pmph.com
购书热线：010-59787592　010-59787584　010-65264830
印　　刷：北京盛通印刷股份有限公司
经　　销：新华书店
开　　本：787×1092　1/16　　印张：10
字　　数：250 千字
版　　次：2019 年 3 月第 1 版　2019 年 3 月第 1 版第 1 次印刷
标准书号：ISBN 978-7-117-28095-2
定　　价：95.00 元
打击盗版举报电话：010-59787491　E-mail：WQ @ pmph.com
（凡属印装质量问题请与本社市场营销中心联系退换）

序

本书为我们展现了妇产科学最动人的画卷，提出和解答了妇产科学医生最为关切的问题。

我们甚至可以说，懂得了生殖内分泌学就是懂得了妇产科学。在这里，重点讲述生殖医学内镜微创技术。

生殖医学是基础的、深奥的医学聚焦点，1978 年爱德华兹（Edowrds）完成第一例体外受精-胚胎移植（IVF-ET），成为生殖医学的里程碑——其不仅仅是使一位不孕的妇女意外地获得一个孩子，更表明了人们对生殖奥秘的认识以及干预的可能性。

当然，涉及到生殖，涉及到生殖障碍所造成的不孕不育，仍然是复杂的，可以说是原因多种、机制叠加。可以是解剖的、功能的、内分泌的、免疫的、精神心理的；可以是男方的、女方的、男女双方的；可以是原发的、继发的；可以是生物学的、生化学的、局部环境的、全身状况的；等等。来寻求解决不孕不育的患者，可以为生殖而来、为健康而来、为生活而来、为家庭而来、为精神而来、为尊严而来……

于是，我们会感到问题之严重、压力之沉重。爱德华兹不能解决所有的问题，谁也不能。还得查找原因，区别对待，具体问题，具体分析，具体处理。

本书为我们认识和解决这些问题，开具了诸多“处方”。

既然生育问题是复杂的，因此这些问题解决的方法也是多种多样的。基本要素是：生育保护、功能调解、畸形矫治、解剖修复。基本观念是：保护器官、保护组织、保护功能、保护精神。其中的医治疗法，除了药物之外，也有外科技术，则又要贯彻这个“四项保护”，从而施行微创技术。微创是原则、是观念，并贯穿于手术全过程。本书阐述了这一原则，并重点讲述了内镜技术。书中除了微创外科（minimally invasive surgery）之外，也有显微外科（microscopic surgery），当然后者亦属于微创。还包括在手术中的各种能量应用，也应符合微创理念和方法。

书中对生殖医学微创技术的阐述全面细腻，章节结构清晰，是近年少见的该方面专著。也引入一些新观念、新进展、新方法。虽然有些是常见的妇产科问题，如输卵管阻塞、子宫肌瘤剔除、卵巢内异症囊肿手术、子宫颈内口环扎手术等，都有自己的经验和观念。本书不仅对从事生殖医学的医生有裨益，对所有的妇产科医生亦有参考价值。

陈子江教授、郝翠芳主任让我写几句话，赘言如上，是为序。

郎景和

二〇一八年十二月

前　　言

随着辅助生殖技术的蓬勃发展，生殖医学领域的内镜微创技术的应用也日益得到了重视。在实施辅助生殖技术过程中，会出现各种需要腔镜技术协助解决的问题，比如输卵管积水的预处理、各种子宫腔内的病变、卵巢囊肿的处理以及部分男科因素不育的外科治疗。

生殖医学的外科操作技术，传承于传统的妇科和泌尿外科技术，但其理念与操作原则，却又与后者有所不同。生殖外科技术，更强调的是通过精细的操作，进行生殖器官的功能重建与保护。

不同病变性质与部位的输卵管性不孕，需要结合病史、子宫输卵管造影等检查以及腹腔镜甚至输卵管镜等手段进行输卵管功能的综合性评估。此外，还有一部分被诊断为“不明原因不孕”的患者，其实可能存在着输卵管“微小病变”，这种微小病变是被目前临床证实的输卵管解剖细微变化，如输卵管憩室、输卵管副开口、输卵管系膜囊肿及输卵管扭曲等，可能为先天性异常，也可能与子宫内膜异位症有关。内镜对于输卵管功能的判断，直观准确，针对不同病变程度的输卵管，如何进行有益于患者的选择，不能单方面考虑输卵管的问题，更需要结合患者年龄、卵巢功能、男方精液质量等因素进行综合评估。而以内镜判断为基础的诊治，则需要生殖医学医师具有精准的诊治技能，在手术实施过程中具有保护输卵管功能的先进理念，同时还应该具备内镜下显微外科技术的过硬技能。

宫腔内病变包括各种子宫畸形、子宫黏膜下肌瘤、宫腔粘连、子宫内膜息肉等。各种宫腔内的操作，应该尽可能地保护子宫内膜功能完整。比如，子宫肌瘤切除过程尽量避免形成子宫前后壁对口创面、使用冷剪刀处理宫腔粘连、电切环不带电情况下轻轻刮除子宫内膜息肉。预防宫腔粘连复发的术后管理也应该得到足够的重视：手术后相对较早的反复的宫腔镜检查辅以一定时期的雌激素治疗，是预防宫腔粘连的有效手段。

从保护生育力的角度，腹腔镜去除有手术指征的卵巢囊肿过程，应注意保护卵巢的储备功能，尽量少损伤正常卵巢组织和卵巢门区的血管。囊肿剥除后缝合卵巢剥离面，使得残余卵巢组织恢复圆形或椭圆形结构。缝合过程尽量少缝合卵巢间质组织，以免造成卵巢组织血供异常；准确对合卵巢白膜的边缘组织，打结于白膜下方，防止术后粘连。对于有手术指征的卵巢巧克力囊肿的处理，生殖外科操作过程保护其生育能力的理念在此表现得更为突出。囊壁容易分离者，采用水垫分离能够更为完整地予以剥除；囊壁与正常卵巢组织界限不清者，分离过程可采用剪刀剪除病变组织，最大可能地保留卵巢皮质。盆腔粘连较重者，尽可能分离卵巢及子宫周围粘连，以期恢复卵巢的血液供给和后续助孕治疗中卵巢的反应性。

影响男性生殖的精索静脉曲张、非梗阻性无精子症等疾病，通过显微外科的技术，可以改善男性患者的生育功能，减少并发症；或者可以改善辅助生殖技术的临床结局。

由于水平及经验所限，本书出版之际，恳切希望广大读者在阅读过程中不吝赐教，欢迎发送邮件至邮箱 renweifuer@ pmph. com，或扫描封底二维码，关注“人卫妇产科学”，对我们的工作予以批评指正，以期再版修订时进一步完善，更好地为大家服务。

二〇一八年十二月

目　录

第一章

输卵管因素导致的不孕症

第一章

输卵管因素导致的不孕症

第一节　盆腔粘连的检查与治疗

盆腔因素是导致女性不孕的主要原因，通过了解盆腔及输卵管的情况以查找不孕原因是诊断不孕症的关键步骤。盆腔粘连可导致盆腔结构和各脏器之间的正常解剖位置发生改变，影响输卵管的蠕动，干扰输卵管伞端的拾卵和输送受精卵的功能，从而导致不孕。

输卵管通畅度检查，常用的方法有：输卵管通液、子宫输卵管 X 线造影、子宫输卵管超声造影、腹腔镜下输卵管通液术。其中，子宫输卵管 X 线造影是目前输卵管检查的最常用和最重要的方法；而腹腔镜下输卵管通液术是输卵管检查的金标准。

一、子宫输卵管造影

子宫输卵管造影（hysterosalpingography，HSG）是通过导管向宫腔及输卵管注入造影剂，再行 X 线透视及摄片，根据造影剂在宫腔、输卵管及盆腔显影情况判断输卵管阻塞的部位、有无输卵管积水和宫腔病变，根据造影剂在盆腔的弥散程度可间接推测有无盆腔粘连。是目前推荐使用的主要评价输卵管通畅度的方法。

输卵管通畅性的判断标准

1. 通畅　推注液体时无阻力或者有轻微阻力，在影像上能见到液体通过输卵管从伞端流出，造影剂流至盆腔内，呈多发弧线状或波浪样致密线影，提示输卵管通畅。

2. 通而不畅　推注阻力较大，在影像上能见到液体从伞端流出或者流至盆腔内，盆腔内造影剂弥散差或者弥散堆积；造影剂通过输卵管伞口，堆积于伞周时视为伞周粘连。

3. 阻塞　推注液体时阻力较大，当输卵管未显影或仅见峡部显影时视为近端阻塞。造影剂堆积于伞端，不能弥散到盆腔时视为远端阻塞。

临床工作中判断为输卵管通而不畅或阻塞，提示可能有输卵管狭窄、痉挛、远端不全阻塞，也可能为输卵管内细胞碎片、黏液栓所致。

HSG 检查方法简便、安全、快捷，费用较低廉，是诊断输卵管通畅性的有效的客观检查之一。此外，进行 HSG 检查患者需暴露于低剂量放射线中，而关于 HSG 检查的放射剂量是否影响卵子质量或引起出生缺陷尚无循证医学证据。因此，对顾忌 HSG 检查中放射线可能影响性腺的患者建议其在检查后 3 个月受孕。

二、子宫输卵管超声造影

子宫输卵管超声造影（hysterosalpingocontrast sonography，HyCoSy）是在超声监视下通液，观察造影剂注入后产生的气泡或液体在子宫输卵管内的流动情况来评价阻塞的侧别和部位。可对输卵管通畅性提供直观可靠的判断。

HyCoSy 与 HSG 检查相比，具有更安全，无放射线的损害，无过敏或栓塞等不良反应，对输卵管黏膜及子宫无损害的特点。但对超声技术要求较高，不能观察输卵管黏膜情况，难以根据造影剂在盆腔的弥散情况评估盆腔有无粘连情况，因此，目前该项技术未能完全普及，仍以子宫输卵管 X 线造影作为门诊最常用的评估输卵管通畅度的方法。

三、腹腔镜探查

输卵管通畅检查提示输卵管病变或者盆腔粘连，或者月经周期规律、排卵正常、男方精液检查正常、输卵管通畅而仍未妊娠者，可做腹腔镜检查进一步了解盆腔情况。腹腔镜对发现盆腔粘连，同时分解粘连改善盆腔环境有重要的作用。

腹腔镜可直接观察子宫、输卵管、卵巢有无病变或粘连，能观察输卵管有无扭曲、畸形、是否柔软或者僵硬；并结合输卵管通液术，在液体内加以亚甲蓝，于直视下确定输卵管是否通畅。尤为重要的是，腹腔镜可以观察到 HyCoSy 与 HSG 难以发现的输卵管微小病变，如输卵管瘘、输卵管黏膜桥状粘连、输卵管周围的细小粘连等。

（一）腹腔镜在不孕症中的应用

输卵管伞端周围微小病变可以去除或者修补，如输卵管黏膜桥、输卵管憩室、输卵管副开口、输卵管扭曲或者泡状附件等；盆腔、输卵管周围粘连可行粘连分离术；伞端阻塞或者积水可行造口术或成形术；输卵管近端阻塞可联合宫腔镜行腹腔镜监护下宫腔镜下输卵管插管通液术；输卵管病变严重者可行输卵管切除术；此外，对于卵巢子宫内膜异位囊肿行囊肿剥除术，卵巢表面、盆腔腹膜各处的子宫内膜异位病灶可以电凝或者切除送活检。

腹腔镜检查被认为是诊断输卵管性不孕最准确的方法，国内外不少生殖中心将其作为不孕症的常规检查，但考虑到腹腔镜检查的有创性，风险高于 HSG 和子宫输卵管超声造影检查，所需设备较昂贵，且技术要求高及医疗费用高，以及患者术后恢复时间较长，一般不推荐为评估输卵管通畅度的首选筛查方法。然而，当患者不孕症病史长、合并有卵巢、输卵管病变（如输卵管积水），或怀疑为子宫内膜异位症时，则建议首选腹腔镜。

（二）不孕症腹腔镜原则和注意事项

不孕症患者手术治疗的目的、手术方式和处理策略应该遵循保留和改善生育功能的原则。

1. 手术治疗和手术方式的选择应根据患者的年龄、不孕的年限、卵巢功能、男方精液情况和患者对疾病的认知程度等多方面因素综合决定。若年龄≥38 岁或者卵巢功能减退，输卵管整形的手术要慎重考虑；若男方为严重少弱精或者无精子症的患者，则应选择辅助生殖技术治疗而不是输卵管修复手术；当然女方有输卵管积水，在辅助生殖技术治疗前应行腹腔镜手术酌情处理输卵管积水。

2. 手术方式以尽量重建和改善生殖系统的结构和功能为原则。

3. 手术中尽可能避免损伤生殖器官的血供，特别是卵巢的血供。

4. 尽可能保留输卵管的完整性，以助于输卵管功能的恢复。

（三）病例

病例 1：输卵管周围粘连（图 1-1-1、图 1-1-2）

术中所见如下：双侧输卵管远端增粗，伞端粘连，部分闭锁，仅少许伞端黏膜组织外露，双侧输卵管均与同侧卵巢及周围肠管之间粘连（图 1-1-3～图 1-1-8）。

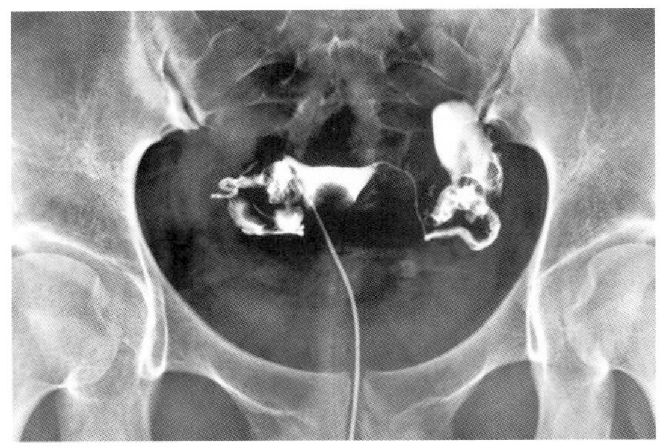

图 1-1-1 HSG 示双侧输卵管迂曲，左侧输卵管管壁僵硬，管腔内壁毛糙，造影剂充盈不充分

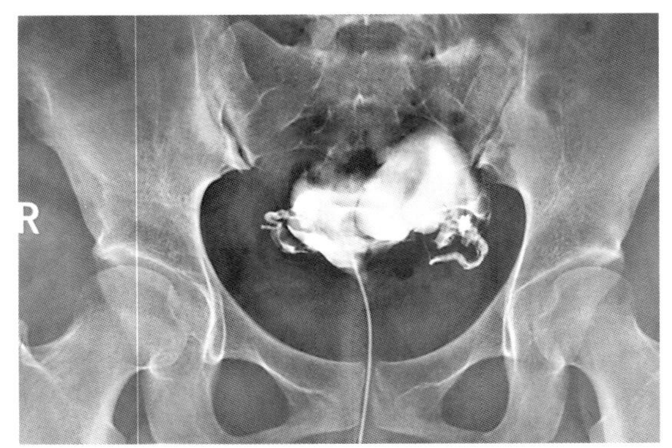

图 1-1-2 造影剂盆腔弥散局限、堆积。提示输卵管病变严重，输卵管周围及伞端粘连

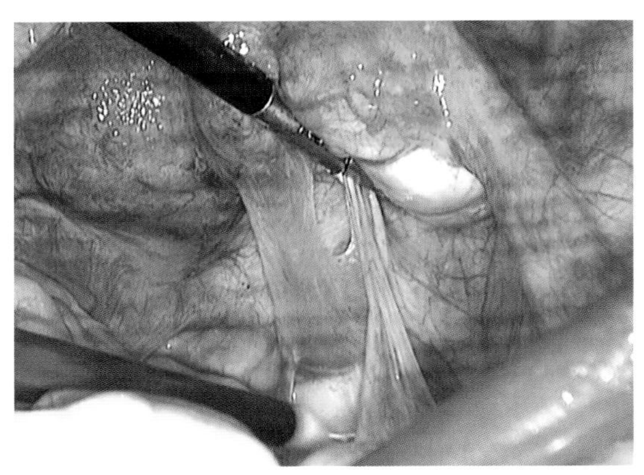

图 1-1-3 右侧输卵管与盆底腹膜及周围肠管粘连

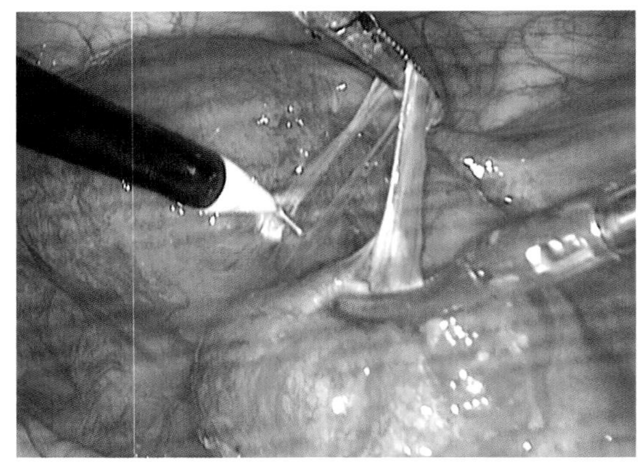

图 1-1-4 右侧输卵管与宫体右侧壁部分膜状粘连

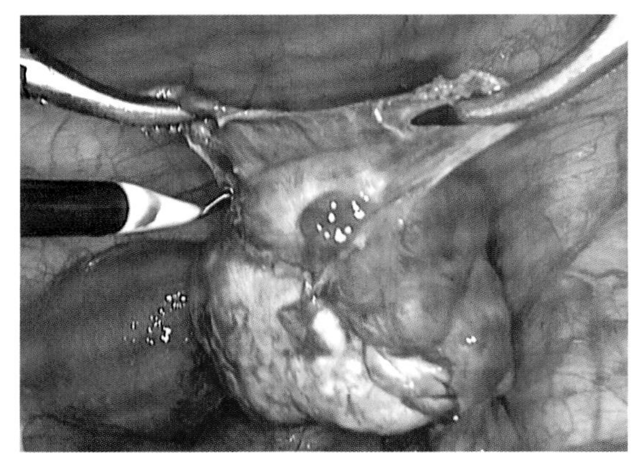

图 1-1-5 右侧输卵管伞端周围膜状粘连，伞端大部分闭锁，仅少许黏膜组织外露。输卵管伞端与卵巢之间致密粘连

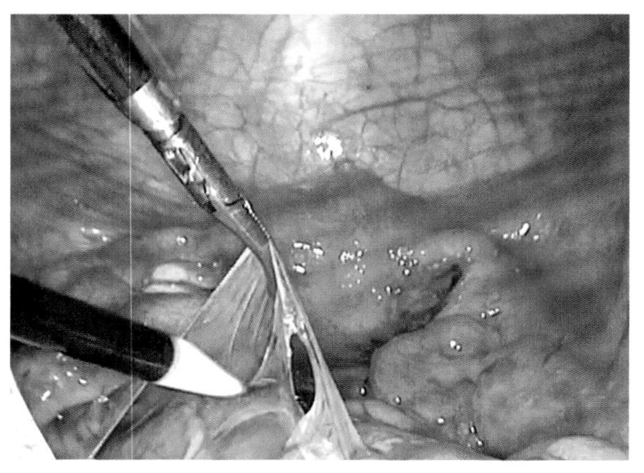

图 1-1-6 左侧输卵管与周围肠管之间膜状粘连

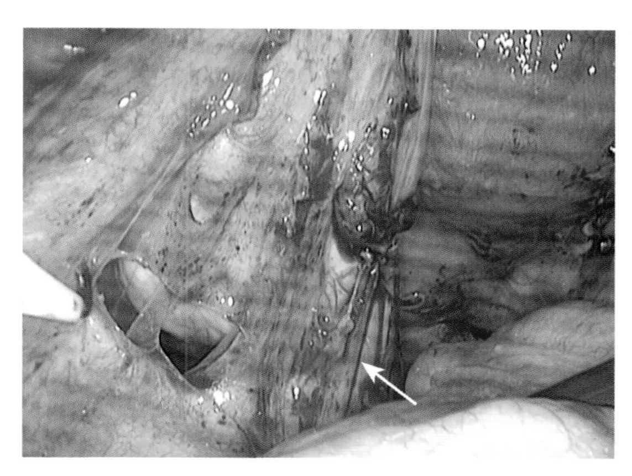

图 1-1-7 左侧输卵管远端与盆底腹膜粘连,将卵巢包裹其中

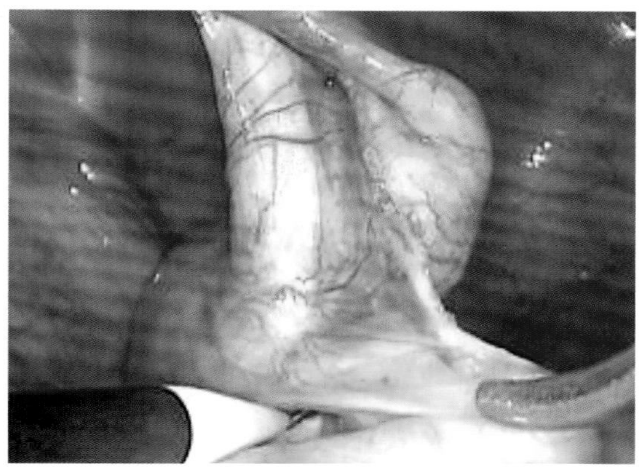

图 1-1-8 左侧输卵管伞端粘连、闭锁,与同侧卵巢之间致密粘连

病例 2:输卵管积水

HSG 示双侧输卵管迂曲,末端增粗膨大,造影剂盆腔弥散局限、堆积。提示输卵管积水,输卵管周围及伞端粘连(图 1-1-9~图 1-1-12)。

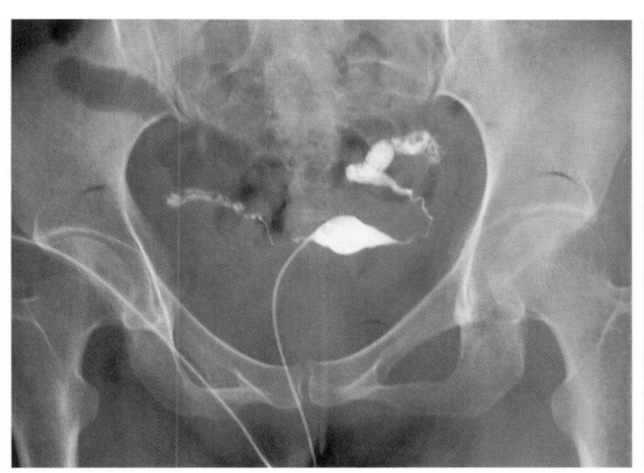

图 1-1-9 宫腔显影,双侧输卵管显影,左侧输卵管末端增粗

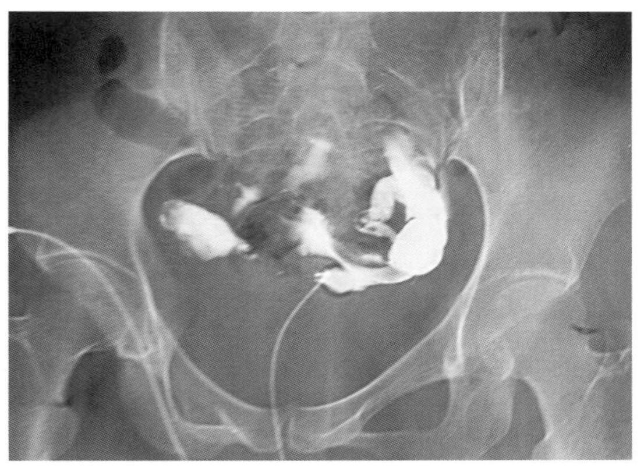

图 1-1-10 左侧输卵管远端增粗膨大如腊肠状,右侧输卵管远端略增粗

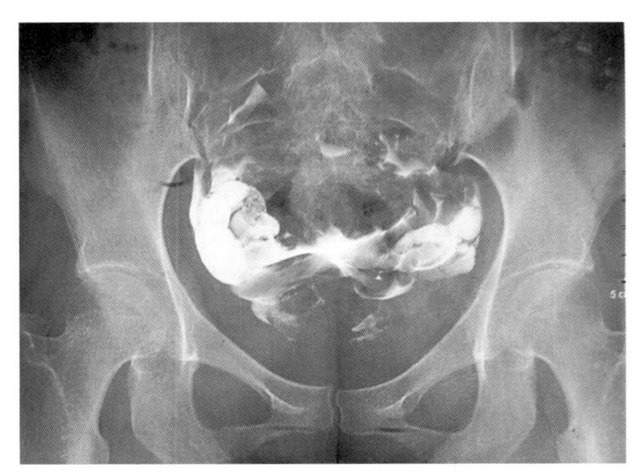

图 1-1-11 右侧输卵管周围弥散局限,造影剂堆积

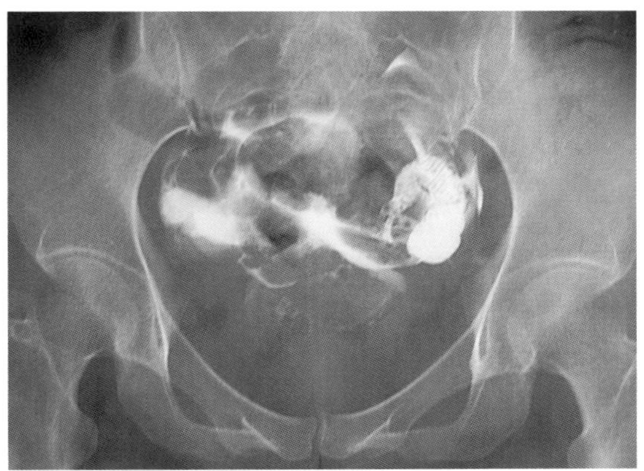

图 1-1-12 右侧输卵管周围弥散局限,左侧输卵管远端增粗膨大,造影剂弥散少量。提示输卵管积水,输卵管周围及伞端粘连

术中所见如下：双侧输卵管末端增粗、膨大，与宫体、卵巢、盆底腹膜之间膜状粘连（图 1-1-13～图 1-1-18）。

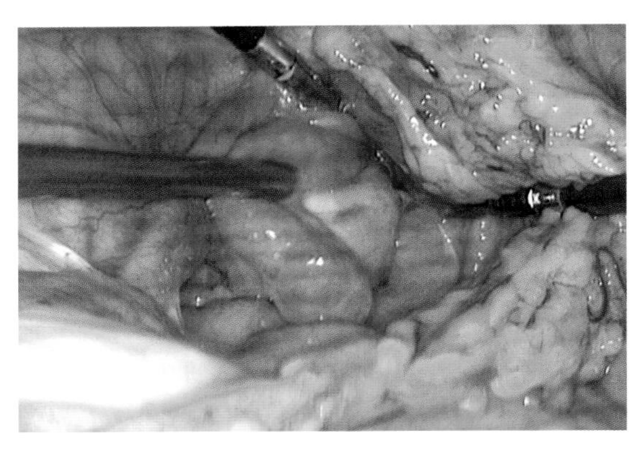

图 1-1-13 左侧输卵管远端增粗、膨大

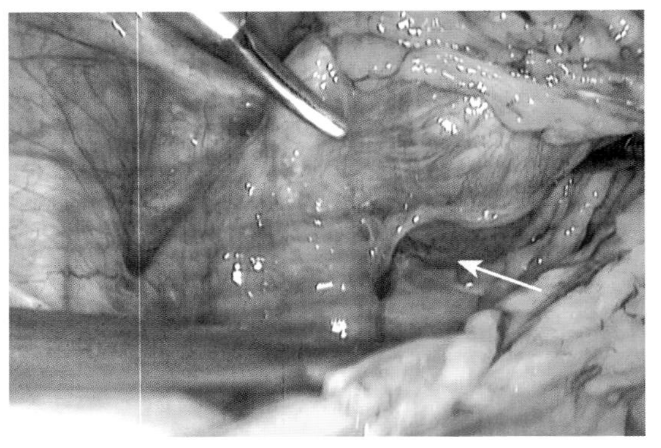

图 1-1-14 左侧输卵管近端与宫体左侧壁粘连，大网膜与宫底部粘连

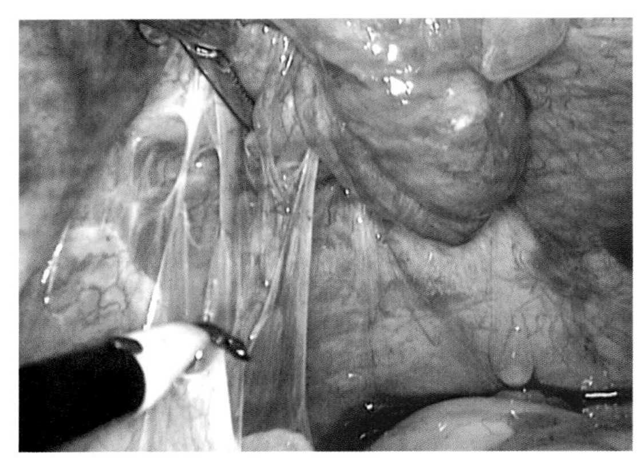

图 1-1-15 左侧输卵管、卵巢与盆底腹膜膜状粘连

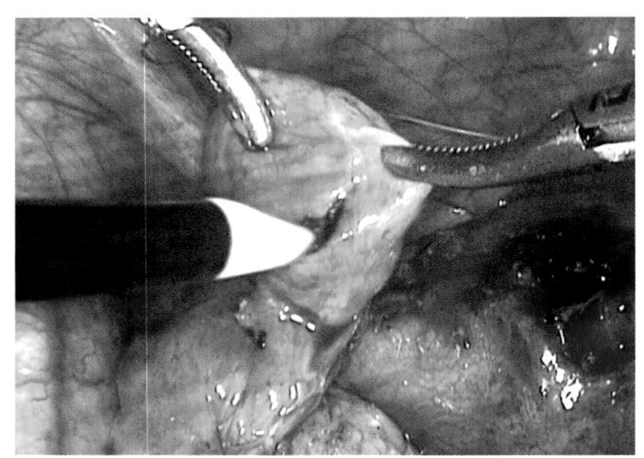

图 1-1-16 左侧输卵管伞端闭锁

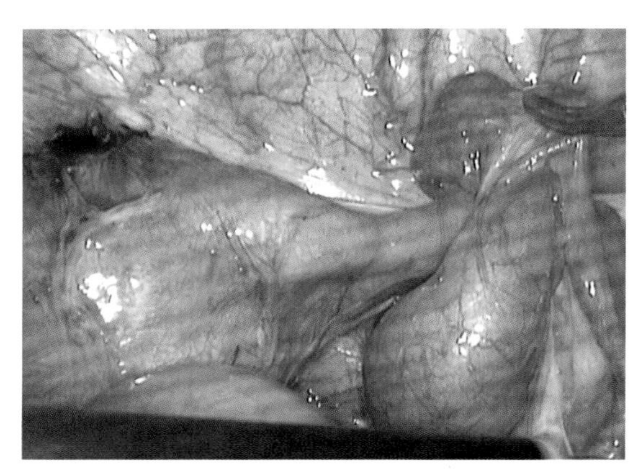

图 1-1-17 右侧输卵管远端增粗、膨大伞端闭锁

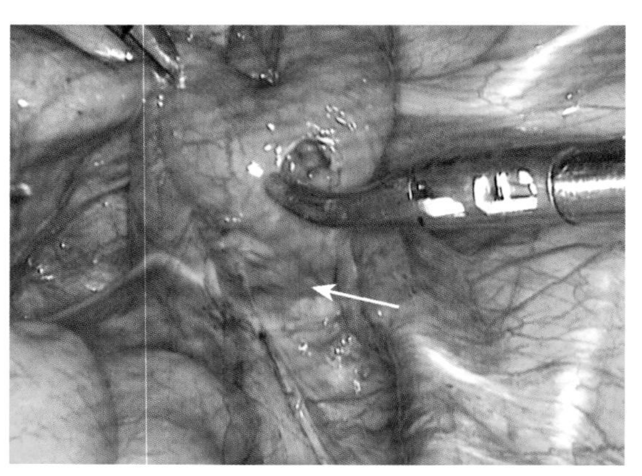

图 1-1-18 右侧输卵管远端与盆底腹膜致密粘连，卵巢包裹其中

病例 3:输卵管结核(图 1-1-19、图 1-1-20)

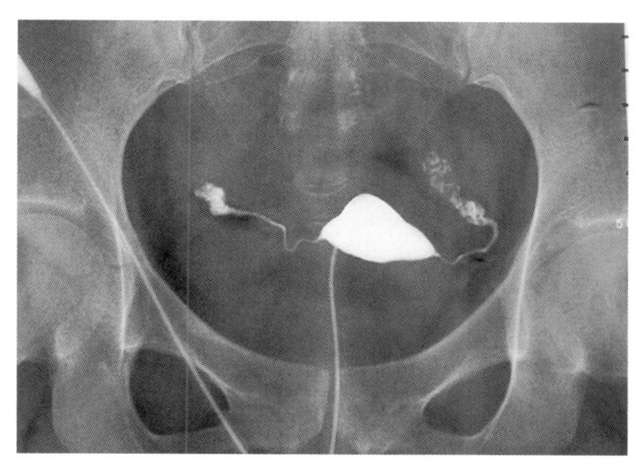

图 1-1-19　宫腔显影,双侧输卵管部分显影,右侧输卵管显影呈根须状,左侧输卵管管腔内呈“多孔”或毛玻璃样改变。提示输卵管管腔内病变组织填塞

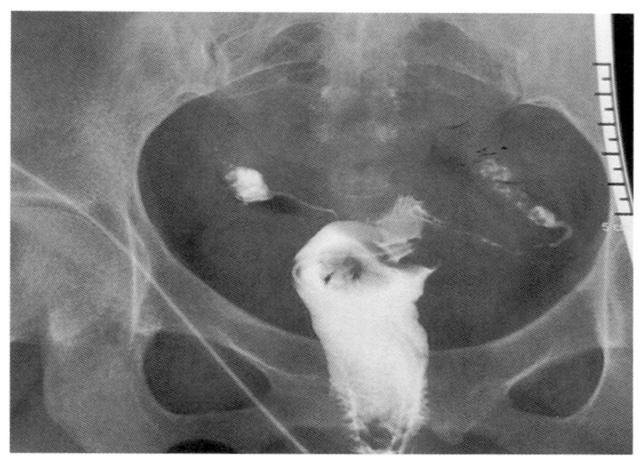

图 1-1-20　双侧输卵管部分显影,远端阻塞,阻力大,球囊脱管,造影剂阴道内显影,未见造影剂盆腔弥散

术中所见:盆腔腹膜表面可见散在的粟粒样结节。双侧输卵管均增粗肥大,管壁僵直,触之感质硬,伞端如烟斗状(图 1-1-21～图 1-1-24)。

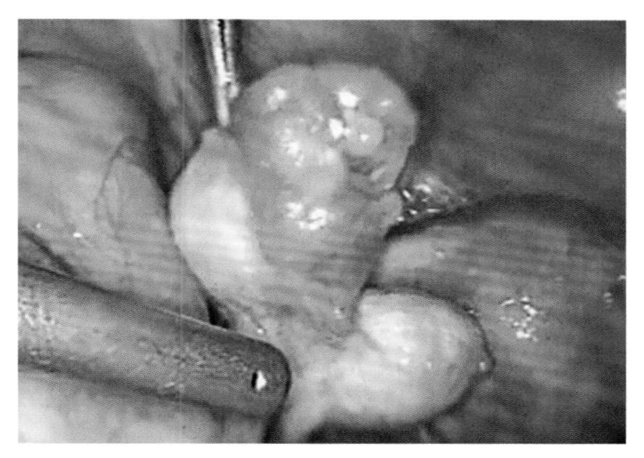

图 1-1-21　输卵管伞端外翻如烟斗嘴状

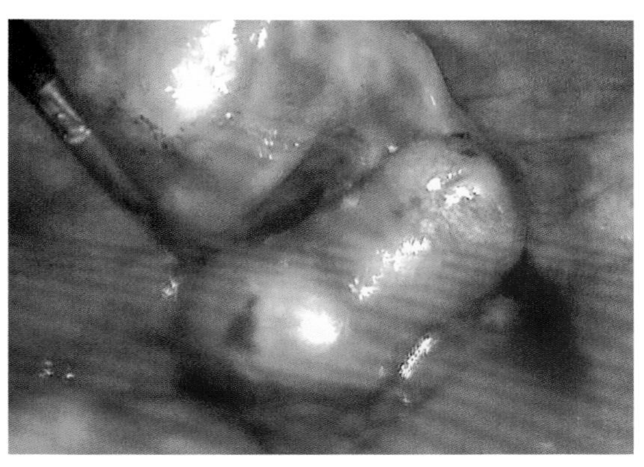

图 1-1-22　输卵管僵直变粗

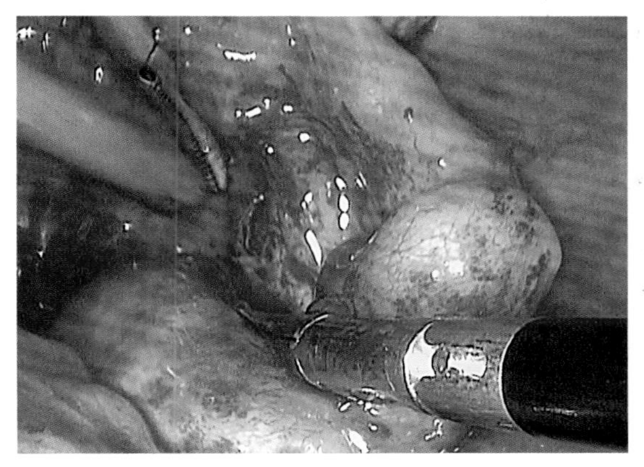

图 1-1-23　输卵管增粗肥大,峡部结节隆起

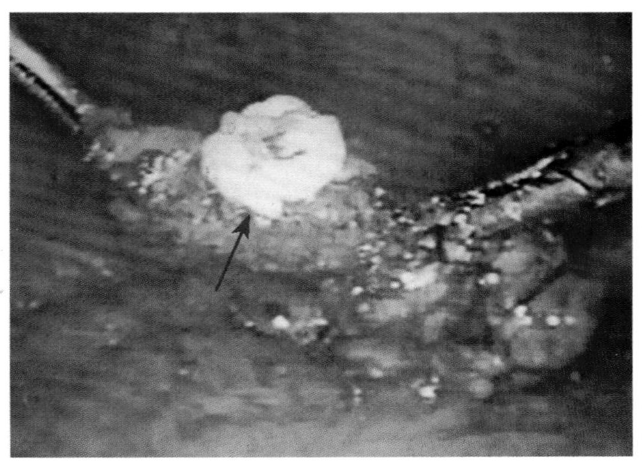

图 1-1-24　输卵管腔内干酪样物质

病例 4:输卵管近端阻塞,子宫内膜息肉(输卵管开口处)(图 1-1-25)

术中所见:腹腔镜探查盆腔大致正常,宫腔镜示双侧输卵管开口处均见一小息肉,摘除息肉后,亚甲蓝通液,腹腔镜下见双侧输卵管伞端均顺利流出亚甲蓝液体(图 1-1-26~图 1-1-31)。

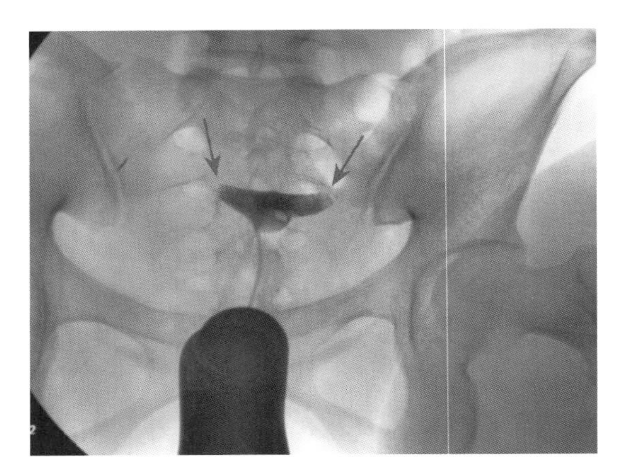

图 1-1-25 HSG 示宫腔显影,双侧输卵管未显影

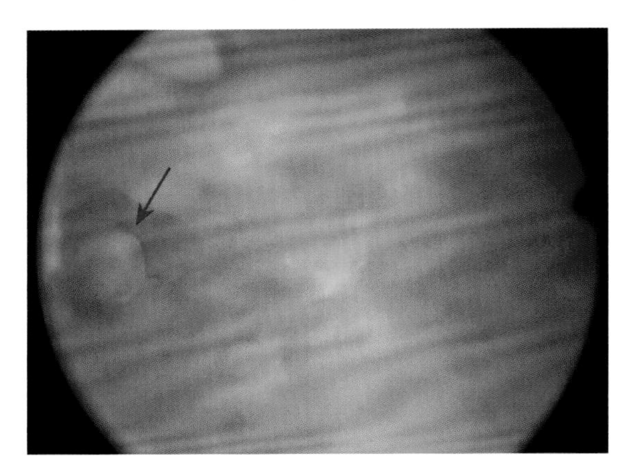

图 1-1-26 宫腔镜见右侧输卵管开口息肉

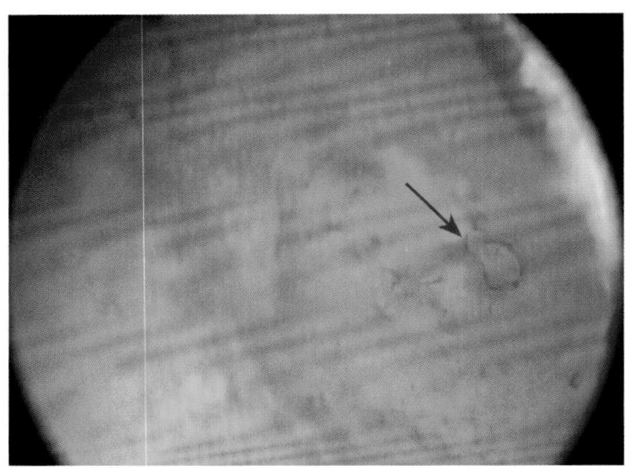

图 1-1-27 左侧输卵管开口息肉

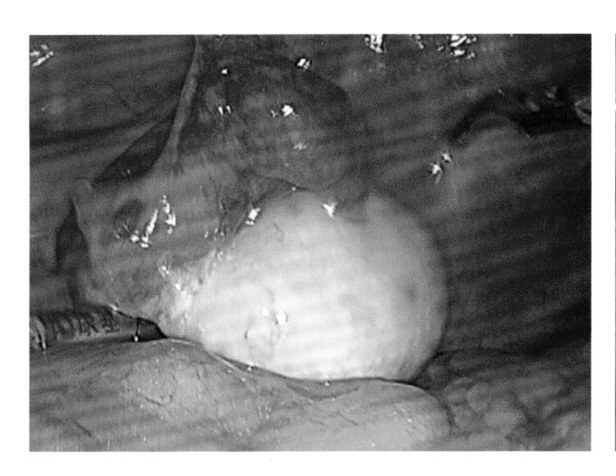

图 1-1-28 左侧输卵管走行正常,无粘连

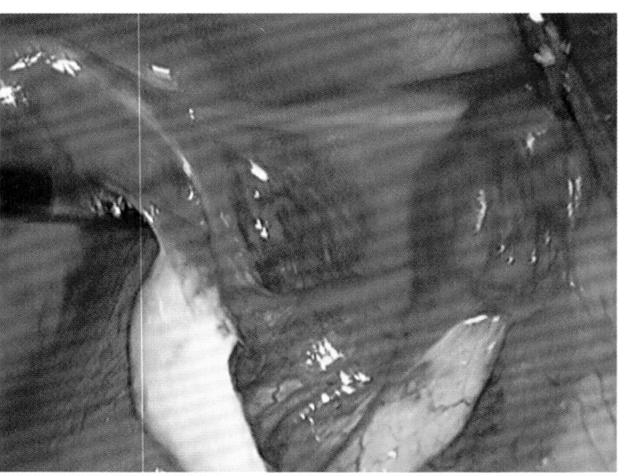

图 1-1-29 右侧输卵管走行正常,无粘连

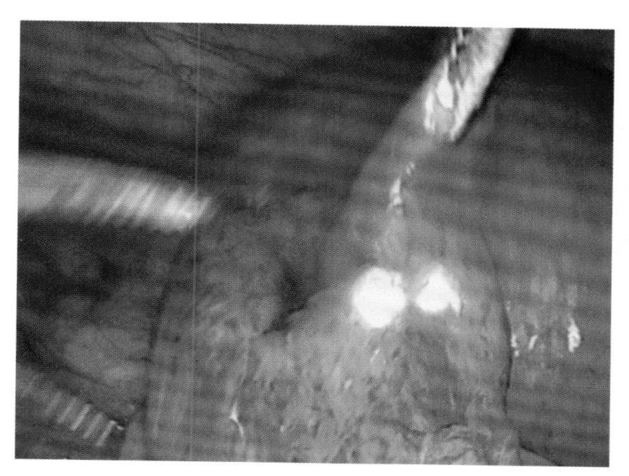

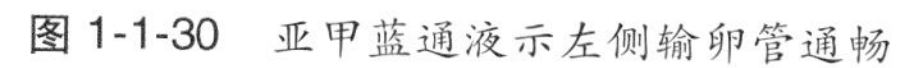
图 1-1-30　亚甲蓝通液示左侧输卵管通畅

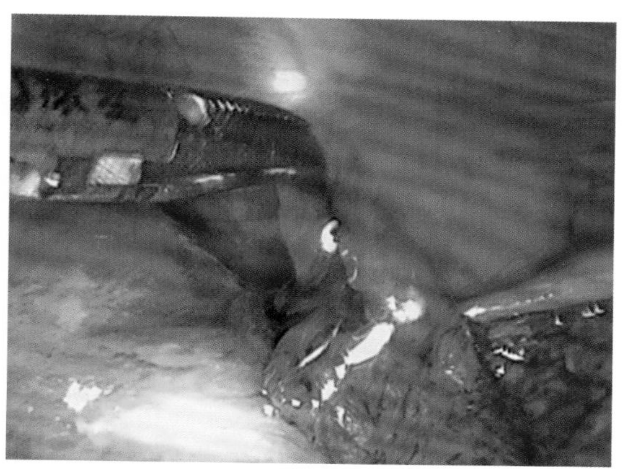

图 1-1-31　亚甲蓝通液示右侧输卵管通畅

四、经阴道注水腹腔镜

经阴道注水腹腔镜（transvaginal hydrola-paroscopy，THL）是采用穿刺套管经阴道后穹隆穿刺进入盆腔，以生理性液体（生理盐水、复方氯化钠注射液）作为盆腔膨胀介质，借助微型内镜与器械，进行诊断与治疗的微创内镜技术。

THL 可以探查子宫后壁、双侧输卵管、双侧卵巢及盆壁，盆腔器官漂浮于液体中，可以分辨和发现细小的病变。输卵管伞端在液体环境下自然张开，有助于观察输卵管伞端形态并发现不孕患者的病因。

THL 是自然腔道内镜手术，具有评价准确、微创、不需全麻、可门诊手术、患者耐受性好等优点。同时，由于 THL 膨胀介质为液体，盆腔脏器漂浮在液体中，更易于发现纤细、薄层的盆腔粘连，尤其适用于发现输卵管伞端的轻微粘连。THL 除了作为不孕症患者有效的检查手段，还可在检查的同时完成简单的手术治疗，包括盆腔粘连松解、卵巢打孔、子宫内膜异位病灶清除等。

（一）THL 的适应证和禁忌证

1. THL 的适应证

（1）原因不明的原发或继发性不孕症，超声未发现明确的盆腔病变，无盆腔手术史。

（2）HSG 提示输卵管近端阻塞、不全梗阻、上举及轻度积水。

（3）HSG 提示输卵管通畅，自然周期或促排卵 6 个周期未妊娠。

（4）PCOS 行腹腔镜卵巢打孔术。

（5）早期或较小的腹膜型或卵巢型子宫内膜异位。

2. THL 的禁忌证

（1）由于各种原因造成的 Douglas 窝的封闭，包括过度后倾固定的子宫、子宫肌瘤、子宫内膜异位症等。

（2）可疑盆腔中重度粘连。

（3）盆腔急性感染、腹腔内积血。

（4）合并其他全身或生殖器官疾病，不适宜手术者。

（5）阴道道上段狭窄。

（6）肥胖，即体质指数（BMI）>30kg/m^2。

（二）并发症

1. 肠管损伤是 THL 最严重的并发症，发生率约为 0.35%～0.65%。

2. 穿刺失败，失败率小于 10%。

3. 子宫后壁损伤，发生率为 0.02%～1.8%，主要发生在后位子宫。

4. 穿刺部位损伤出血及术后感染等，发生率极低。

（三）局限性

1. 其视野范围只能观察到盆腔后半部分，不能检查出子宫前方的病变，存在一定的漏诊率。

2. THL 因设备和手术操作空间狭小的限制，目前不能像标准腹腔镜那样可以进行各种手术操作。但是，一些小的手术，如取活检，盆腔轻度粘连的分离、多囊卵巢打孔术等仍可进行。

3. THL 还存在穿刺失败的可能，为 0～10%，且存在如固定的后位子宫、生殖道畸形、盆腔内包块及直肠子宫陷凹填塞等禁忌证。

THL 作为经自然腔道的微创手术方式，因其创伤小、手术时间短、可门诊推广应用，尤其适用于盆腔轻度病变和不明原因不孕症的患者。但经阴道注水腹腔镜由于手术操作范围有限，视野局限，相较于标准腹腔镜难以形成良好的操作三角，注水腹腔镜当术中出血时无法获得清晰的视野，限制了 THL 的手术范围，因此目前，THL 仍主要作为不孕症患者的检查手段，目前仅可完成部分简单的盆腔手术和卵巢打孔术，更多的临床应用及术式尚待进一步探索和实践。因此，可疑盆腔粘连或者合并明确的盆腔病变，还是选择标准腹腔镜，视野清晰，手术操作范围广泛，病变处理到位、彻底。

（四）图例

1. 注水腹腔镜下分离盆腔粘连（图 1-1-32～图 1-1-35）。

2. 注水腹腔镜下卵巢打孔（图 1-1-36～图 1-1-39）。

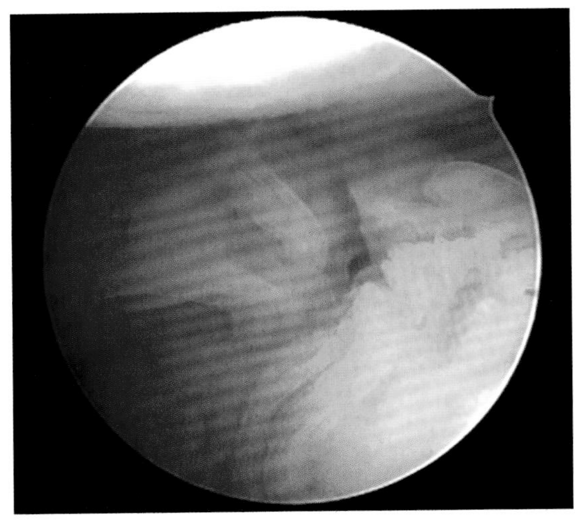

图 1-1-32 正常输卵管伞端

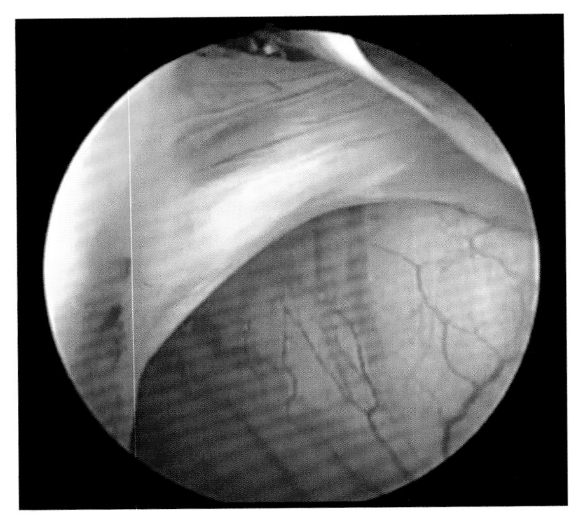

图 1-1-33 盆腔内粘连带

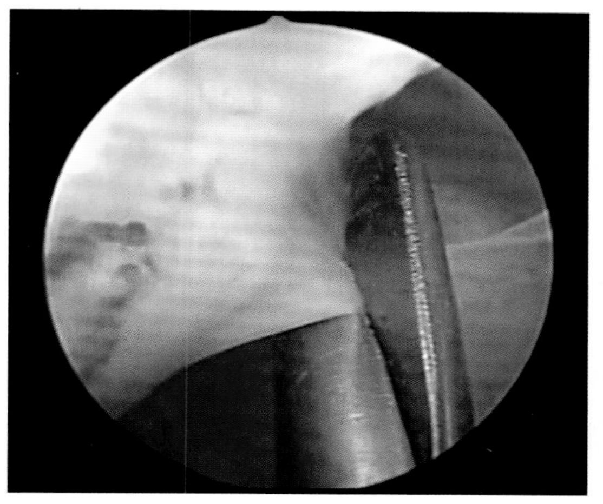

图 1-1-34 分离盆腔粘连

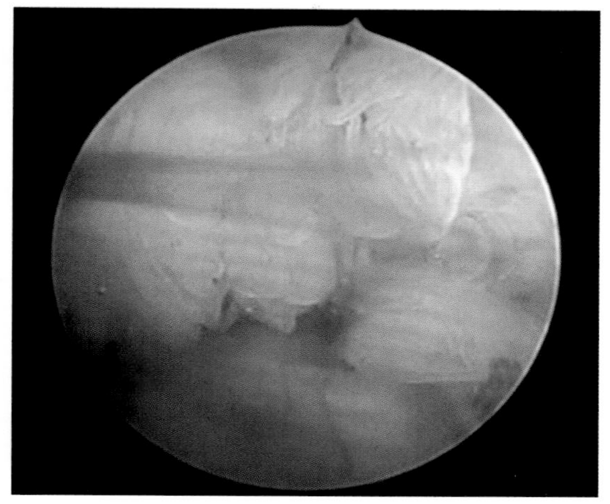

图 1-1-35 亚甲蓝通液示通畅

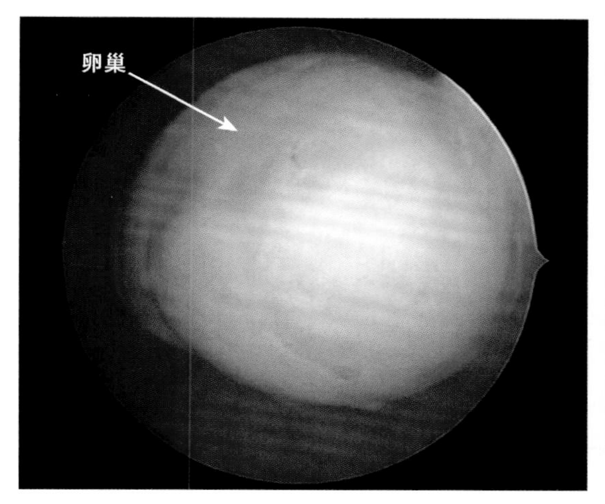

图 1-1-36 THL 下卵巢饱满,瓷白色

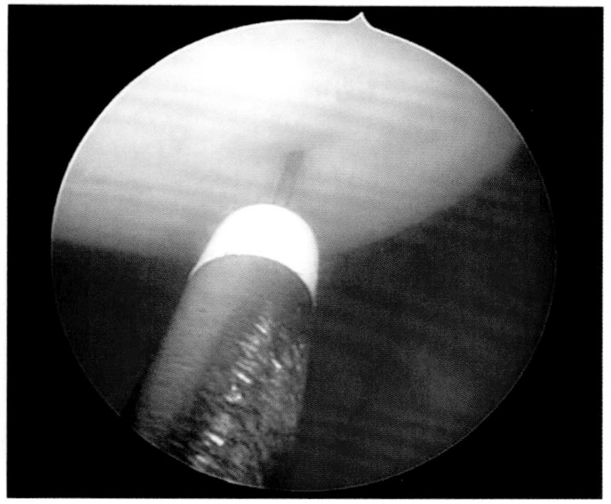

图 1-1-37 THL 下卵巢打孔,进针

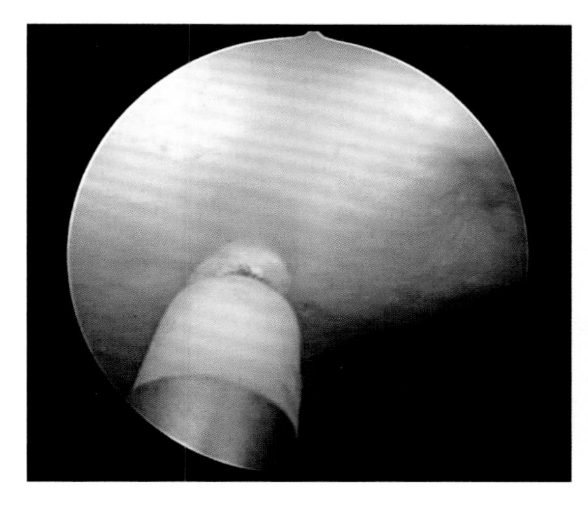

图 1-1-38 THL 下卵巢打孔

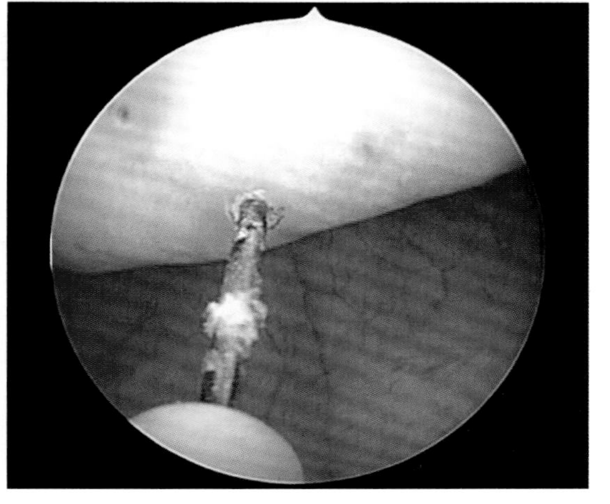

图 1-1-39 THL 下卵巢打孔,退针

（王梅梅 郝翠芳）

第二节 输卵管积水的合理治疗

输卵管积水属于输卵管远端病变,因伞端闭锁导致管腔内液体蓄积形成管壁扩张。积水的输卵管,因其闭锁的伞端丧失了“拾卵”的功能而导致不孕,也会因管腔内的液体反流至宫腔影响胚胎着床及发育。因此对于有生育要求的输卵管积水患者,无论是需要接受辅助生殖技术治疗,还是自然妊娠,都需要先期进行手术预处理。

不同病变程度的输卵管积水,需要根据子宫输卵管造影以及手术中探查结果进行综合判断,根据输卵管损伤的程度,结合患者的年龄、卵巢功能、丈夫精液检查情况,对管壁较薄、伞部黏膜丰富、周围粘连较轻等病变程度较轻的输卵管,可以进行修复性输卵管手术(图 1-2-1),以利于患者术后自然妊娠;对于管壁较厚、伞部黏膜消失等病变程度较重的输卵管可以进行破坏性手术(图 1-2-2~图 1-2-7),如输卵管切除术、输卵管近端结扎术、输卵管栓堵术,等等,防止输卵管积液反流至宫腔影响辅助生育的结局,术后进行体外受精-胚胎移植技术达到妊娠目的。输卵管结核者,多在术中意外发现,因其管腔黏膜及管壁组织的不可逆性损伤,应该于术中进行输卵管切除(图 1-2-3)。不同的术式视患者的情况而定,手术的利弊也各有不同。修复性手术后患者有自然妊娠的可能性,但也面临输卵管积水复发或者宫外孕可能。输卵管切除术则有降低卵巢反应性的风险,所以切除过程应该紧贴输卵管离断系膜组织,减少对系膜内血管网和神经的损伤,避免影响子宫动脉卵巢支对相应侧卵巢的血液供应,在腹腔镜操作中亦尽量使用超声刀或者双极电凝分离系膜组织,避免应用单极电流,以减少切除过程的损伤范围。为减少输卵管切除术对卵巢功能的影响,我们对输卵管积水严重的患者,如伞部呈多房样甚至无管腔结构输卵管采用腹腔镜下“抽芯法”输卵管切除术,并结扎其残端(图 1-2-8~图 1-2-11),术后进行体外受精-胚胎移植助孕治疗,效果良好。针对部分肥胖、不能耐受全麻、腹腔广泛粘连难以通过腹腔镜或开腹手术来处理积水的输卵管,近年出现

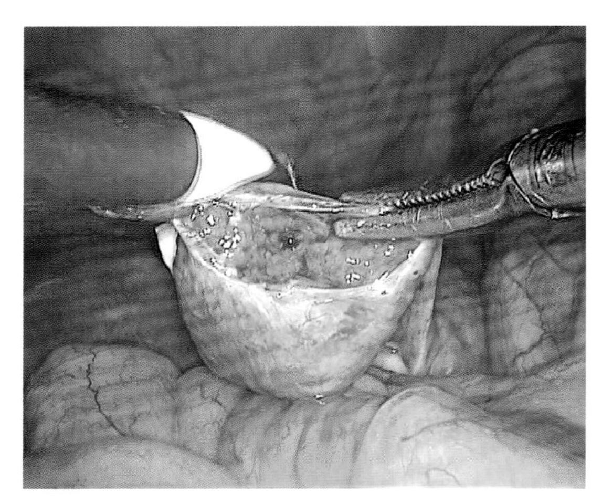

图 1-2-1 输卵管壁较薄,打开闭锁伞部,可见丰富的黏膜组织,此类型输卵管积水可以行造口术

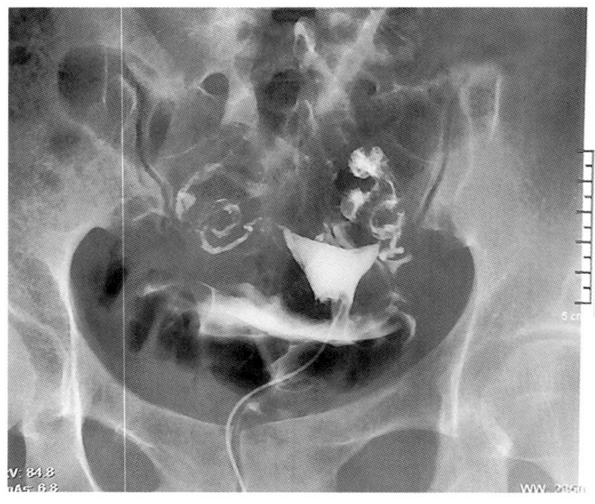

图 1-2-2 双侧输卵管管腔狭窄,显影不连续,左侧输卵管漏斗部显影不完全,见多处充盈缺损,右侧输卵管未见壶腹部显影,提示双侧输卵管管壁较厚,管腔黏膜相互粘连导致腔隙狭小

一种新的手术方式-输卵管近端堵塞术，此术式为经宫腔镜下放置微型栓子栓塞病变输卵管间质部，阻断输卵管积水反流，因其操作简单，成功率高，恢复快，损伤小，无需全麻，无腹腔镜或开腹手术过程损伤肠管、血管的并发症，经报道后已经被广泛使用，但与输卵管结扎术类同，输卵管近端堵塞后可使积水潴留于输卵管腔内形成较大输卵管囊肿导致扭转，或因输卵管囊肿压迫同侧系膜血管导致卵巢血运受损，使后续行体外受精-胚胎移植时获卵数目减少等并发症，仅适用于具有经腹手术禁忌证的患者。我们通过宫腔镜电灼患侧输卵管开口，使其形成瘢痕阻止输卵管积液反流（图 1-2-12），亦取得了理想的临床效果，患侧输卵管开口附近黏膜因积水反流形成充血、水肿外观见图 1-2-13。

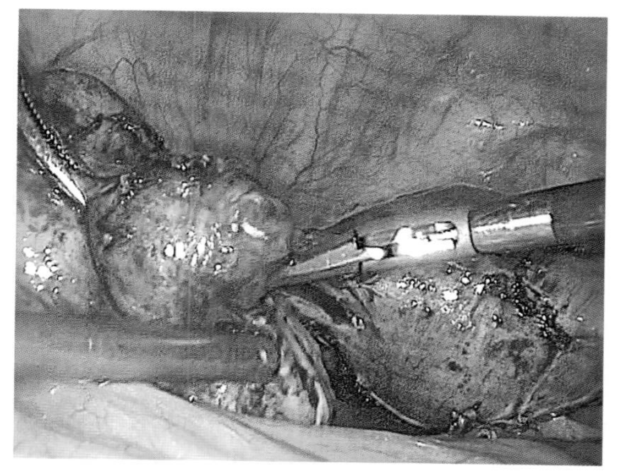

图 1-2-3　左侧输卵管增粗，管壁僵硬，伞部闭锁，打开伞部后见腔隙狭小

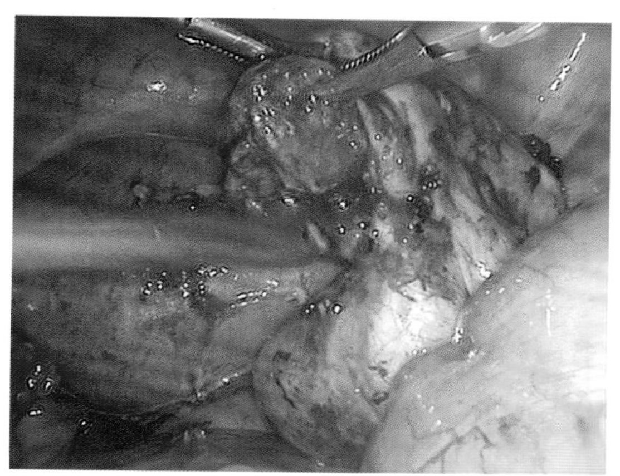

图 1-2-4　右侧输卵管增粗，管壁僵硬，伞部闭锁，打开伞部后见腔隙狭小，探查无明显管腔

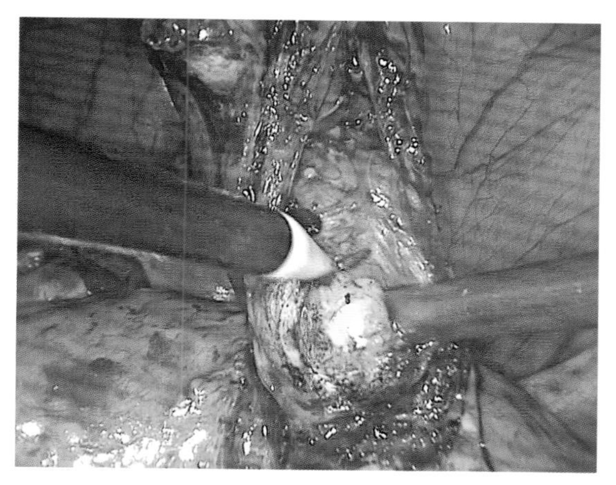

图 1-2-5　右侧输卵管增粗，管壁僵硬，打开闭锁的伞端，见管腔内多发粟粒样结节及干酪样坏死组织

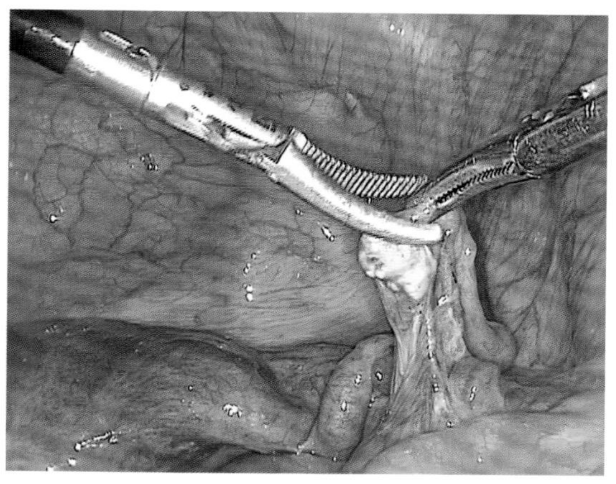

图 1-2-6　右侧输卵管伞端结构消失，呈灰白色钙化样组织，其余部位外观正常

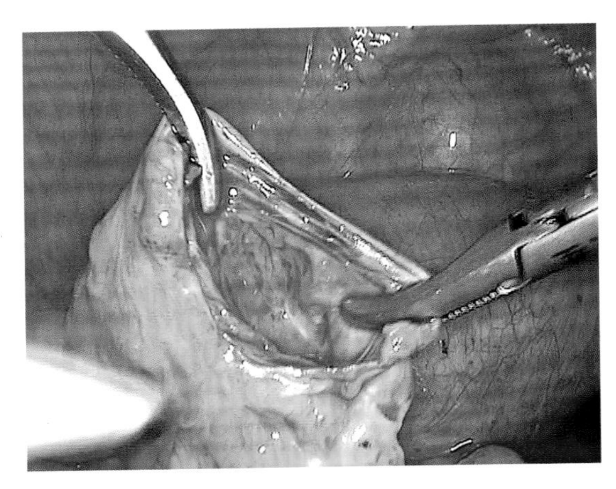

图 1-2-7 左侧输卵管膨大，伞端闭锁，打开伞端后见黏膜结构消失

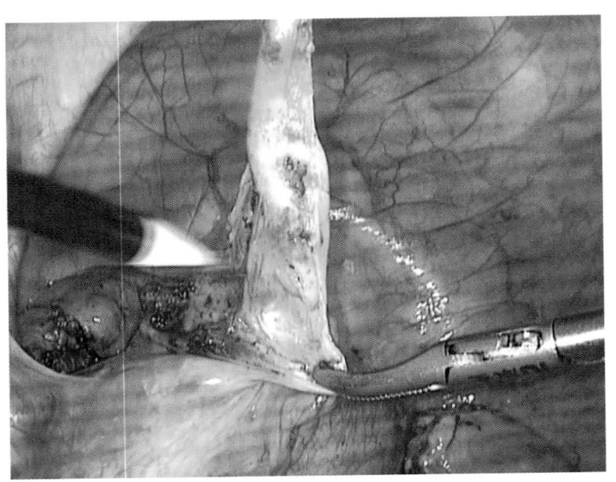

图 1-2-8 抽芯法切除左侧输卵管

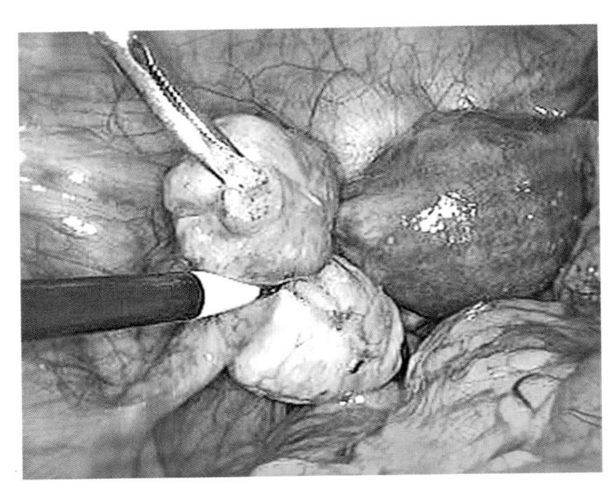

图 1-2-9 左侧输卵管伞部闭锁，外观凹凸不平呈多房样结构

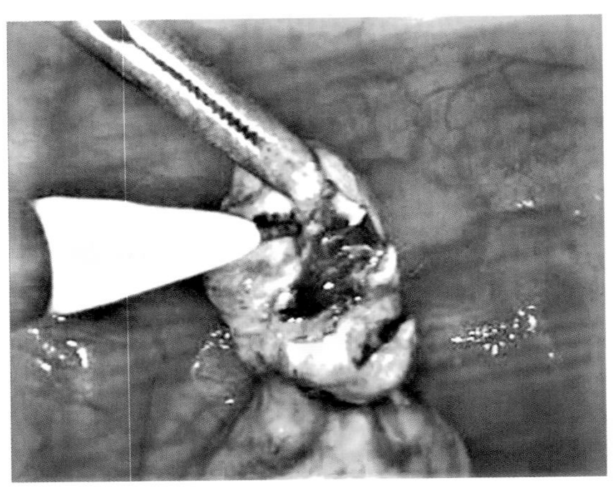

图 1-2-10 左侧输卵管伞部闭锁，外观凹凸不平呈多房样结构，打开伞部无管腔存在

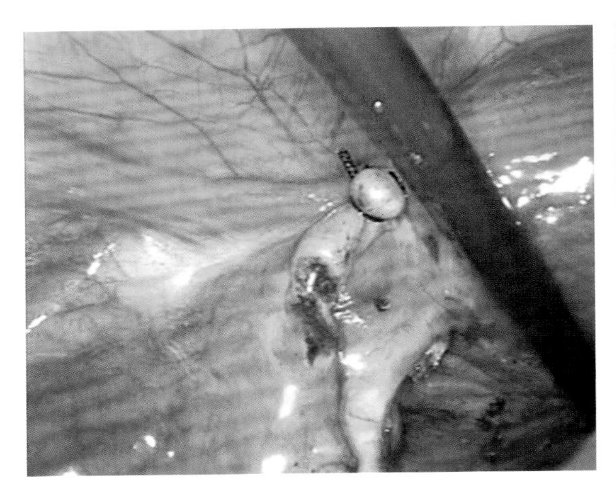

图 1-2-11 切除左侧输卵管后结扎其残端，防止子宫腹膜瘘，减少腹腔内妊娠发生

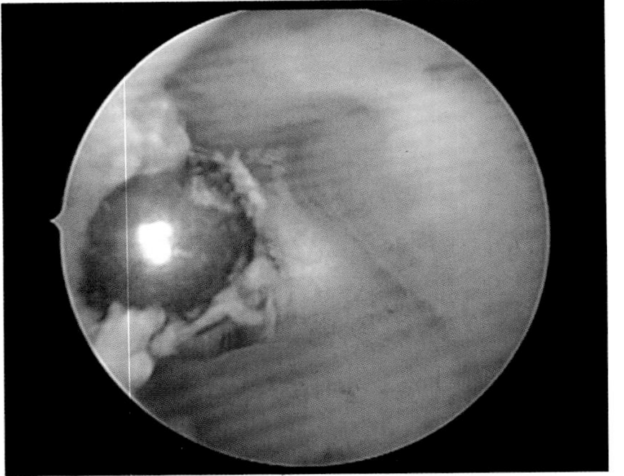

图 1-2-12 以球形电极电凝输卵管开口附近组织，使其热变性后形成瘢痕，阻止输卵管积水反流

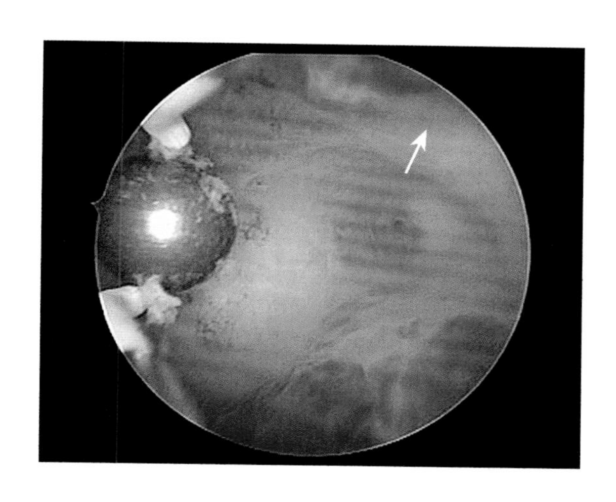

图 1-2-13　多次开腹手术史，预计开腹困难的输卵管积水患者，宫腔镜下见左侧输卵管开口附近黏膜因积水反流形成充血、水肿外观

（包洪初）

第三节　输卵管阻塞的治疗

输卵管是女性生殖系统的重要部位，具有拾卵、运送、提供卵裂时所需要的环境及将孕卵输送至子宫腔等功能，任何部位的阻塞均可对正常受孕造成影响而导致不孕的发生，近年来输卵管阻塞性不孕的发生率已高达 30%～50%，且有逐年上升的趋势。为此，如何对输卵管阻塞进行准确有效的诊断及针对性治疗，是临床妇科医生面临的一个挑战。

一、输卵管阻塞的病因病理学

（一）输卵管炎症

1. 输卵管非特异性炎症为输卵管阻塞的最主要原因，新近研究表明，输卵管阻塞性不孕症患者绝大部分是非特异性输卵管炎，原因可能与性传播疾病的增加有关，如淋病奈瑟菌（neisseria gonorrhoeae）、沙眼衣原体（chlamydia trachomatis，CT）、解脲支原体（ureaplasma urealyticum，UU）感染等有关，其中以 CT、UU 为主。

UU 感染生殖道后，以输卵管黏膜上皮细胞损伤为主，引起炎症反应，大量的以巨噬细胞为主的炎性细胞浸润子宫内膜和输卵管上皮，巨噬细胞分泌大量的肿瘤坏死因子，对腔道黏膜有直接毒性作用。CT 感染后可逆行感染引起输卵管炎症、粘连、阻塞和积水，病理基础早期为黏膜层急性炎症反应，后期为输卵管壁增厚、纤维组织增生；局部以 Th1 细胞因子介导为主的细胞免疫，导致了慢性输卵管炎的病理改变。持续性 CT 感染使输卵管局部产生了高水平的 CT 热休克蛋白 60（C-HSP60），这种重要的白细胞抗原通过信号传导激活白细胞使其增生并释放炎症因子，Th1 和 Th2 因子失衡，使输卵管局部组织 CT 持续性感染难以清除，从而造成输卵管水肿、粘连和阻塞等一系列并发症。

2. 结节性峡部输卵管炎（salpingitis isthmica nodosa，SIN），是导致输卵管阻塞的常见病因。其典型病变为双侧输卵管峡部近端 2mm 受累，呈结节状，同时患者还表现出峡部肌层肥厚，管壁肌层散布输卵管黏膜上皮所形成的腺腔，严重者会导致输卵管管腔完全阻塞（图 1-3-1、图 1-3-2）。电镜下表现为输卵管肌层内有多个腺样组织，管腔分辨不清，腺腔内衬覆输卵管上皮，其周围有粗厚的平滑肌所包绕。

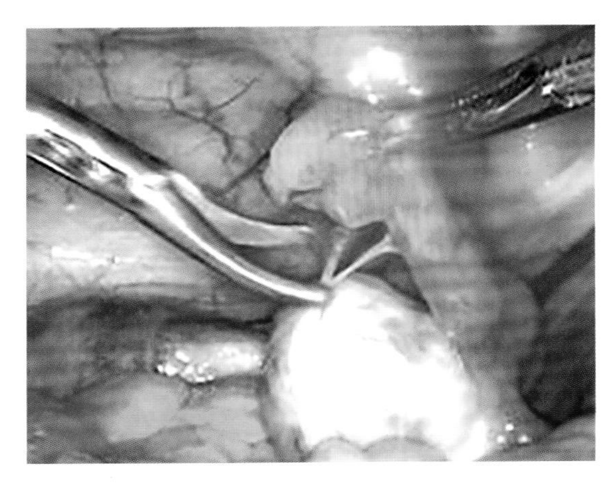

图 1-3-1 腹腔镜探查见右侧输卵管宫角部呈结节状,伞端黏膜丰富,宫腔内置管行亚甲蓝通液右侧输卵管伞端未见亚甲蓝液体流出

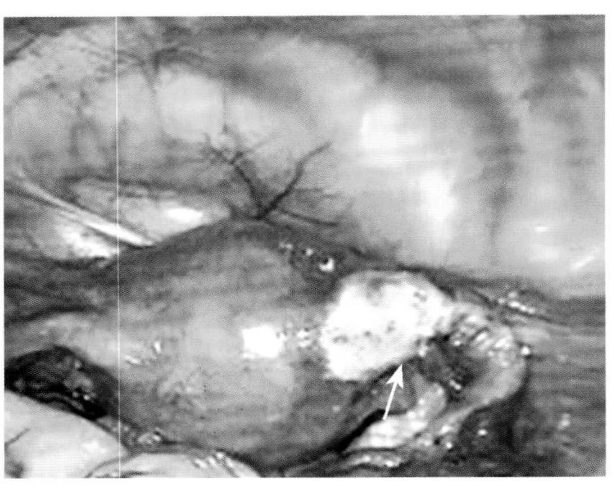

图 1-3-2 宫腔镜下 COOK 导丝疏通右侧输卵管,推注亚甲蓝后见右侧输卵管近宫角部呈结节状蓝染

3. 输卵管结核,是导致输卵管阻塞的主要原因之一,在相关报道中,输卵管结核仅占阻塞的少数,其主要原因可能与地域性有关,同时也有可能是输卵管感染结核后没有比较明显的症状,盆腔检查也大都正常,导致患者不能够及时发现与治疗,且病理检出率也较低,因此很容易出现漏诊和误诊的现象。

结核性输卵管炎病理表现为输卵管壁增厚,充血,表面粘连,伞端通常是扩张的,管腔内可含有干酪样碎片,在增厚的管壁内可见干酪样坏死灶,在显微镜下最典型的改变为输卵管皱襞固有膜内形成上皮样细胞肉芽肿,周围被密集的淋巴细胞浸润,同时伴有输卵管内膜上皮的明显增生,可见舒曼小体。电镜下输卵管结核表现为输卵管纤维组织增生,较多淋巴细胞浸润,其中有上皮样细胞和郎罕巨细胞构成的结节,并有大片干酪样坏死(图 1-3-3、图 1-3-4)。

(二) 子宫内膜异位症

输卵管子宫内膜异位症(tubal endometriosis,TEM)是指子宫内膜异位在输卵管组织上

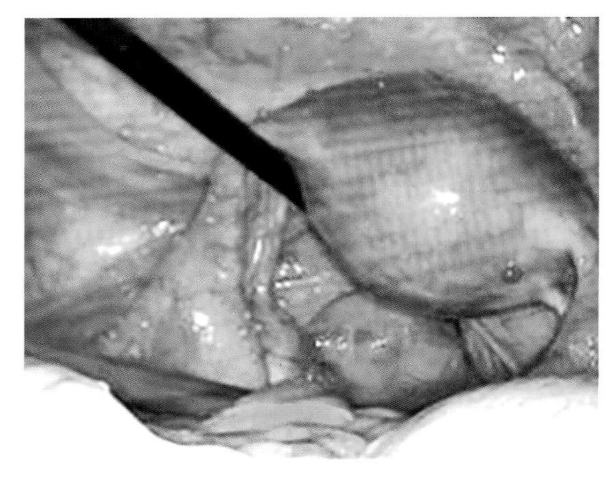

图 1-3-3 腹腔镜探查:盆腔见草绿色液体约 50ml,大网膜、肠管、盆腔腹膜表面见多发的粟粒样结节

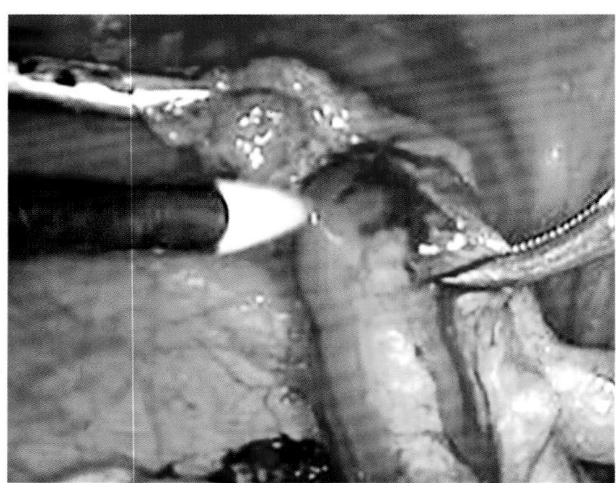

图 1-3-4 术中单极电钩打开右侧输卵管见:管壁增厚,黏膜水肿,可见乳糜样液体流出

(包括浆膜、肌层和黏膜),是盆腔子宫内膜异位症(endometriosis,EMs)的一部分。TEM 术中诊断较困难,往往术后病理诊断时才发现。因此,TEM 的诊断有赖于病理组织学检查,即显微镜下发现输卵管组织内有子宫内膜腺体和(或)子宫内膜间质,可诊断 TEM。TEM 的病变层次至少分为 3 种不同类型:浆膜(下)层、管腔内类型和输卵管结扎后残端内异症。按病变侵犯输卵管部位不同,TEM 可分为 4 种不同类型:间质部、峡部、壶腹部及伞部 TEM。最常见类型是浆膜下层 TEM,其常伴随盆腔其他部位 EMs,往往不累及输卵管肌层。管腔内类型更易引起输卵管阻塞。脱落的子宫内膜种植于输卵管近端,引起输卵管阻塞,称为“管腔内内异症”,双侧输卵管均可受累。管腔内内异症通常与其他部位内异症无关。输卵管残端 EMs 往往继发于输卵管结扎 1~4 年后,其侵犯范围可从输卵管内膜层至输卵管肌层,且常达到浆膜层。这一现象可能与结节性输卵管峡部炎症有关。输卵管内异症电镜下表现为输卵管黏膜层、肌层和(或)浆膜层内有子宫内膜腺体和子宫内膜间质,并有纤维组织增生和较多淋巴细胞浸润,管腔变窄或闭塞。

(三) 输卵管管腔纤维闭塞

输卵管管腔纤维闭塞是指输卵管各层纤维组织增生,管腔被增生的纤维组织所填塞,导致输卵管阻塞。经 HE 染色,可见输卵管内纤维组织增生致管腔闭塞,少量淋巴细胞浸润和残存的腺体被挤向边缘。电镜下可见散在淋巴细胞浸润,黏膜上皮结构消失。导致输卵管管腔纤维闭塞的原因及病理过程目前尚未明确。

(四) 手术致输卵管损伤

各种盆腔内手术,如宫内节育器的放置、人工流产术、药物流产术、微波子宫内膜去除术等可破坏输卵管黏膜,造成输卵管的损伤、粘连,最终导致输卵管的阻塞。张岩等报道宫内节育器为女性盆腔放线菌感染的高危因素,而放线菌感染可致多种盆腔炎性疾病,如输卵管卵巢脓肿,感染后特征性病理表现为慢性化脓性及肉芽肿性改变,镜下可见典型放线菌团形成的所谓“硫磺颗粒”。另外,人工流产术后病原微生物的感染、药物流产后残留组织碎屑机械性地阻塞输卵管等也是输卵管阻塞的高危因素。

(五) 其他

其他可能导致输卵管阻塞的因素有:①输卵管先天发育异常(图 1-3-5~图 1-3-7),如输

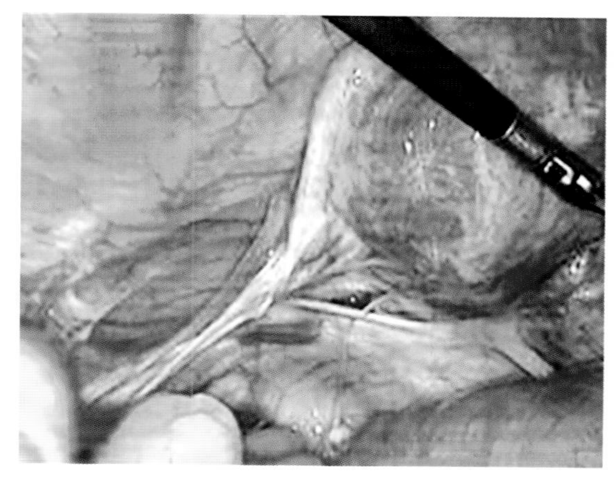

图 1-3-5　腹腔镜探查左侧输卵管为长约 2cm 残端、左侧卵巢缺如

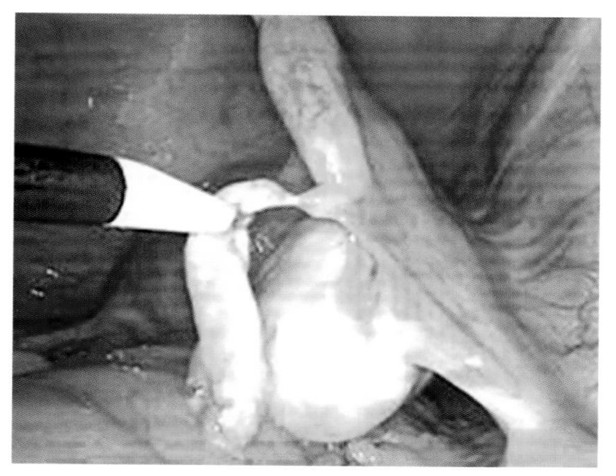

图 1-3-6　腹腔镜探查右侧输卵管壶腹部远端呈盲端,连接一条索状组织,未见伞端黏膜组织

卵管节段性闭锁，峡部缺损等；②输卵管周围病变，如盆腔肿瘤的机械性压迫，或输卵管及系膜过长，造成脱垂，使输卵管与卵巢一起发生扭转、变形、阻塞；③非结晶碎屑或黏液栓阻塞输卵管；④子宫内膜息肉或肌瘤位于输卵管开口，导致输卵管阻塞(图 1-3-8)。

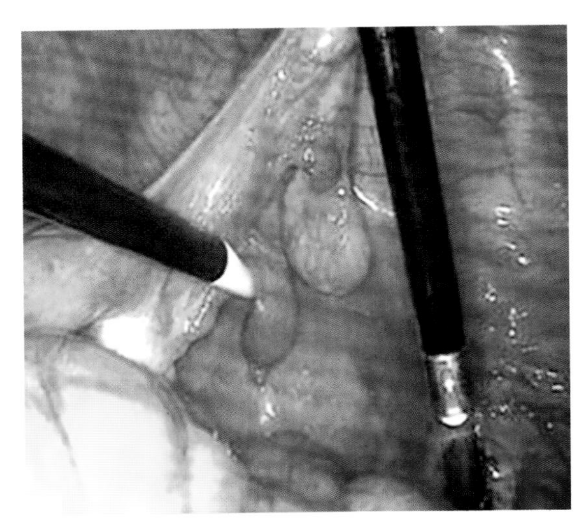

图 1-3-7 腹腔镜探查左侧输卵管远端局部组织缺失使输卵管中断约 3cm，伞端组织游离，无管腔连接

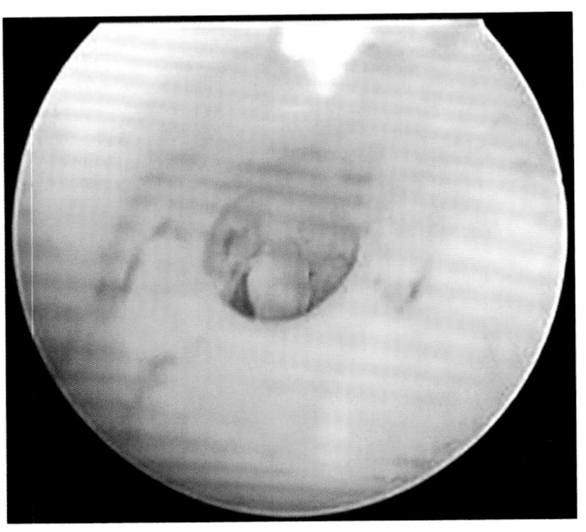

图 1-3-8 宫腔镜下见右侧输卵管开口处见一息肉样组织

二、禁忌证与适应证

(一) 适应证

1. 经相关检查确诊为输卵管阻塞的患者(近端、间质部、中段及远端阻塞)。

2. 输卵管结扎术后的患者。

(二) 禁忌证

1. 患有严重内、外科疾病，心肾功能不全，不能胜任妊娠与分娩者。

2. 严重的子宫内膜异位症。

3. 子宫角部严重闭塞者、结扎输卵管吻合再通术后再次阻塞以及确诊为结核性输卵管阻塞者。

4. 年龄大于 38 岁、卵巢功能减退、女方染色体异常或者丈夫精液检查严重异常的患者。

三、输卵管阻塞的治疗方法、技巧及注意事项

(一) 方法技巧

1. 输卵管吻合术(见本章第四节输卵管吻合术及输卵管宫角植入术)。

2. 输卵管宫角移植(见本章第四节输卵管吻合术及输卵管宫角植入术)。

3. 输卵管插管疏通术

输卵管插管疏通术是治疗输卵管近端阻塞最常用和有效的方法。在腹腔镜、宫腔镜或超声介入引导下，将带有导丝的细径导管插入输卵管腔，进行亚甲蓝通液及导丝疏通的操作，在临床已广泛应用。相对于放射介导、超声介导宫腔镜插管、输卵管镜插管，腹腔镜引导下宫腔镜输卵管插管疏通术(laparoscopic guided hysteroscopic tubal cannulation，LHTC)是最

常用的。LHTC 虽为侵入性操作，需要全身麻醉，但有以下优点：①能够提供输卵管远端的信息；②宫腔镜插管前的宫腔镜检查可以直接观察宫腔有无小肌瘤、息肉或黏液栓等阻塞了输卵管。

美国产 COOK 导丝是常用于宫腔镜下插管治疗输卵管阻塞的器械，其外套管有很强的扭控力，可以精准对向输卵管开口，操作时间短，因其表面有超滑性亲水涂层，前端柔软圆钝，通过反复轻柔地在管腔内推移，可机械性向前推进，粉碎管腔内的组织碎片，穿透固化的分泌物，通过较高的流体静压将阻塞物推进腹腔，对较重的粘连有好的效果。

腹腔镜引导下的宫腔镜输卵管插管疏通术的具体操作流程：

（1）腹腔镜探查腹腔、盆腔、子宫和卵巢：腹腔镜下观察输卵管的结构及与周围组织的关系，检查并处理输卵管周围粘连，输卵管黏膜桥、输卵管副开口及输卵管憩室等微小病变。

（2）宫腔镜检查：宫腔镜下观察宫腔形态、双侧输卵管开口及子宫内膜厚度、颜色。对于术前造影提示近端阻塞的患者，术中应特别注意阻塞侧输卵管开口有无粘连、输卵管碎屑、黏液栓、息肉等情况。

（3）子宫输卵管通液：因子宫输卵管造影对诊断输卵管近端阻塞有很大的局限性，对于术前造影提示近端阻塞的患者，建议术中宫腔内放置子宫通液管行亚甲蓝通液再次评估输卵管通畅性。

（4）宫腔镜下找准阻塞侧输卵管开口，在输卵管开口位置迅速准确地插入 5.0F 导管并固定，退出充填管芯，推注稀释亚甲蓝液体，腹腔镜下观察输卵管膨胀部位，判断输卵管梗阻部位及通畅情况。若伞端未见亚甲蓝液体流出，助手将装有铂金导丝的 3.0F 导管套入 5.0F 导管内，在腹腔镜协助下缓慢向输卵管阻塞部位推送，若遇阻力，可往返多次推送铂金导丝，直至阻力消失，退出导丝后推注亚甲蓝液体，若腹腔镜直视下有亚甲蓝液体自伞端流出则疏通成功。

4. 输卵管伞端成形术和输卵管造口术（见本章第九节输卵管造口术）。

（二）注意事项

1. 术前充分评估输卵管阻塞部位及类型。

2. 区别假性梗阻，排除由于输卵管开口处息肉、输卵管痉挛或黏液栓阻塞引起的输卵管阻塞。

3. 术中再次在腹腔镜监护下行亚甲蓝通液，根据输卵管通畅程度选择手术方式。

4. 宫腔镜下置管时应充分暴露输卵管开口，快速、准确插入输卵管导管并固定。

5. 术中证实为输卵管近端阻塞，导丝经间质部插入输卵管过程中动作要轻柔，需在腹腔镜监护下进行，腹腔镜操作者应配合宫腔镜操作者调整输卵管走行方向，避免穿孔。

四、病例

患者王×，48 岁，拟生育二胎，外院造影提示："双侧输卵管阻塞"，就诊于本中心，拟行宫腹腔镜手术，术前综合评估患者年龄、卵巢功能等情况，多次告知患者自然妊娠率极低，建议患者行体外助孕治疗，患者拒绝，有强烈的自然妊娠愿望。

五、本例手术体会

1. 输卵管阻塞再通的成功率原则上取决于输卵管阻塞的类型及部位等情况，本例患者术前子宫输卵管造影提示双侧输卵管阻塞（图 1-3-9）。术中用腹腔镜探查子宫及双附件，同

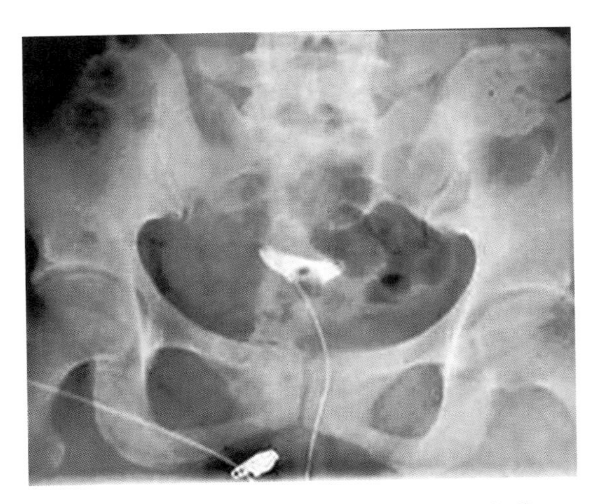

图 1-3-9 子宫输卵管造影提示双侧输卵管近端阻塞

时用亚甲蓝行子宫输卵管通液，准确判断输卵管阻塞类型及部位，严格把握输卵管疏通的适应证及禁忌证，选择合适的治疗方法。本例病人腹腔镜探查左侧输卵管外观走向大致正常，伞端黏膜丰富，右侧输卵管伞端位于骶髂关节处，呈上举状态（图 1-3-10）；宫腔镜检查右侧输卵管开口可见，左侧输卵管开口闭锁。腹腔镜下单极电钩打开骶髂关节处右侧输卵管伞端系膜组织，恢复输卵管大致正常解剖结构（图 1-3-11）。术中行子宫输卵管通液示双侧输卵管自峡部至伞端均未见亚甲蓝稀释液流出，结合宫腔镜及术中通液情况，考虑输卵管间质部阻塞，故拟行宫腹腔镜联合 COOK 导丝介入术。

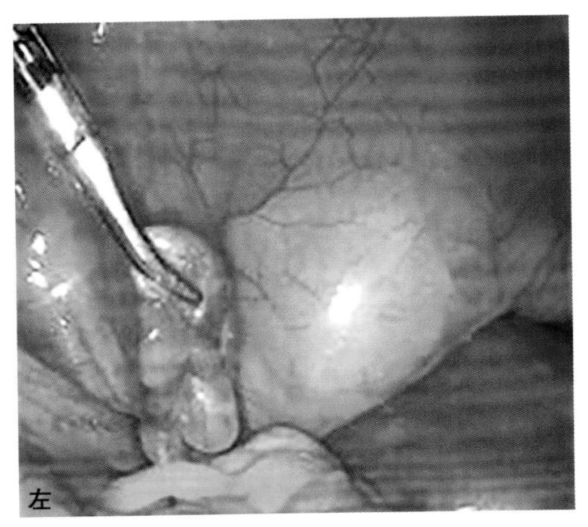

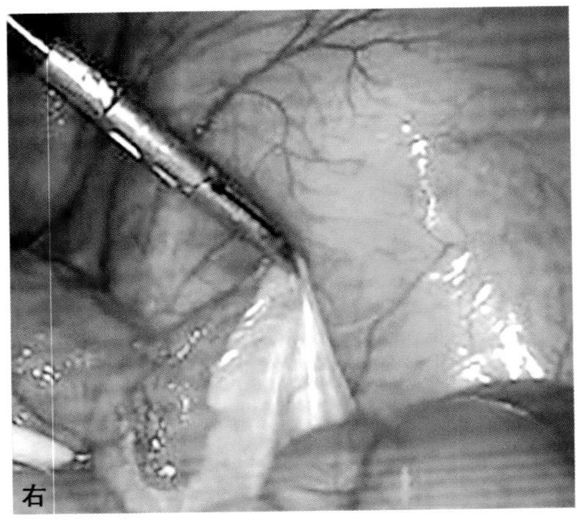

图 1-3-10 观察整个盆腔，见双侧输卵管伞端黏膜暴露可，右侧输卵管伞端位于骶髂关节处，呈上举状态，左侧输卵管伞端可见泡状附件

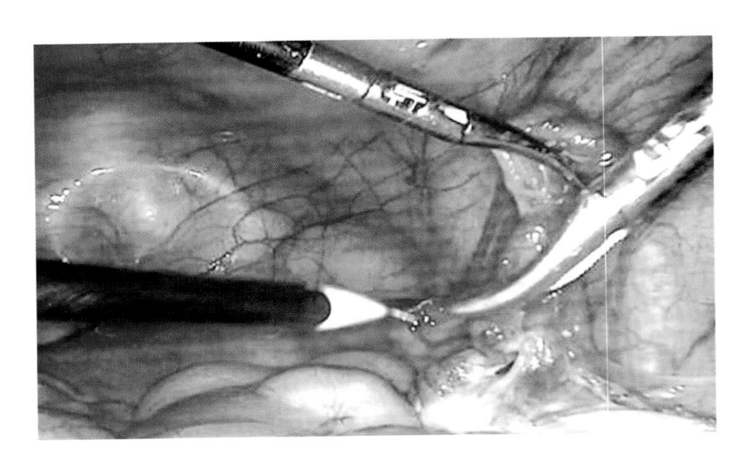

图 1-3-11 自骶髂关节处电切游离右侧输卵管系膜，恢复右侧输卵管大致正常走行

2. 右侧输卵管开口清晰(图 1-3-12),宫腔镜下对准右侧输卵管开口,快速准确的将充填管芯的 5.0F 导管插入输卵管开口处(图 1-3-13),退出导丝后推注稀释后亚甲蓝液体,腹腔镜下右侧输卵管伞端可见亚甲蓝液体顺利流出。

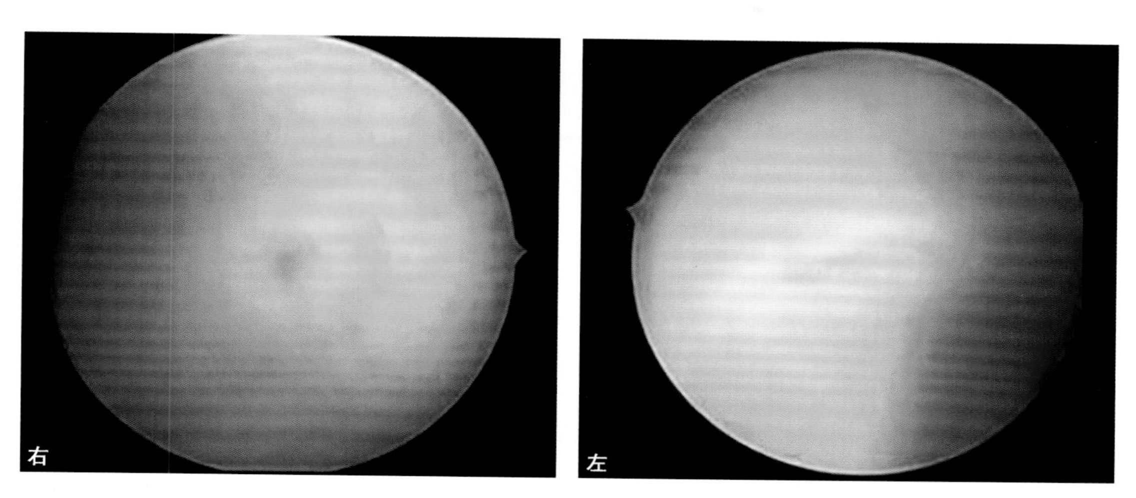

图 1-3-12　宫腔镜下观察宫腔,右侧输卵管开口可见,左侧输卵管开口闭锁

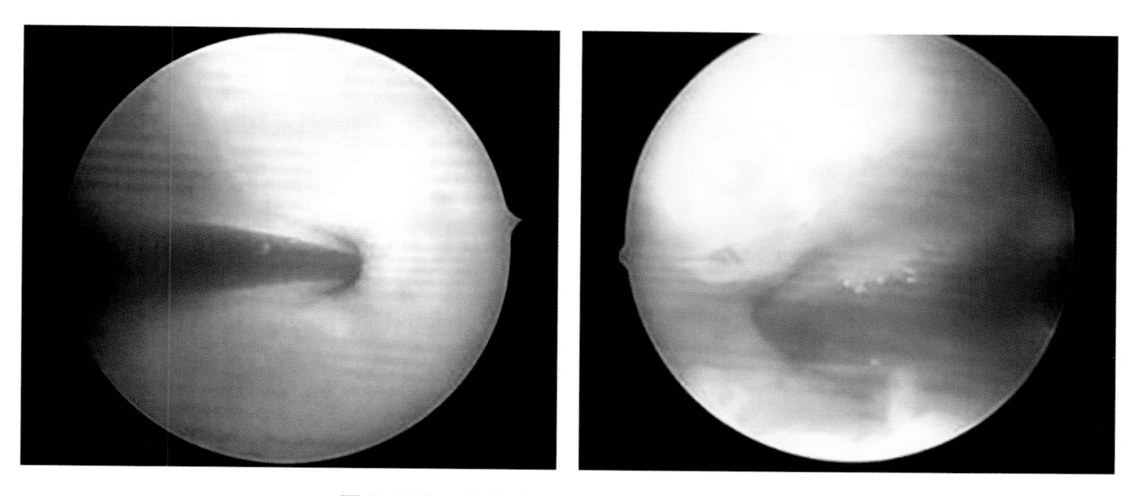

图 1-3-13　宫腔镜下依次行输卵管插管通液

3. 左侧输卵管开口闭锁(图 1-3-12),宫腔镜下准确判断输卵管开口大致正常位置(一般位于宫角部位置较深处),置入充填管芯的 5.0F 导管,自目标输卵管开口处的左侧宫壁方向缓慢向右侧调整导管位置,寻找左侧输卵管开口并固定(图 1-3-13),退出导丝后推注稀释后亚甲蓝液体,腹腔镜下见左侧输卵管伞端可见亚甲蓝液体顺利流出(图 1-3-14)。本例患者利用导管机械性分离并扩张输卵管开口,对于开口处有增生内膜遮挡、子宫内膜息肉及膜样粘连组织覆盖的患者,术中可用微型钳钳夹去除输卵管开口处增生、息肉及膜样粘连组织,并分离扩张输卵管开口,使输卵管开口充分暴露。

4. 本例患者仅在宫腔镜下 5.0F 导管插管通液后成功疏通,对于 5.0F 导管插管通液失败的患者需配合装有铂金导丝的 3.0F 导管。术中同样需要固定 5.0F 导管,置入装有铂金导丝的 3.0F 导管后,缓慢轻柔的向前推送导丝,直至阻力消失,推送导丝过程中腹腔镜手术

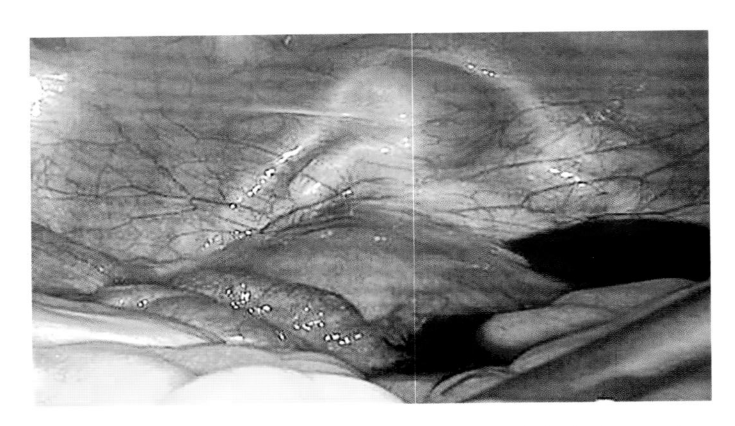

图 1-3-14 COOK 导丝插管后腹腔镜下双侧输卵管伞端均可见亚甲蓝液体顺利流出

操作者应严密观察导丝通过位置并协助调整方向。

5. 对于输卵管、卵巢周围粘连的患者，术毕可置入防粘连液预防粘连。

六、术后随访

目前患者自行试孕中。

（李凤华 郝翠芳）

第四节 输卵管吻合术及输卵管宫角植入术

输卵管阻塞是女性不孕最常见的原因。随着微创外科的发展，腹腔镜下输卵管吻合术使得输卵管阻塞的患者有了自然受孕的可能性。根据阻塞的原因和部位不同，手术方式不同可行输卵管端端吻合或输卵管宫角植入术。腹腔镜下输卵管吻合术手术操作精细，对手术者要求较高，吻合成功率与手术技巧、结扎部位、结扎方式、有无输卵管周围粘连及保留输卵管的长度有关。吻合口严密对合，保持输卵管正常走行是手术成功的关键。

一、适应证与禁忌证

（一）适应证

1. 输卵管结扎术后的复通。

2. 输卵管妊娠保守手术后的复通。

3. 输卵管炎症后遗症输卵管节段性阻塞的复通。

4. 输卵管妊娠节段性切除可行一期或二期吻合。

5. 输卵管间质部阻塞、输卵管粘堵术后或输卵管阻塞导丝插管疏通失败的患者强烈要求疏通输卵管的患者，可行宫角植入术。

（二）禁忌证

1. 患有严重内、外科疾病，心肾功能不全，不能胜任妊娠与分娩者。

2. 严重的子宫内膜异位症、女性生殖器结核。

3. 年龄大于 38 岁，已出现更年期综合征症状，或经检查提示卵巢无排卵或卵巢功能早衰。

4. 年龄大于 38 岁、卵巢功能减退、女方染色体异常或者丈夫精液检查严重异常的患者，倾向于体外受精-胚胎移植助孕。

二、输卵管峡部或壶腹部吻合的方法与技巧

(一) 游离输卵管,确定输卵管结扎或阻塞的部位

分离输卵管及卵巢周围粘连,明确输卵管结扎或阻塞部位,探查输卵管长度及输卵管伞端有无异常(图1-4-1)。

(二) 输卵管近端和远端分别通液,修剪吻合口

宫腔内置管行亚甲蓝通液,判断输卵管是否通畅并确定输卵管盲端或阻塞的位置(图1-4-2),提起盲端顶端输卵管管壁,切除输卵管结扎或阻塞处的瘢痕,见输卵管管腔及输卵管黏膜,并见亚甲蓝自输卵管近端管口流出(图1-4-3)。将硬膜外麻醉导管从戳卡放入腹腔,自输卵管伞向近端插入,注入亚甲蓝稀释液,见输卵管远端盲端顶端,切除输卵管结扎或阻塞处的瘢痕,见输卵管管腔及输卵管黏膜(图1-4-4)。如输卵管有节段性阻塞,可切除阻塞部分输卵管,再行输卵管吻合术。若发现近端输卵管阻塞,特别是间质部阻塞,可改为输卵管宫角植入术。

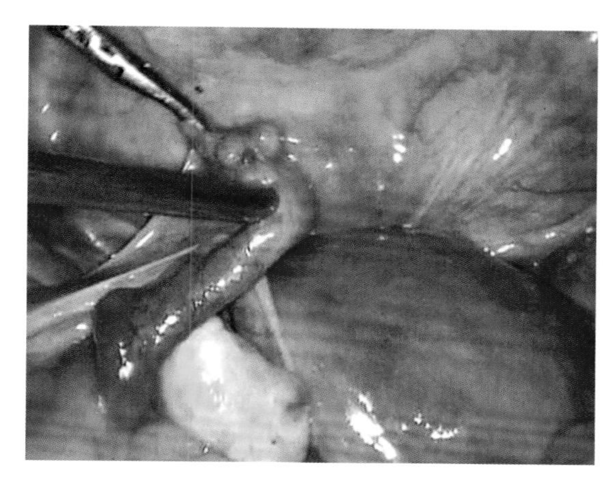

图1-4-1 术中探查见左侧输卵管峡部结扎,可见陈旧性线结,输卵管周围无粘连

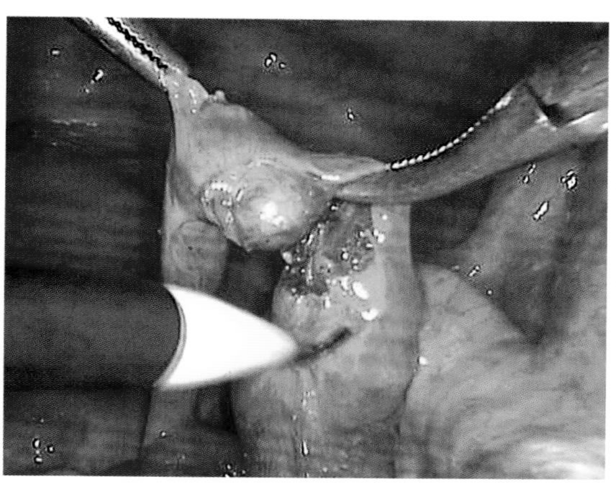

图1-4-2 单极电钩打开结扎部位输卵管浆膜层,暴露输卵管盲端

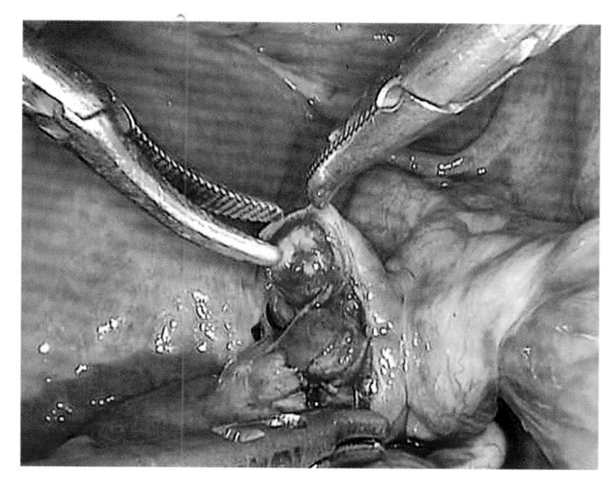

图1-4-3 剪除输卵管结扎处的瘢痕,见输卵管管腔及输卵管黏膜,行输卵管通液见亚甲蓝自输卵管近端管口流出,说明输卵管近端通畅

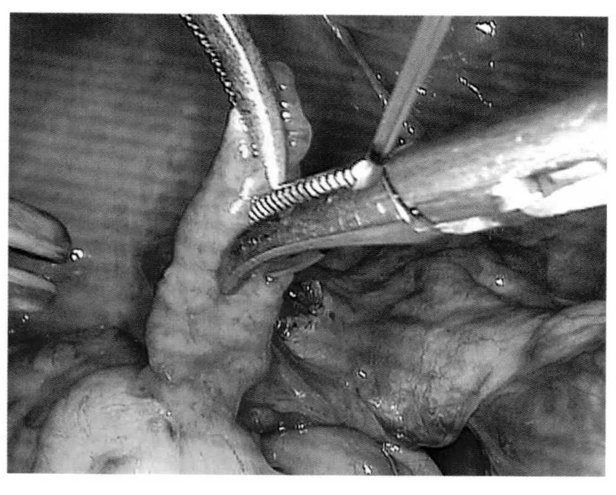

图1-4-4 自输卵管伞插入硬膜外麻醉导管,注入亚甲蓝稀释液,见输卵管远端盲端顶端,切除输卵管结扎处的瘢痕,见输卵管管腔及输卵管黏膜

（三）吻合输卵管

将两断端切口拉近，根据近端输卵管管腔的大小，修剪输卵管远端的切口与近端输卵管管腔大小相当，并修剪开口见输卵管管腔及黏膜，用5-0的可吸收线吻合输卵管。先从6点钟处开始缝合，从管腔外进针，从管腔内出针，另一端从管腔内进针，管腔外出针，缝线可作为以后缝合的进针的标志，但暂时不打结，留待最后打结，操作熟练者也可以先打结。其次缝合12点钟处，打结，再根据需要在3、9点钟处进行缝合。根据管腔的大小可缝合2~6针（图1-4-5）。

（四）再次通液判断吻合效果

再次从宫腔注入亚甲蓝稀释液，判断吻合效果，输卵管伞端可见亚甲蓝液体流出证明吻合成功（图1-4-6）。若吻合口漏液严重，酌情增加缝合。为避免瘢痕形成影响吻合效果，浆膜层可不予缝合。冲洗腹腔，必要时放置腹腔防粘连液后关腹。

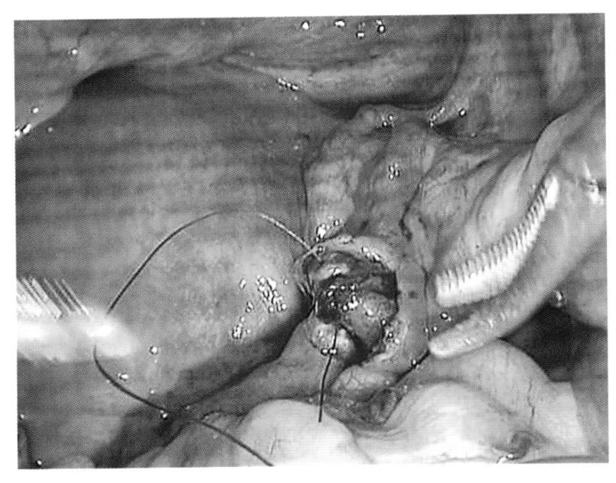

图1-4-5 以5-0的可吸收线吻合输卵管管腔，使输卵管黏膜对合严密

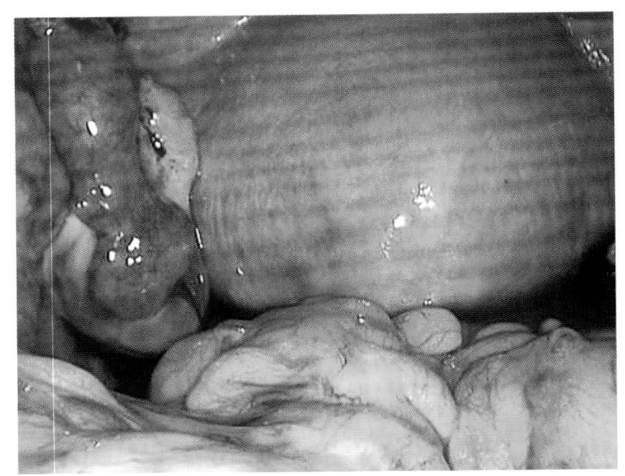

图1-4-6 吻合完毕行输卵管通液，左侧输卵管伞端可见亚甲蓝液体流出，吻合口无渗漏

三、输卵管节段性切除术并输卵管吻合术的方法与技巧

输卵管节段性阻塞的患者，可将阻塞部位病灶节段性切除后，行输卵管吻合术。输卵管妊娠患者或者曾罹患输卵管妊娠的患者，因输卵管病变较为复杂，吻合后效果不佳，且再次发生异位妊娠的可能性较大，一般不主张行吻合修复输卵管手术。如果患者保留输卵管的意愿强烈，也可根据病灶部位、输卵管远端长度等，行输卵管吻合术。

1. 对于曾罹患输卵管妊娠的患者，修复输卵管前行腹腔镜下亚甲蓝通液，见输卵管节段性阻塞或结构破坏，切除阻塞部分输卵管，行输卵管吻合（图1-4-7）。具体操作如前述。

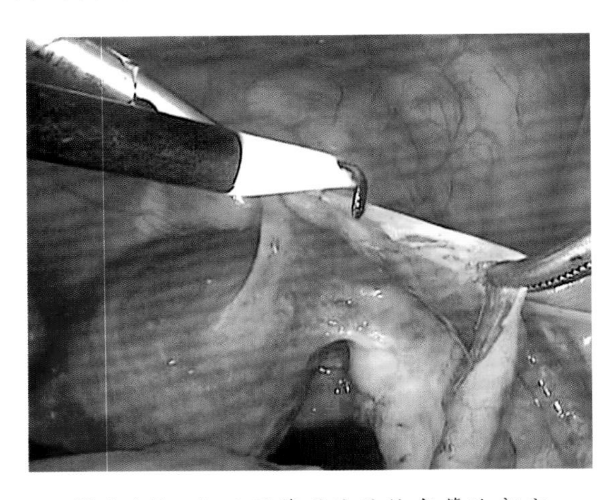

图1-4-7 行亚甲蓝通液见输卵管峡部变蓝，远端无亚甲蓝液体流出，再从输卵管远端通液，证实输卵管节段性阻塞切除阻塞部分输卵管，行输卵管吻合

2. 输卵管峡部或壶腹部妊娠的患者，行输卵管异位病灶清除术有持续性宫外孕及输卵管积水的风险，可行输卵管节段性切除，同时吻合输卵管。术中应保证病灶清除干净，避免持续性宫外孕的风险。将麻醉导管自输卵管伞端插入，了解远端输卵管通畅程度。具体操作如前述。

四、输卵管峡部-壶腹部吻合的方法与技巧

输卵管两断端管腔大小不对等，如输卵管壶腹部和峡部吻合时，手术成功的关键是输卵管两断端准确对合，可将输卵管近端管腔剪为斜面，在输卵管远端盲端顶端开一个与近端等大等圆的小口，缝合方便，吻合效果好（图 1-4-8~图 1-4-10）。

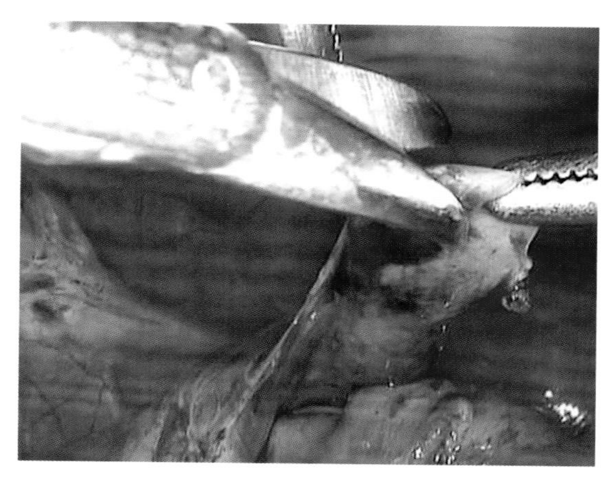

图 1-4-8 输卵管近端管腔剪为斜面，扩大近端吻合口

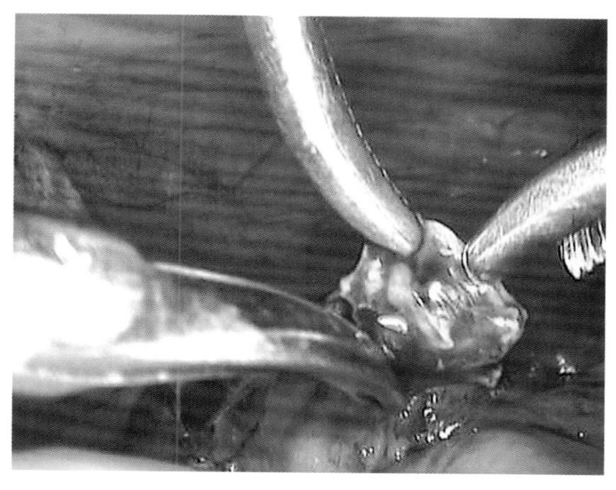

图 1-4-9 修剪吻合口见输卵管管腔及黏膜，行输卵管通液可见亚甲蓝液体流出

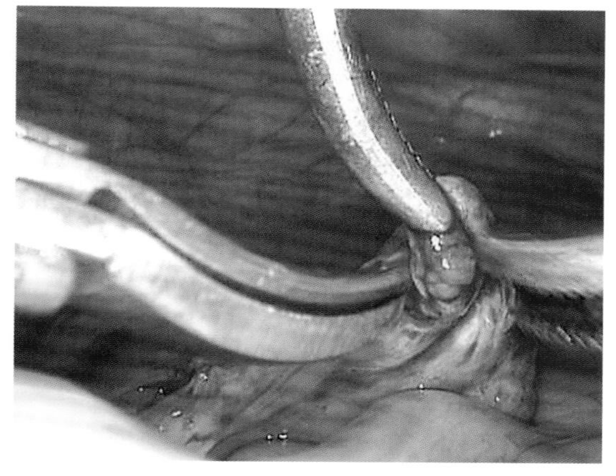

图 1-4-10 在输卵管远端盲端顶端开一个与近端等大等圆的小口，缝合方便，吻合效果好

五、输卵管宫角植入术的方法与技巧

（一）明确输卵管阻塞部位

宫腔内置管通液示输卵管间质部阻塞(图 1-4-11)。明确阻塞位置后剪开输卵管再次通液，见亚甲蓝液体自输卵管开口处流出。将腰麻塑料软质导管从戳卡操作孔放置入腹腔，从输卵管伞端开口将该导管插入向输卵管近端推送(图 1-4-12)，遇到阻力后推注亚甲蓝液，确定输卵管阻塞的位置后剪开输卵管管腔，再次通液见亚甲蓝液体自输卵管开口处流出(图 1-4-13)。

（二）修剪输卵管远端吻合口

剪开阻塞处输卵管，修剪输卵管见远端吻合口显露出管腔及正常的黏膜，行通液见亚甲蓝自输卵管远端管口流出，分离输卵管浆膜，游离一段长 1cm 的输卵管，有待于将输卵管与宫腔新开口吻合。如输卵管有节段性阻塞，可切除阻塞部分输卵管，修剪吻合口见输卵管管腔及黏膜(图 1-4-14)。

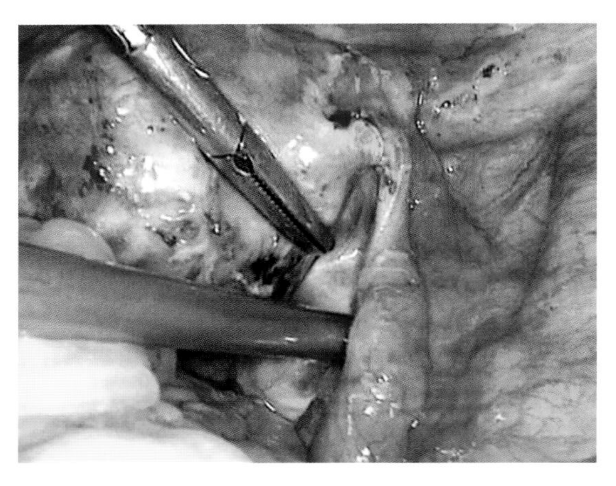

图 1-4-11 腹腔镜下行输卵管通液示近端阻塞，伞端黏膜正常。宫腔镜下行 COOK 导丝疏通术，未能疏通输卵管。可行宫角植入术

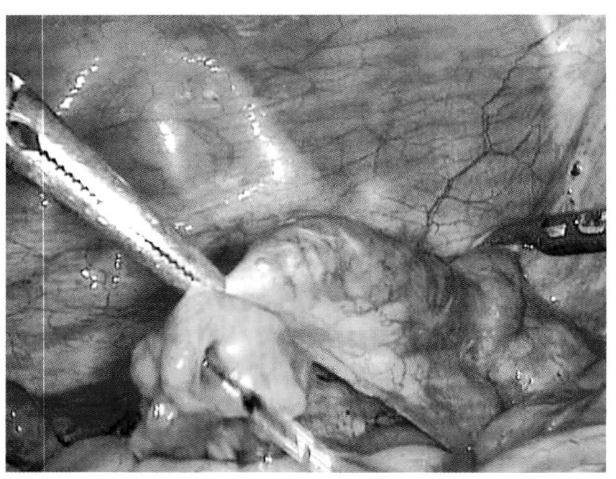

图 1-4-12 将麻醉导管从输卵管伞端插入并向输卵管近端推送，遇到阻力后推注亚甲蓝液，确定输卵管阻塞的位置

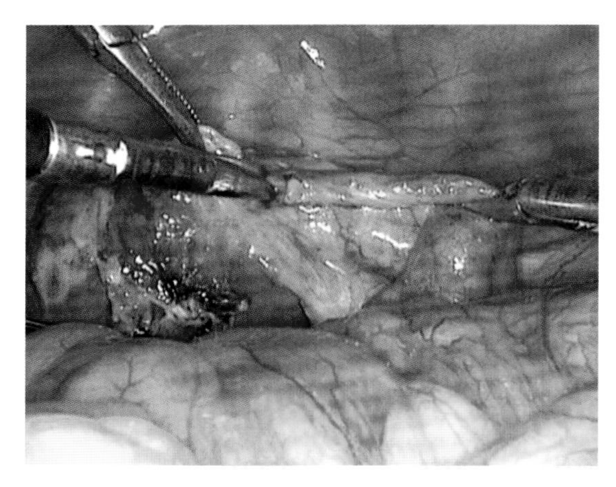

图 1-4-13 从输卵管伞端置管通液明确阻塞位置后，剪开输卵管再次通液，见亚甲蓝液体自输卵管断端处流出

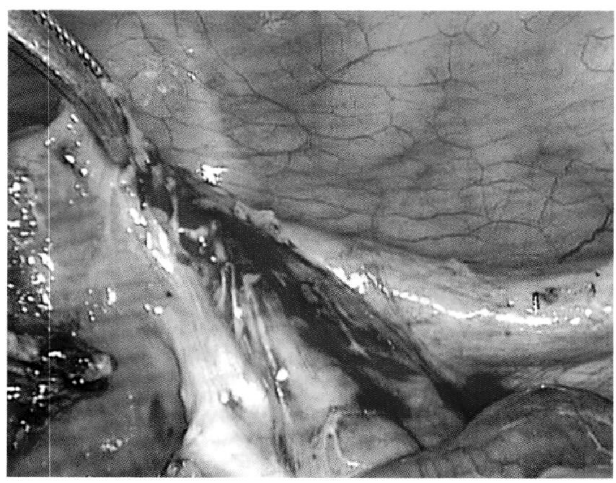

图 1-4-14 剪除阻塞部分的输卵管，修剪输卵管远端吻合口显露出正常的黏膜，分离输卵管浆膜，游离远端一段输卵管

（三）明确宫角部吻合口

宫腔镜下寻找输卵管开口处，见输卵管开口者，宫腔镜下自镜鞘出水口通液，见亚甲蓝流出的作为吻合指示点。若未见输卵管开口，宫腔镜镜下放置 COOK 导丝，从宫角穿出作为宫角部吻合指示点，以剪刀于同侧宫角处做一切口至宫腔（图 1-4-15）。

（四）行输卵管宫角部移植缝合

用 5-0 可吸收线缝合输卵管吻合口通过宫角新开口伸入宫腔，可在 6 点及 12 点各缝一针，使输卵管与宫角新开口吻合，从而使输卵管与宫腔相通（图 1-4-16）。宫角新开口肌层用 3-0 可吸收线间断缝合充分止血（图 1-4-17），最后用 3-0 可吸收线间断缝合输卵管与子宫的浆肌层，并将输卵管根部固定子宫浆膜层上（图 1-4-18）。

（五）术后随访

术后第 1 次月经干净后 3~7 天行子宫输卵管造影，了解输卵管通畅度，并术后随访患者 1~2 年内再次妊娠情况。

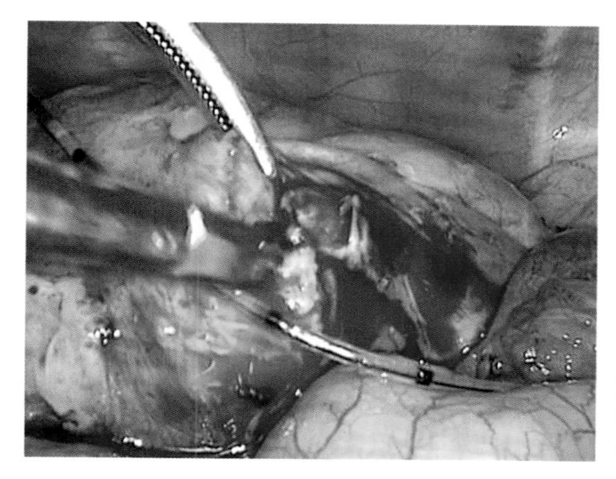

图 1-4-15　剪刀于同侧宫角处做一切口至宫腔，宫腔内置通液管见亚甲蓝液体流出

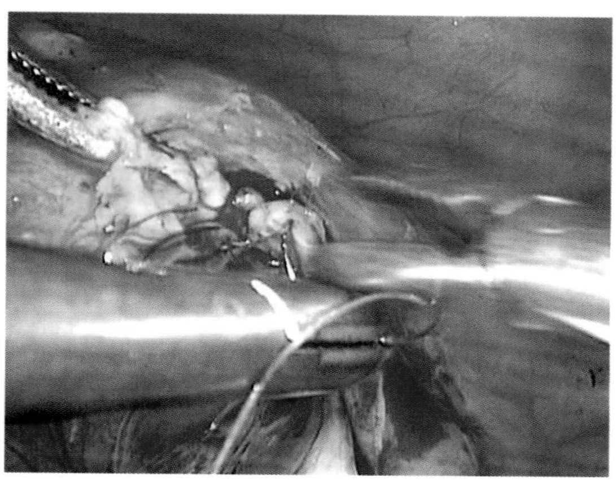

图 1-4-16　用 5-0 可吸收线缝合输卵管远端吻合口分别通过宫角新开口伸入宫腔，使输卵管与宫角新开口吻合

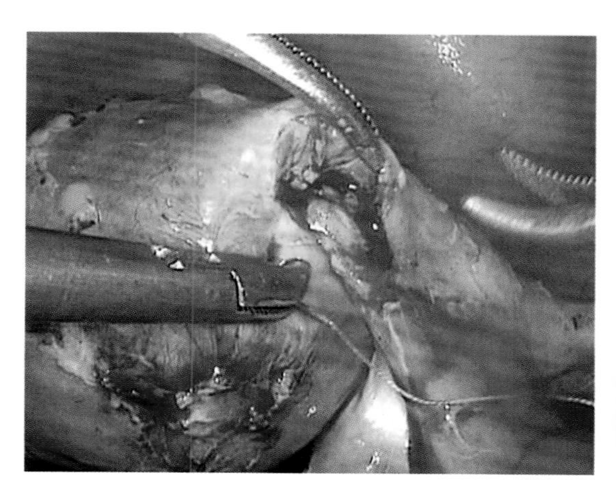

图 1-4-17　宫角新开口肌层用 3-0 可吸收线间断缝合充分止血

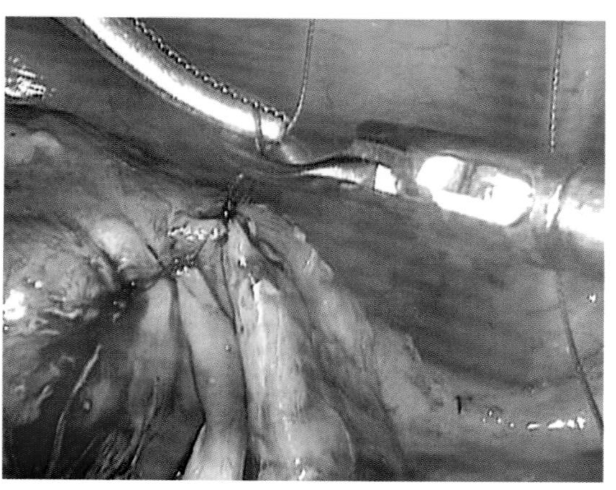

图 1-4-18　用 3-0 可吸收线间断缝合输卵管与子宫的浆肌层，充分止血并使输卵管根部固定于子宫浆膜层上

六、注意事项

1. 输卵管结扎术后要求复通的患者,既往有多次生育史,卵巢功能正常者可适当放宽年龄。

2. 腹腔镜探查时发现输卵管卵巢周围严重粘连;输卵管黏膜皱襞消失;输卵管伞完全消失者,可保留输卵管长度<6cm 应向患者家属交代放弃吻合,尽早行辅助生殖助孕。

3. 手术必须耐心细致、动作轻柔,尽可能保留正常组织,不再引起新的损伤。输卵管伞端是最需要注意保护的组织。术中尽可能减少出血、彻底止血,关腹前清除积血,冲洗盆腹腔,防止术后粘连。

4. 输卵管组织具有极强的再生修复能力,断端缝线越少越好,只要管腔正面对合即可,不必过多缝合,否则只能加重管腔的损伤;单点吻合避免反复钳夹及牵拉输卵管造成组织损伤。

5. 输卵管部分阻塞的患者,输卵管远端管腔必须是外观柔软输卵管肌层,活力良好;切除阻塞段输卵管,在保证两段均通畅后尽可能少切除病变组织,保留足够正常输卵管的组织,去除的输卵管越多,预后越差。

6. 输卵管子宫角植入术时,子宫间质部的肌肉组织丰厚且血管丰富切口易出血,术中在该处切口的出血点必须止血彻底,谨防术后发生大出血的危险。

7. 术后通液不是必须的,术后一个月月经干净 3~7 天,可复查子宫输卵管造影,了解输卵管通畅程度。

七、手术示例

曹××,女,39 岁,因“输卵管结扎术后及剖宫产术后 9 年要求行输卵管复通术入院”。行子宫输卵管造影显示:“宫腔形态正常,双侧输卵管近端阻塞(图 1-4-19)”。腹腔镜下见子宫前壁与腹部腹膜致密粘连,左侧输卵管与卵巢致密粘连,分离粘连恢复子宫及输卵管正常解剖位置,探查输卵管结扎部分及输卵管长度可行吻合术。具体手术经过见图 1-4-19~图 1-4-28。

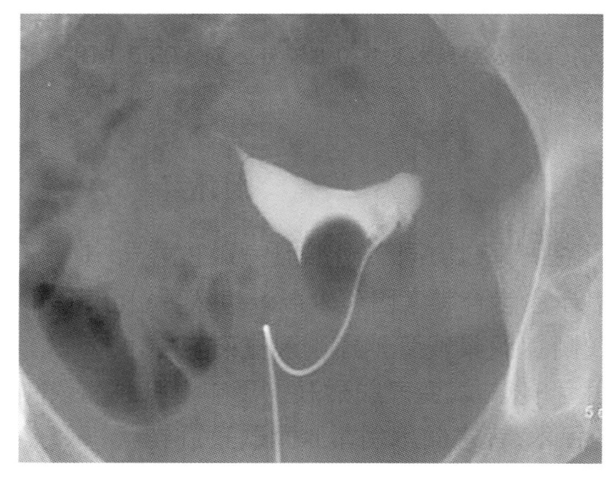

图 1-4-19 子宫输卵管造影显示:宫腔形态正常,双侧输卵管近端阻塞,造影剂无弥散

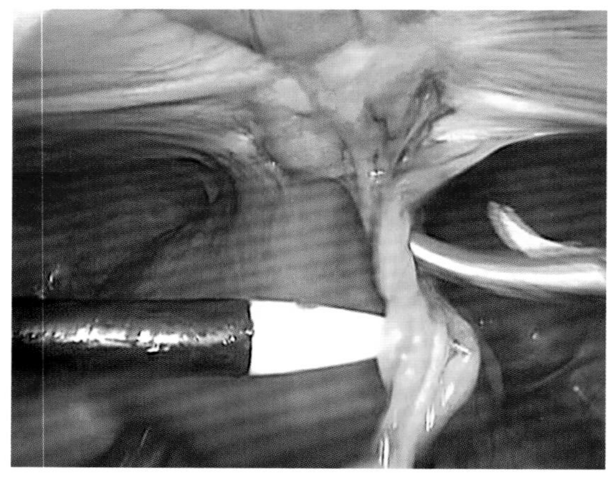

图 1-4-20 腹腔镜下分离子宫前壁和腹壁之间的粘连,恢复子宫的正常解剖位置

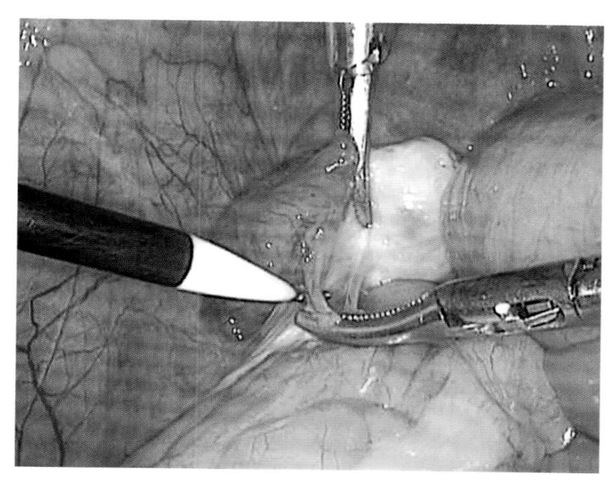

图 1-4-21 单极电钩分离输卵管周围粘连，探查输卵管长度及伞端黏膜，判定是否可以行输卵管吻合

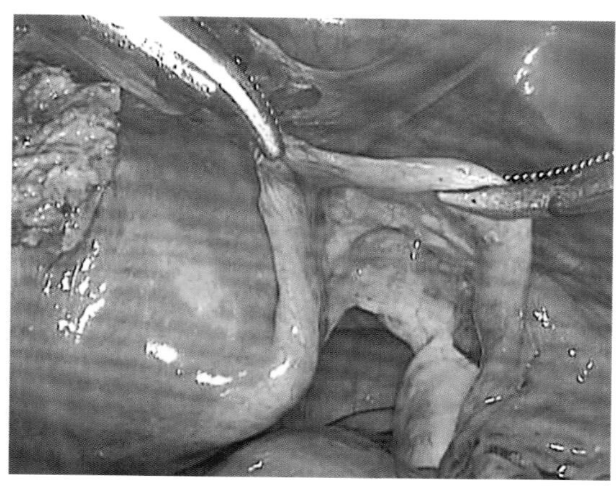

图 1-4-22 腹腔镜下探查右侧输卵管结扎部位

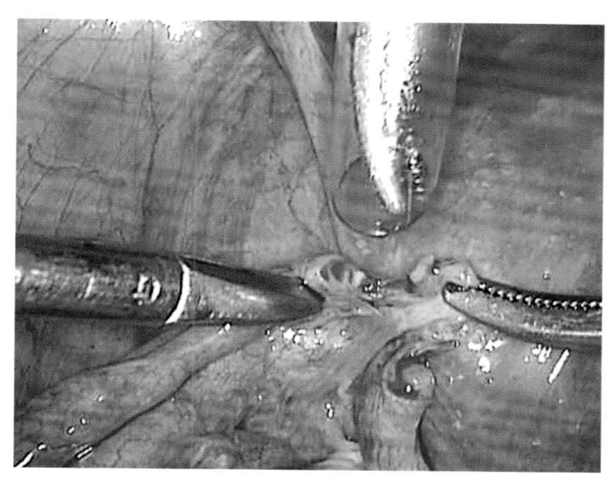

图 1-4-23 剪刀剪除输卵管结扎处的瘢痕组织及阻塞的输卵管

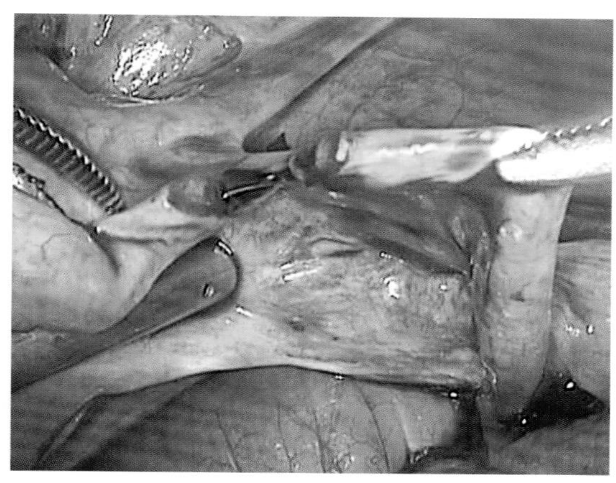

图 1-4-24 宫腔内置管行亚甲蓝通液，输卵管近端吻合口见亚甲蓝液体流出

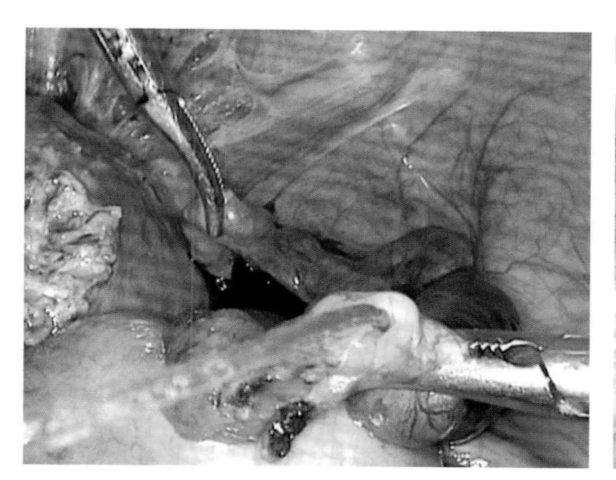

图 1-4-25 将麻醉导管自输卵管伞端插入并向近端推送，遇阻力不能进入时行亚甲蓝通液，了解输卵管远端吻合口通畅情况

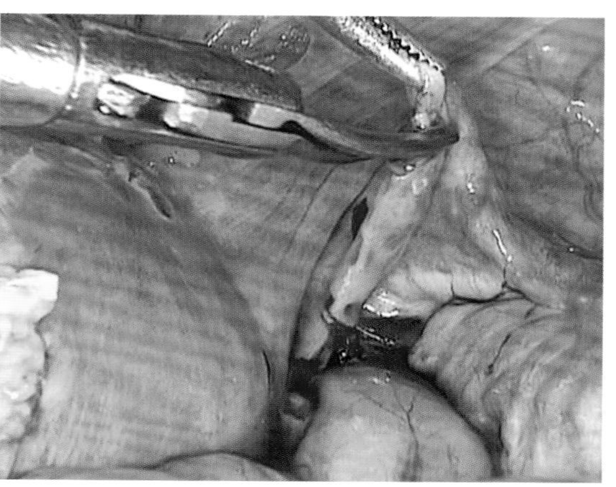

图 1-4-26 输卵管远端自伞端通液见输卵管切开处未见亚甲蓝液体流出，剪除阻塞的部分输卵管，再次通液可见亚甲蓝液体流出

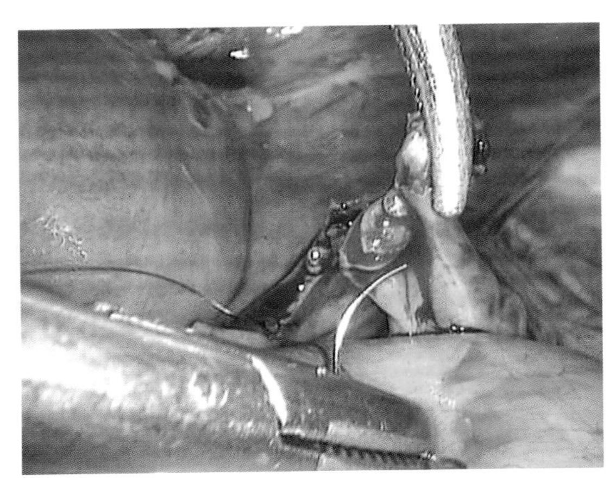

图 1-4-27 以 5-0 的可吸收线吻合输卵管，自 6 点处进针，吻合口一端浆膜层进针，黏膜层出针，另一端从黏膜层进针，浆膜层出针，保证输卵管黏膜对合严密

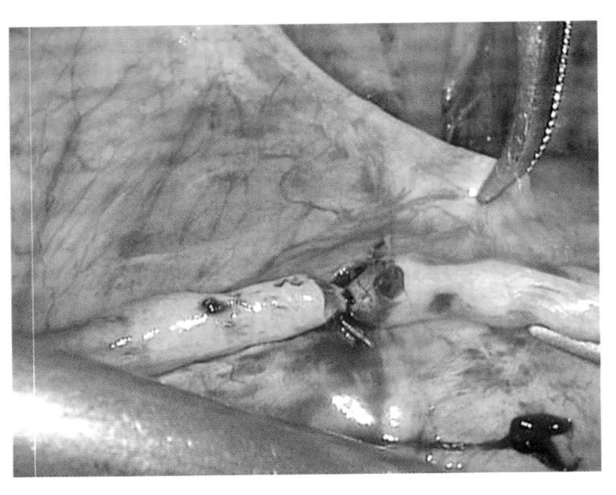

图 1-4-28 以 5-0 的可吸收线 6 点及 12 点各缝合 1 针，输卵管黏膜对合严密

八、本例手术体会

1. 该患者子宫致密粘连于腹腔前壁，左侧输卵管与卵巢粘连，术中要松解粘连，恢复子宫及输卵管的正常解剖位置，探查输卵管伞端黏膜正常。有效处理盆腔其他病变，如粘连、子宫内膜异位症、囊肿等，尽最大限度解除影响卵巢排卵障碍的因素以恢复输卵管伞的功能。

2. 吻合前应对吻合近端及远端分别通液，患者术中行亚甲蓝通液，右侧输卵管远端通液时，未见亚甲蓝液体流出，约有 1.5cm 的输卵管未见亚甲蓝充盈，剪除阻塞部分输卵管，再次行输卵管通液可见亚甲蓝液体自断端流出。术中阻塞部位的近端、远端分别通液是非常有必要的。

3. 缝合输卵管吻合口时要进行通液，明确看到输卵管管腔及输卵管黏膜后再进行吻合，缝针自一端的浆膜层进针，黏膜层出针，从另一断端的黏膜层进针，浆膜层出针，将线结打在管腔外，打结松紧一致避免吻合口扭曲。

4. 根据吻合口大小可缝 2~6 针，吻合完毕后行通液术，吻合口如有漏液可加缝数针，输卵管伞端可见亚甲蓝液体流出，提示吻合成功。

5. 术后 1~2 个月可复查子宫输卵管造影，了解输卵管通畅程度，可监测排卵指导同房受孕。术后输卵管阻塞，或监测排卵 3~6 个月未孕的患者可行辅助生殖技术助孕治疗。

九、术后随访

输卵管吻合术后 2 个月患者自然妊娠，妊娠 5 个月因“胎儿畸形”行引产术。

（王昕荣 包洪初）

第五节 输卵管微小病变的腔镜治疗

输卵管微小病变（subtle distal tubal pathology）为输卵管解剖的细微变化，如输卵管憩室、输卵管伞端粘连、输卵管副伞、输卵管系膜囊肿及输卵管扭曲等，主要通过干扰输卵管的正常蠕动或捡拾卵子而影响正常受孕。输卵管微小病变一般不改变输卵管管腔通畅程度，通过常规输卵管通液或输卵管造影检查很难对其进行诊断。腹腔镜下行亚甲蓝通液，有助于发现输卵管微小病变并进行手术治疗。

输卵管微小病变包括以下几种：①输卵管系膜囊肿（paratubal cysts）或泡状附件，可能使输卵管扭曲、管腔改变或影响输卵管的蠕动；②输卵管黏膜桥（fimbrialagglutination），为输卵管伞口存在一个或多个粘连带形成的黏膜桥，影响捡卵；③输卵管副开口（accessory ostium），在距离输卵管伞末端一定距离处存在异位的输卵管开口，导致输卵管伞端捡到卵子自副开口逃逸；④输卵管副伞（accessory tube），指附着于正常的输卵管外，比正常的输卵管小且可能伴有远端伞的结构；⑤输卵管憩室（diverticulum）为输卵管壶腹部或邻近输卵管伞部的输卵管肌层缺损，仅为浆膜层呈薄壁小囊，输卵管常发生舒张协调障碍，进而影响输卵管对卵子的推送；⑥输卵管扭曲（convoluted oviduct），输卵管发育异常或炎症等导致输卵管浆膜层挛缩或粘连，导致输卵管管腔扭曲，影响卵子的运输；⑦子宫内膜异位症早期病变，表现为腹膜缺损、腹膜透明或红色的水泡、紫蓝色病灶、子宫内膜异位结节等。腹腔液体中细胞因子会影响输卵管的蠕动，导致精卵结合障碍。

一、适应证与禁忌证

（一）适应证

1. 原因不明的不孕症患者。
2. 子宫内膜异位症的患者。
3. 输卵管粘连及输卵管阻塞的要求输卵管疏通的患者。
4. 要求自然受孕的患者。

（二）禁忌证

1. 盆腹腔严重粘连，影响人工气腹的形成和腹腔镜置入者。
2. 全身并发症不能耐受腹腔镜手术者。
3. 年龄大于 38 岁、卵巢功能减退、女方染色体异常或者丈夫精液检查严重异常的患者。

二、方法与技巧

（一）输卵管憩室、输卵管副开口

输卵管憩室在子宫输卵管造影片上可显示为囊袋状膨出（图 1-5-1），需与输卵管积水、输卵管扭曲等进行鉴别。输卵管副开口在子宫输卵管造影片中可无特殊表现。腹腔镜下行亚甲蓝通液时，要注意观察输卵管浆膜层有无膨出的憩室（图 1-5-2），伞端有无副开口（图 1-5-3）。输卵管憩室及输卵管副开口处理方法有两种：

1. 荷包缝合切除法：于输卵管副开口或输卵管憩室的基底部用 5-0 可吸收线荷包缝合浆肌层，抽紧后打结并剪除副开口处管腔黏膜或浆膜，电凝创面。

2. 连接副开口伞端整形法：输卵管副开口或输卵管憩室接近伞端小于 0.5cm 时，则沿输卵管伞端打开直至副开口部分，将两个伞端合并成为一个，5-0 可吸收线外翻缝合输卵管伞瓣，行输卵管整形术。

（二）输卵管黏膜桥

单极电钩探查输卵管伞端黏膜情况，发现条带状的输卵管黏膜桥，可用手术钳撑开黏膜桥，用单极电钩自输卵管黏膜桥最薄弱处切开，使输卵管伞端黏膜充分外展，有利于输卵管捡拾卵子（图 1-5-4）。切开黏膜出血时，应轻轻电凝止血，避免影响黏膜形态。输卵管黏膜呈多房性粘连或无明显管腔的患者，不宜保留输卵管。

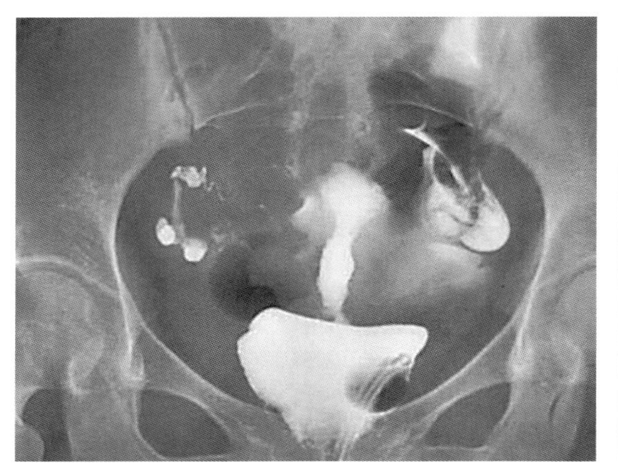

图 1-5-1　子宫输卵管造影片显示右侧输卵管远端造影剂堆积，弥散局限

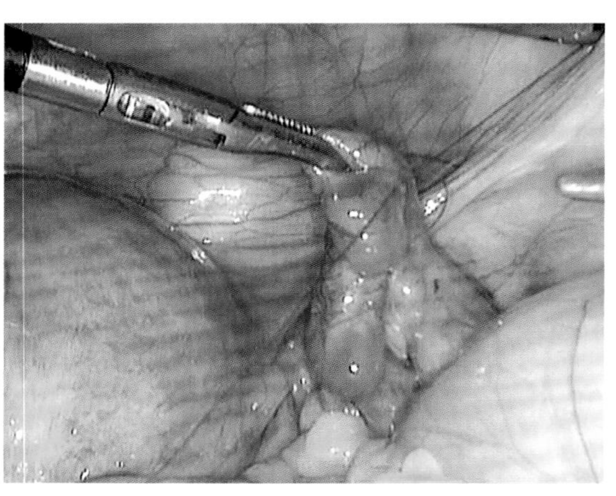

图 1-5-2　腹腔镜下输卵管通液见右侧输卵管壶腹部可见两个输卵管憩室

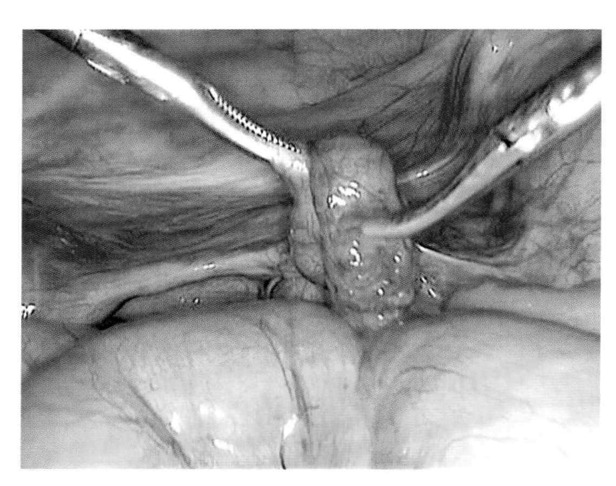

图 1-5-3　腹腔镜下见距离伞端 1cm 处见输卵管副开口，以 5-0 的可吸收线荷包缝合输卵管副开口，切除多余的黏膜组织

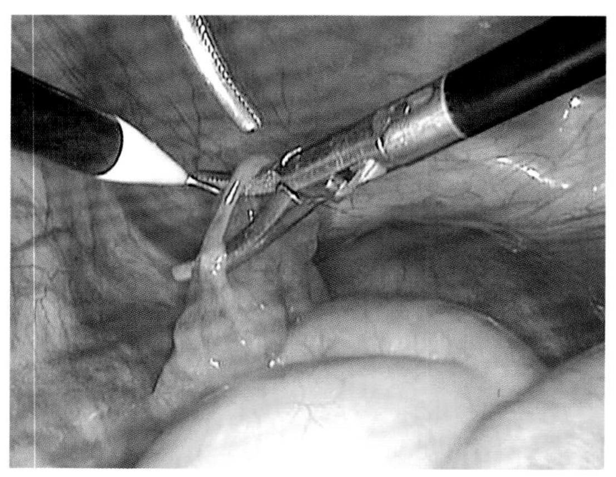

图 1-5-4　单极电钩梳理左侧输卵管黏膜见一处黏膜桥，单极电钩自薄弱处切开黏膜桥，使输卵管伞端黏膜充分舒展

（三）输卵管副伞

指附着于正常的输卵管外，比正常的输卵管小且可能伴有远端伞的结构，可能影响到输卵管的蠕动及拾卵（图 1-5-5）。推测其可能影响受孕的原因为：卵子在输卵管的运输被延迟；附属输卵管为盲端而延迟；卵子从输卵管开口被运送至附属伞开口后流出；孕卵不能正常的被输卵管运送至子宫。对没有管腔的输卵管副伞，可提起输卵管副伞，用单极电钩自根蒂部切除。对有管腔的输卵管副伞，可用 5-0 的可吸收线自根蒂部荷包缝合并切除多余的黏膜组织，行输卵管整形术。

（四）子宫内膜异位症微小病变

可以表现为腹膜缺损、腹膜透明或红色的水泡、紫蓝色病灶、子宫内膜异位结节等。患者可伴有或不伴有痛经等临床症状，血 CA125 检查可在正常范围内，少数患者轻度升高。腹腔镜下应仔细探查病变尤其是子宫前后方、骶韧带内外侧、双侧阔韧带等子宫内膜异位症多发部位。输卵管副开口及输卵管憩室也可能是腹膜子宫内膜异位症的一种表现。探查发现

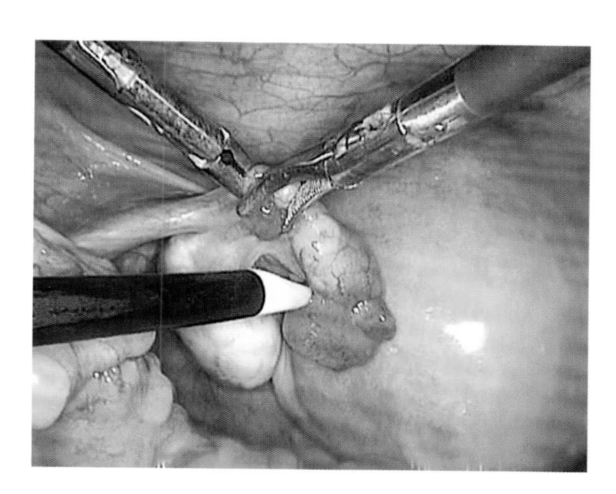

图 1-5-5　左侧输卵管壶腹部可见一输卵管副伞，输卵管黏膜与管腔不相通，单极电钩自根蒂部予以切除

异位病灶尽量予以切除，不宜切除的部位可以电凝。腹膜缺损的子宫内膜异位病灶，可在腹腔镜下提起病灶以单极电钩切除，电凝病灶边缘，尤其是腹膜缺损多层凹陷，可能存在子宫内膜腺体组织，造成腹膜缺损及破坏，腹腔液中炎性因子发生改变，从而导致不孕。腹膜缺损子宫内膜异位病灶应与输卵管积水相鉴别（图 1-5-6~图 1-5-11）。

（五）输卵管系膜囊肿（卵巢冠囊肿）或泡状附件

可能会影响到输卵管的蠕动及拾卵功能。带蒂的泡状附件可直接予以切除。系膜囊肿较大或不带蒂，可用单极电钩予以剥除（图 1-5-12），如果剥离面大，可用 5-0 的可吸收线缝合浆膜层，给予腹膜化。输卵管系膜囊肿超声检查见卵巢外规则低回声，内透声好，应与输卵管积水的超声影像鉴别（图 1-5-13）。

（六）输卵管扭曲

慢性输卵管炎、盆腔炎性疾病后遗症及输卵管发育异常可引起输卵管浆膜挛缩，致使输卵管走行失常、成角，严重时引起输卵管梗阻，不仅降低输卵管的蠕动功能，还影响了输卵管液的流动，从而引起不孕（图 1-5-14）。对输卵管扭曲性不孕患者，采用腹腔镜手术治疗可获得较满意的结果。单极电钩打开扭曲处浆膜层，松解扭曲（图 1-5-15）。术毕彻底冲洗盆腔，将防粘连液涂抹于分离粘连的浆膜处，防止输卵管再次粘连扭曲。

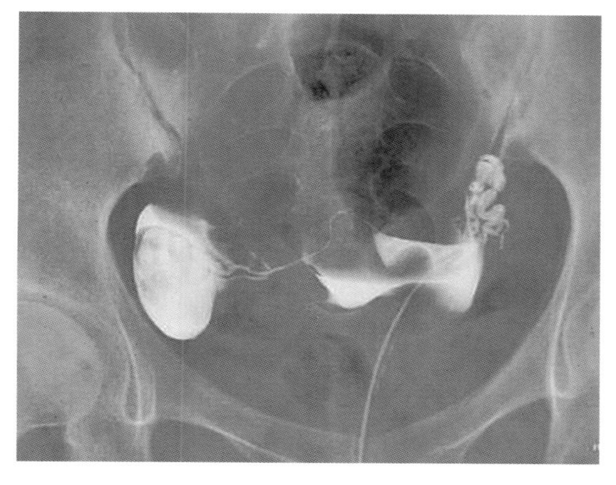

图 1-5-6　子宫输卵管造影显示右侧输卵管造影剂弥散堆积，不能排除输卵管积水的可能性

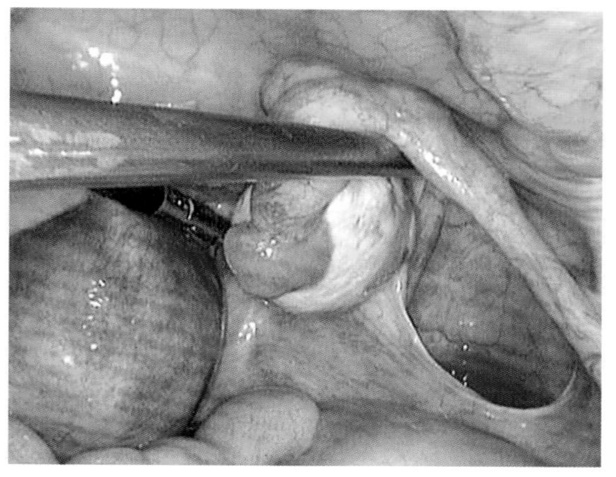

图 1-5-7　腹腔镜下见右侧阔韧带处腹膜缺损子宫内膜异位病灶，右侧输卵管未见积水

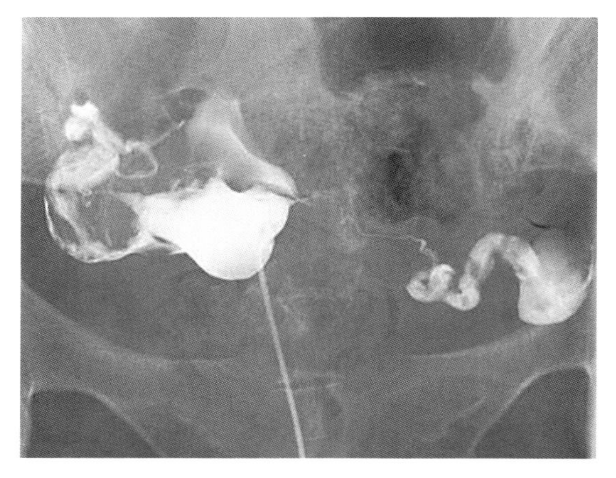

图 1-5-8 子宫输卵管造影显示右侧输卵管U形扭曲，左侧输卵管S形扭曲，远端造影剂弥散堆积成团，不能排除输卵管积水

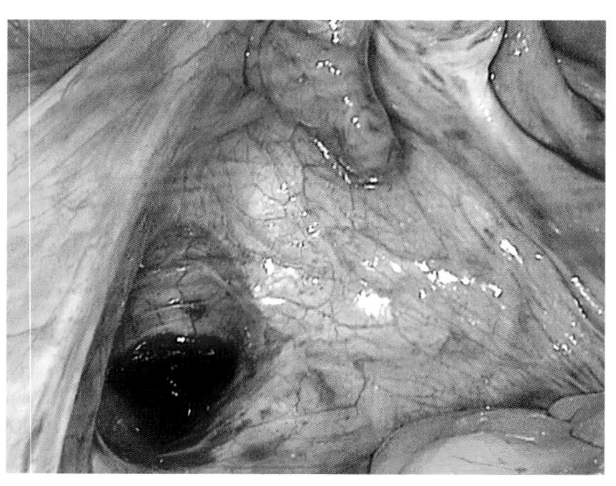

图 1-5-9 腹腔镜下见左侧阔韧带处腹膜缺损子宫内膜异位病灶，左侧输卵管未见积水

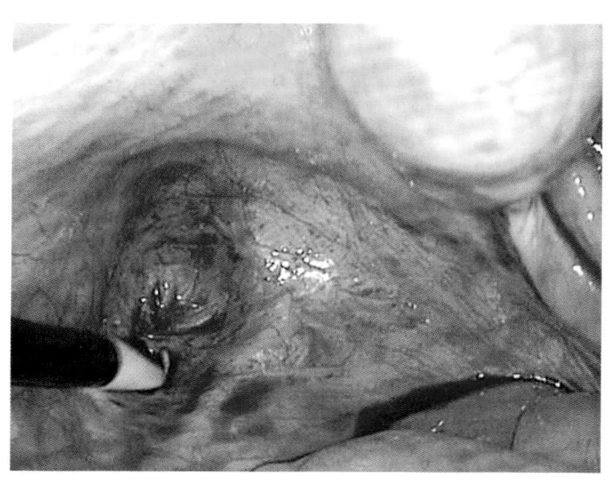

图 1-5-10 子宫内膜异位病灶内可见增生的毛细血管及子宫内膜异位结节

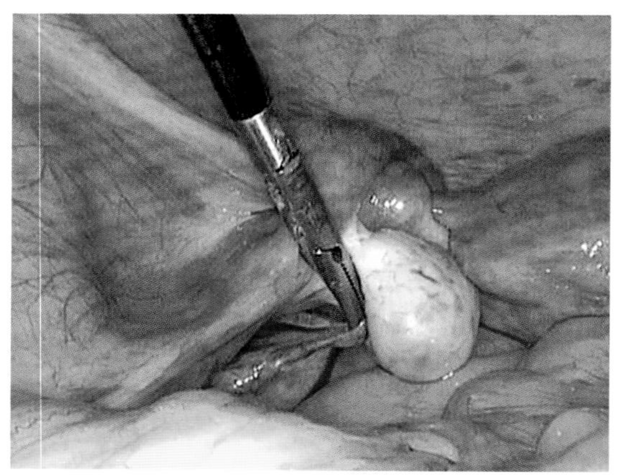

图 1-5-11 提起腹膜子宫内膜异位病灶，单极电钩予以切除，并缝合腹膜缺损

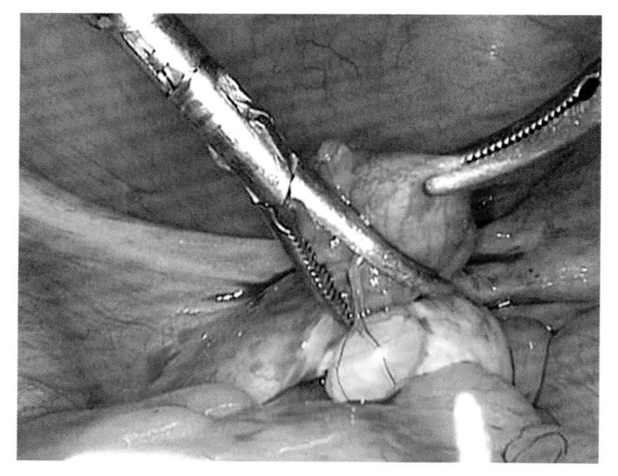

图 1-5-12 右侧输卵管伞端可见带蒂的泡状附件，单极电钩予以切除，以免影响输卵管的拾卵功能

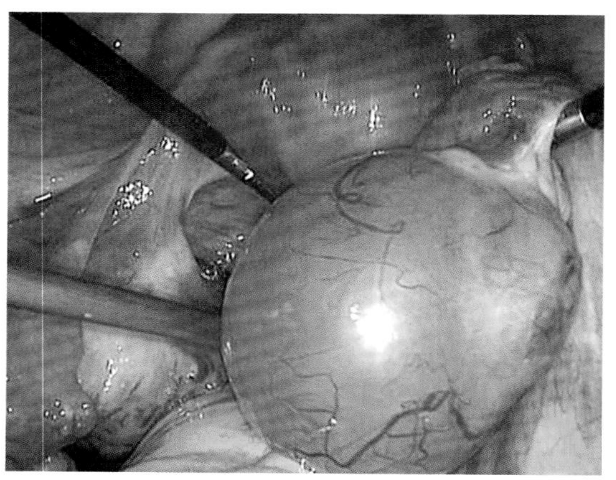

图 1-5-13 右侧输卵管和卵巢之间可见系膜囊肿，影响输卵管的拾卵功能，术前应与输卵管积水和卵巢囊肿鉴别

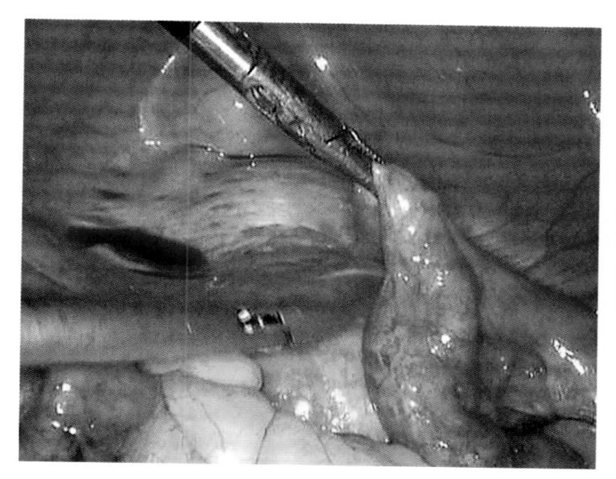

图 1-5-14 右侧输卵管亚甲蓝通液可见管壁呈S形扭曲

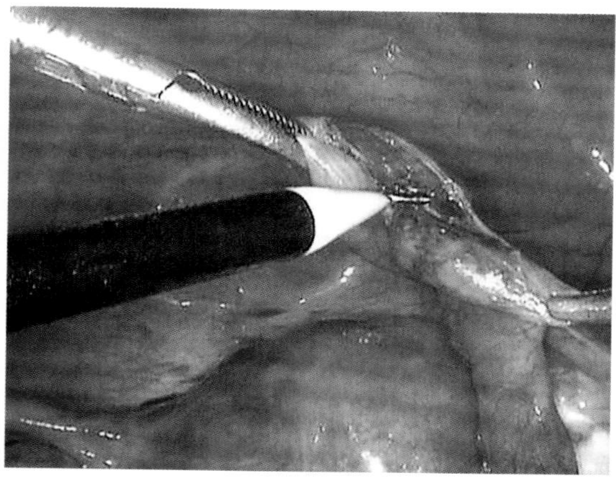

图 1-5-15 单极电钩横向打开扭曲处浆膜层,松解扭曲,并涂防粘连液,防止输卵管再次粘连扭曲

三、注意事项

1. 腹腔镜下全面探查盆腔、直肠子宫陷凹、双侧骶韧带、卵巢后方等子宫内膜异位病灶的好发部位,子宫内膜异位病灶微小病变可为红色病灶、腹膜缺损病灶、水泡状病灶、子宫内膜异位结节及紫蓝色病灶,术中尽量切除病灶,并电凝切缘,止血并减少复发。

2. 腹腔镜术中行亚甲蓝通液有助于发现输卵管微小病变如输卵管副开口、输卵管憩室及输卵管扭曲等,亚甲蓝流出时有助于辨别输卵管开口。同一患者可以同时有多种微小病变,术中应一并解决。

3. 输卵管微小病变子宫输卵管造影不易发现,不影响输卵管的通畅程度,但可能影响受孕。术中需经验丰富的医生仔细探查,及时发现并处理微小病变。输卵管微小病变可能为先天发育的问题,也有学者认为与子宫内膜异位症有关,认为输卵管憩室、输卵管副开口是子宫内膜异位症在输卵管的表现,为同一疾病的不同阶段。

四、手术示例

(一) 双侧输卵管憩室病例

陈××,36 岁,因“结婚后未避孕未孕 8 年”入院,诊断为“输卵管积水?原发性不孕”入院。术中情况见图 1-5-16~图 1-5-18。

(二) 子宫内膜异位症微小病变及输卵管扭曲病例

于×,因“结婚后未孕 1 年”入院,诊断为“输卵管阻塞(右侧),输卵管周围粘连(左侧)”,CA125:12.1U/ml(正常值范围 0~35U/ml)子宫输卵管造影未见异常。术中情况见图 1-5-19~图 1-5-22。

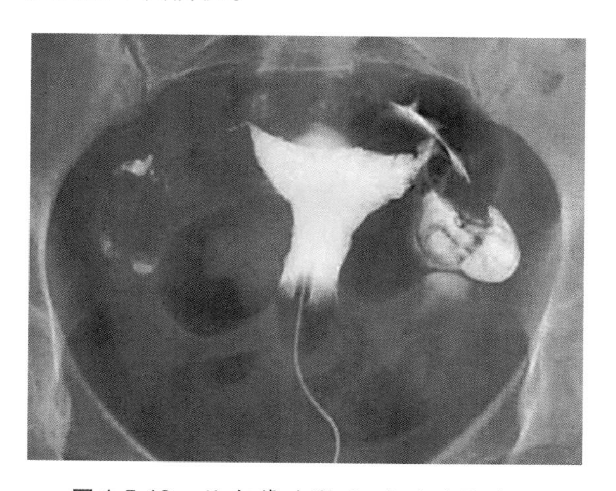

图 1-5-16 输卵管造影示:宫腔边缘略毛糙,左侧输卵管远端扩张呈积水样改变,右侧输卵管远端显影,未见造影剂进入盆腔

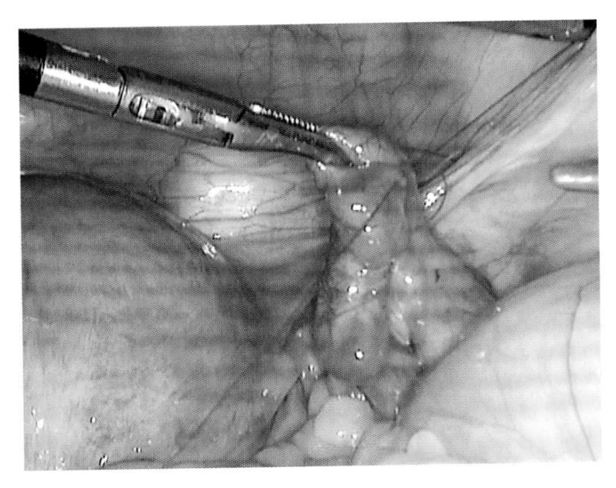

图 1-5-17 右侧输卵管可见输卵管局部管壁变薄，形成两个憩室，用 5-0 的可吸收线自憩室底部荷包缝合浆膜层

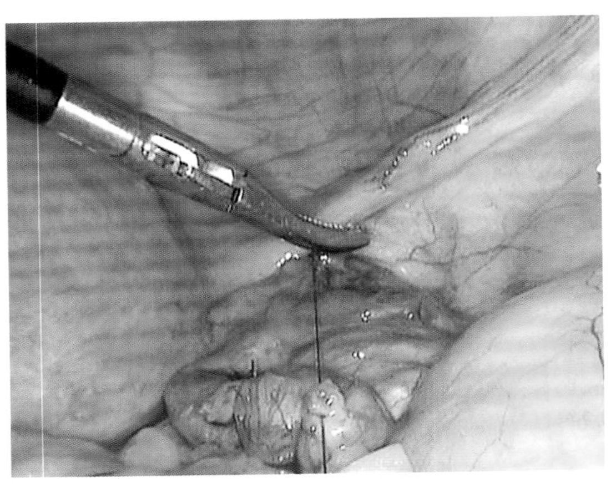

图 1-5-18 用 5-0 可吸收线荷包缝合输卵管憩室，单极电钩电凝切除多余的输卵管浆膜

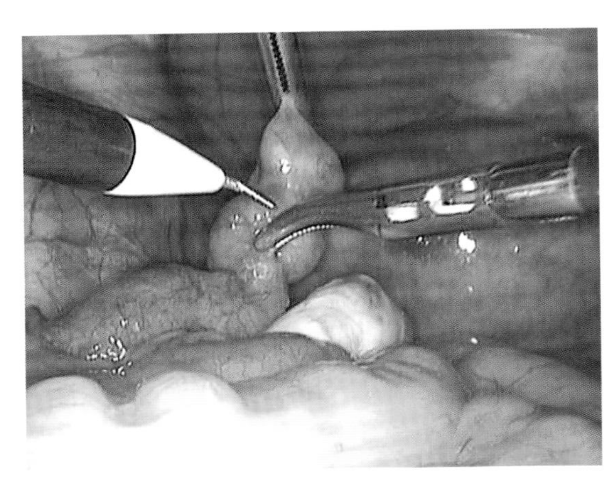

图 1-5-19 左侧输卵管浆膜层缩窄，输卵管迂曲打折

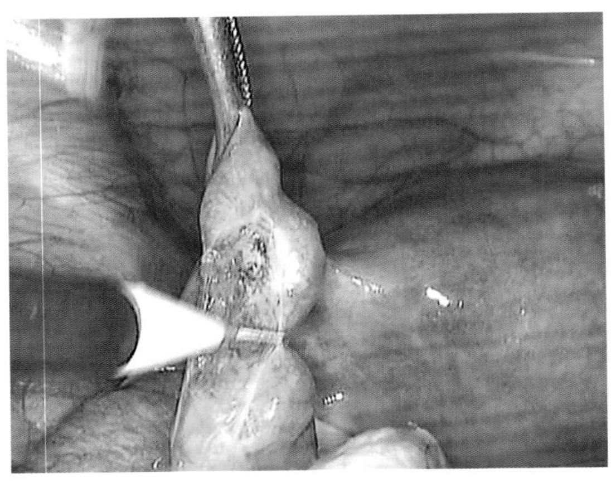

图 1-5-20 单极电钩切开缩窄的输卵管浆膜层，使输卵管舒展

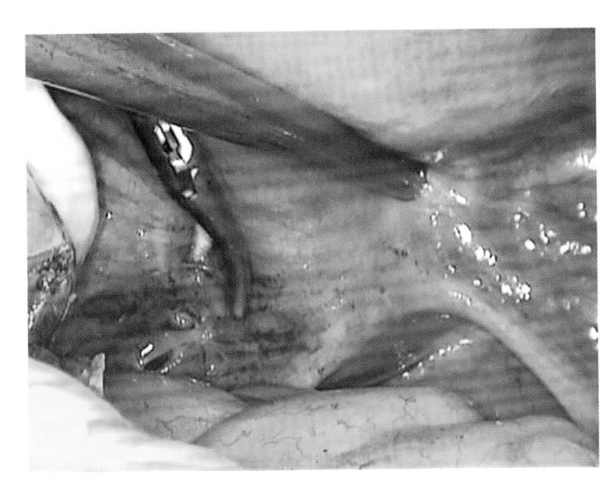

图 1-5-21 左骶韧带外侧可见腹膜缺损子宫内膜异位病灶，表明可见增生的毛细血管

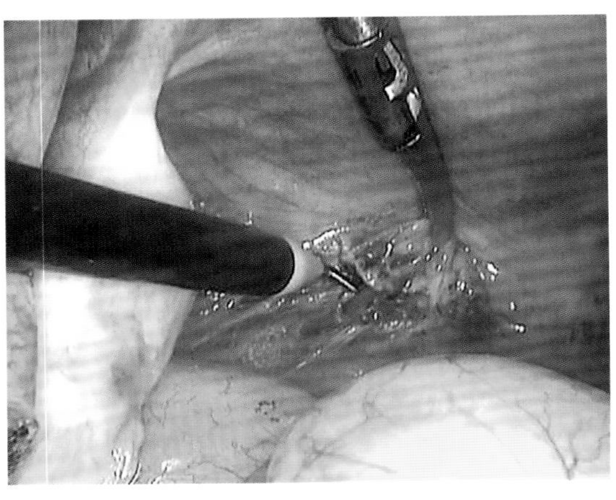

图 1-5-22 提起腹膜缺损子宫内膜异位病灶，单极电钩切除病灶

（三）输卵管微小病变病例

祝××，因“输卵管阻塞（右侧），输卵管周围粘连（左侧）”入院，术中见输卵管副开口、输卵管副伞、泡状附件及黏膜桥（图 1-5-23～图 1-5-27）。

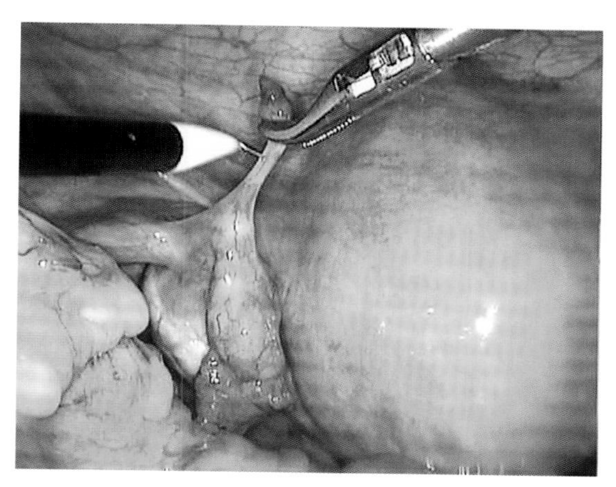

图 1-5-23 输卵管壶腹部见输卵管副伞，与输卵管管腔不相通，单极电钩予以切除

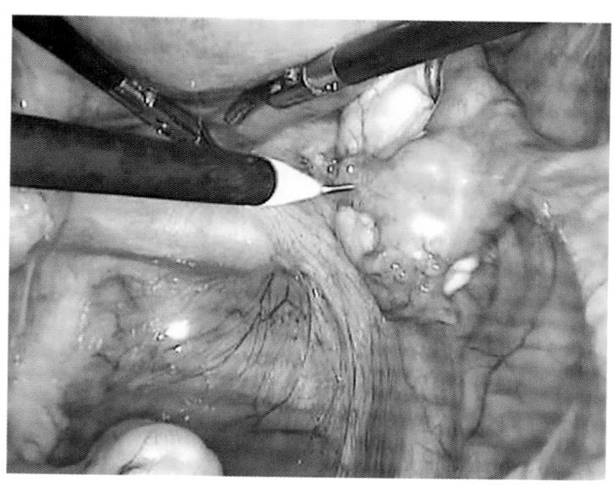

图 1-5-24 输卵管壶腹部可见输卵管副开口，以 5-0 的可吸收线缝合副伞根部，切除多余的黏膜组织

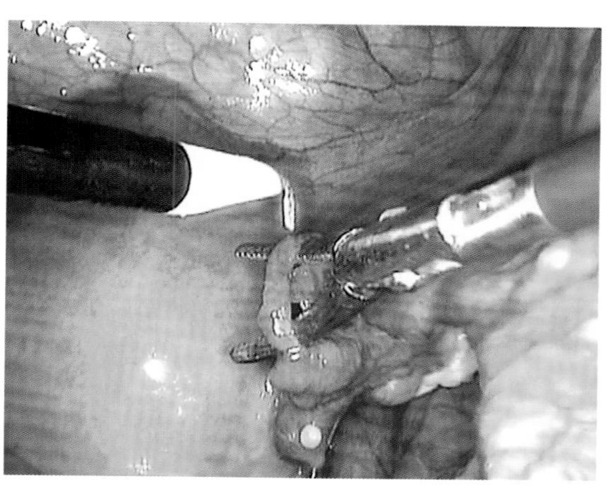

图 1-5-25 输卵管伞端可见黏膜桥，单极电钩自薄弱处切开黏膜桥，使输卵管伞端黏膜外展

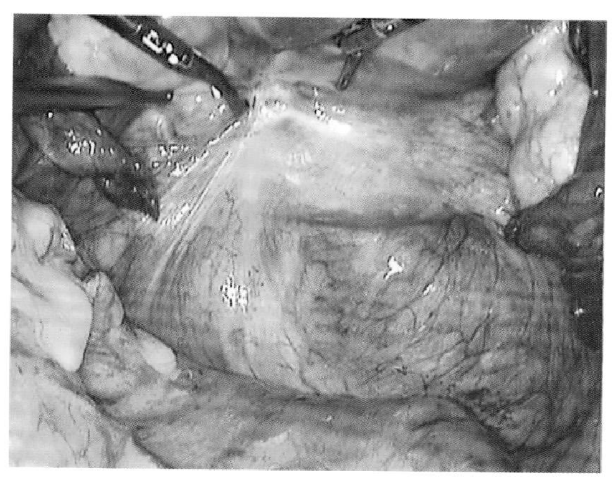

图 1-5-26 左侧骶韧带与子宫后方见紫蓝色子宫内膜异位结节，伴有腹膜挛缩

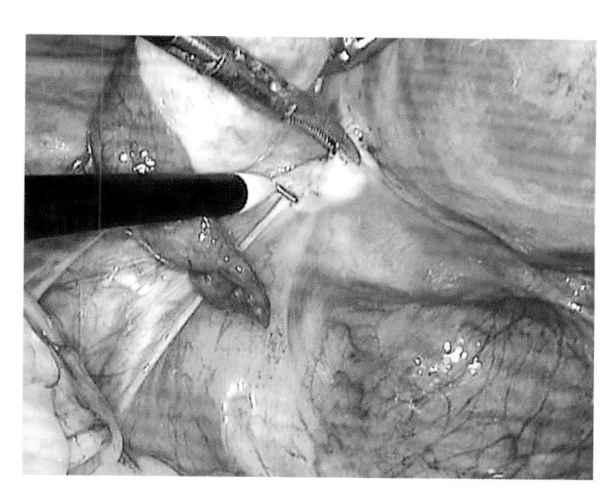

图 1-5-27 提起子宫内膜异位病灶，单极电钩予以切除，见暗红色黏稠液体流出

五、手术体会

1. 输卵管憩室术前输卵管造影图片不典型，需要与子宫内膜异位症、输卵管积水等进行鉴别，术中探查时输卵管憩室并不明显，术中需行亚甲蓝通液才能进一步诊断。

2. 输卵管憩室有可能发生于单侧输卵管，也有可能发生于双侧输卵管，可能与先天性发育、子宫内膜异位症有一定的关系。可能是患者不孕的原因之一。

3. 子宫内膜异位症微小病变：子宫内膜异位症微小病变可无典型痛经症状，CA125 可在正常范围内，根据笔者科室的经验，CA125>17U/ml 的患者，子宫内膜异位症微小病变的发生率较高，但是 CA125 的水平与疾病严重程度无相关性。

4. 腹膜缺损子宫内膜异位症的患者，部分患者异位病灶侵袭腹膜导致卵巢窝处腹膜凹陷，子宫输卵管造影时造影剂堆积在卵巢窝内，造影片显示造影剂在盆腔及输卵管远端弥散堆积，造成类似输卵管积水的影像学改变，应注意与输卵管积水相鉴别（图 1-5-28、图 1-5-29）。

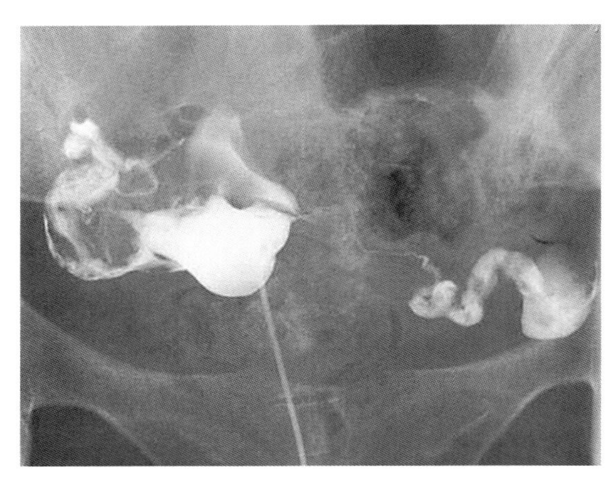

图 1-5-28 子宫输卵管造影显示右侧输卵管 U 形扭曲，左侧输卵管 S 形扭曲，远端造影剂弥散堆积成团，不能排除输卵管积水

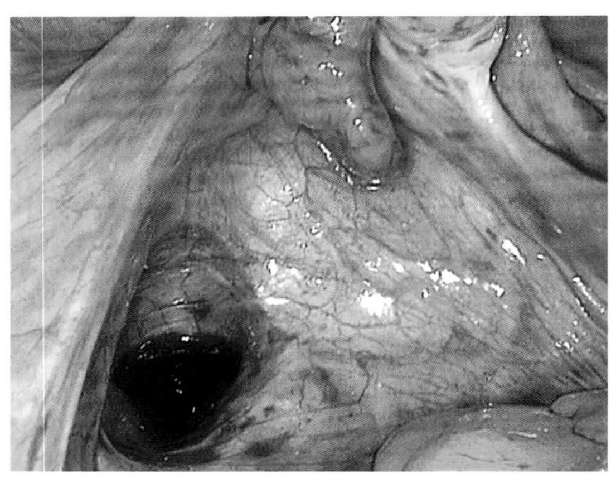

图 1-5-29 腹腔镜下见左侧阔韧带处腹膜缺损子宫内膜异位病灶，输卵管未见积水

六、术后回访

病例 1 患者术后随访 7 个月，监测排卵第 3 个周期示排卵后自然妊娠。病例 2 患者术后随访 9 个月，监测排卵 2 个周期未孕。病例 3 患者术后 8 个月未复诊，电话随访未孕。

（王昕荣　郝翠芳）

第六节 异位妊娠的微创手术治疗

异位妊娠因异位病灶种植部位不同，处理方法不一，辅助检查尽量明确胚胎种植部位，血 hCG 水平，患者生命体征是否平稳及有无内出血等因素综合考虑行保守治疗或手术治疗。对于选择手术治疗的患者，手术治疗方式取决于患者的生育意愿、妊娠部位、孕囊大小、血流动力学、病灶是否破裂、对侧输卵管情况、是否有原发病灶及有无并发症等。腹腔镜微创手术治疗异位妊娠具有微创、疗效可靠、病程短的优点，术前谈话应充分告知患者各种手术方式的利弊，保留输卵管手术术后可能发生持续性宫外孕，再次宫外孕及输卵管积水等近、远期并发症。

一、禁忌证与适应证

（一）适应证

1. 腹腔内出血不宜保守治疗的患者。

2. 异位妊娠可见胎心搏动的患者。

3. 经保守治疗失败的患者。

4. 输卵管妊娠包块大、破口大、出血多无法保留输卵管，多次输卵管妊娠及输卵管伞端形态异常的患者行输卵管切除术。

5. 输卵管壶腹部或伞部妊娠未破裂的患者，或虽然破裂但破口较小但要求保留输卵管的患者行异位病灶清除术及输卵管成形术。

（二）禁忌证

1. 生命体征不稳定，短时间内不能行腹腔镜手术的患者。

2. 腹腔粘连严重，影响人工气腹形成及腹腔镜置入的患者。

3. 全身并发症无法耐受腹腔镜手术者。

4. 腹腔大量出血或患者血流动力学欠稳定，为相对禁忌证。

二、输卵管切除术的方法与技巧

1. 提起患侧输卵管，暴露输卵管系膜，用单极或双极电凝贴近输卵管根部边凝边切断输卵管系膜，在输卵管近端超过妊娠部位 1cm 处切断输卵管，以免绒毛残留（图 1-6-1）。

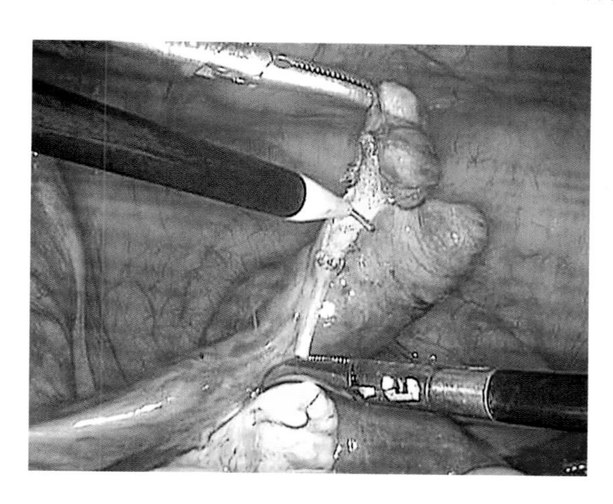

图 1-6-1　左侧输卵管壶腹部妊娠，伞端形态丧失。贴近输卵管切断输卵管系膜，切除左侧输卵管

2. 可用 7 号丝线缝扎输卵管残端近宫角部 2 周，以减少再次妊娠时，发生腹腔妊娠的可能性。

三、输卵管妊娠病灶清除术方法与技巧

1. 将垂体后叶素用生理盐水 1∶50 稀释，术中以穿刺针注射至妊娠部位的输卵管系膜及妊娠组织的剥离面，以减少术中出血（图 1-6-2）。

2. 用单极电钩沿输卵管长轴在孕囊表面电凝做一凝固带，切开输卵管妊娠囊壁。

3. 用吸引器水分离输卵管壁及异位妊娠囊壁，剥除妊娠组织。

4. 电凝输卵管切缘和剥离面出血点。需要注意的是避免过度电凝，以减少对输卵管功能的影响。

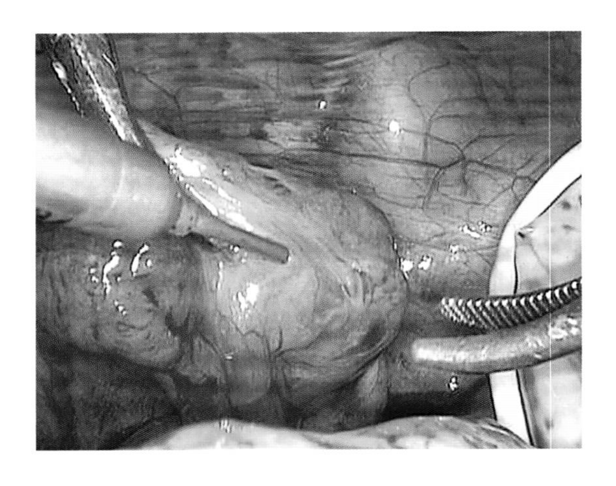

图 1-6-2 将垂体后叶素稀释液注射至异位妊娠病灶下方的输卵管系膜内，以减少术中出血

5. 以 5-0 的可吸收线分别缝合输卵管管壁及浆膜层。

四、卵巢妊娠的手术方法与技巧

1. 腹腔镜下探查双侧输卵管完整、无破裂口，卵巢和胚囊以卵巢固有韧带与子宫相连，胚囊壁上有卵巢组织，可诊断为卵巢妊娠（图 1-6-3）。

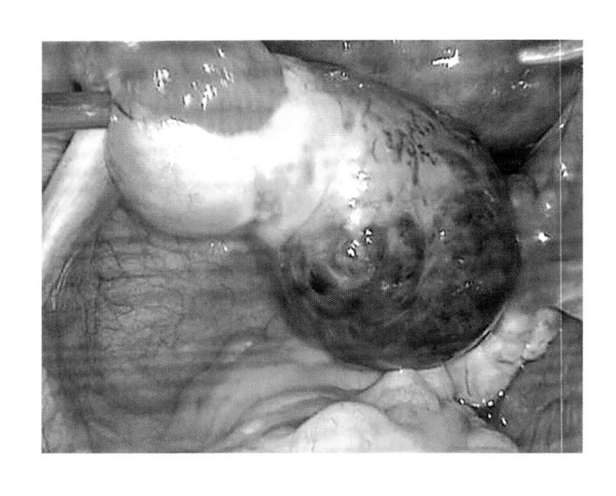

图 1-6-3 左侧卵巢表面可见膨出的紫蓝色包块，卵巢和包块以卵巢固有韧带与子宫相连，双侧输卵管完整、未见破裂口，诊断为左侧卵巢妊娠

2. 将 3-0 的可吸收缝线及标本袋置入腹腔内备用。

3. 单极或剪刀行卵巢异位妊娠病灶切除术或卵巢楔形切除术，以 3-0 的可吸收线缝合卵巢剥离面，修复卵巢并止血。

五、输卵管间质部或子宫角部异位妊娠手术方法与技巧

输卵管间质部妊娠指异位妊娠病灶位于输卵管间质部，腹腔镜可见病灶位于圆韧带的外侧，超声提示子宫腔内无孕囊，孕囊不与宫腔相通，孕囊周围可见菲薄的子宫肌层（图 1-6-4），如间质部妊娠病灶已破裂周围有凝血块，超声图像不典型，术前充分评估病情，术中应做好应对策略（图 1-6-5）。子宫角妊娠指孕囊种植于子宫腔的角部，超声下子宫冠状面扫描提示一侧宫角部膨隆，孕囊与宫腔相通，腹腔镜可见病灶位于圆韧带的内侧。

1. 在妊娠囊周围的子宫肌层注射 1∶50 的垂体后叶素稀释液。

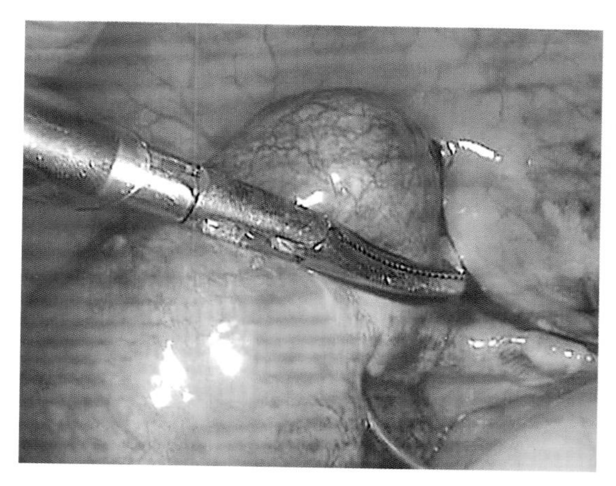

图 1-6-4　右侧间质部妊娠，包块位于圆韧带外侧，包块表面可见怒张的血管，1 号可吸收线在病灶周围荷包缝合以减少术中出血

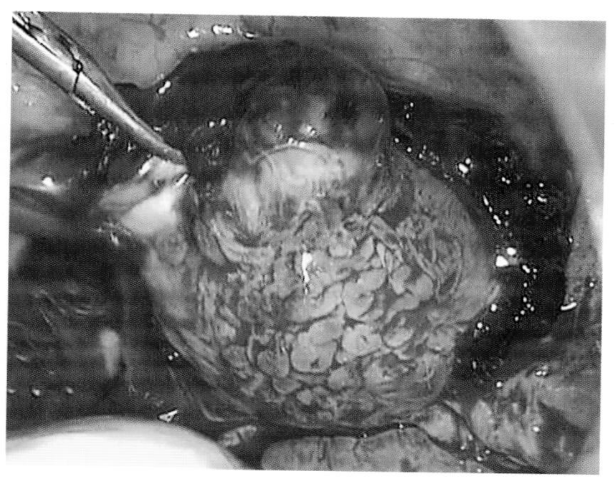

图 1-6-5　肌壁间妊娠破裂出血，腹腔镜下见紫蓝色病灶，表面可见破裂口，行异位病灶切除术

2. 用 1 号可吸收线在孕囊周围荷包缝合以减少术中出血。
3. 以单极或双极电凝切开妊娠囊，水分离剥除妊娠囊及附属组织。
4. 单极或双极电凝止血，以 1 号可吸收线缝合修复子宫。
5. 可在切口妊娠种植部位的子宫肌壁间注射 MTX 辅助治疗。

六、异位妊娠合并宫内妊娠的方法与技巧

随着辅助生殖技术的发展，越来越多的不孕患者接受体外受精-胚胎移植的治疗，宫内外同时妊娠的发生率明显增加。异位妊娠患者也应注意对侧有无异位妊娠，注意宫内外同时妊娠及双侧异位妊娠的可能性，避免漏诊（图 1-6-6）。

1. 术中适当降低 CO_2 的压力，可维持在 10mmHg 左右。

2. 吸净积血，探查病变。有盆腔粘连者，分离粘连以暴露病灶为目的，尽量少触动子宫，尽快结束手术，减少操作及麻醉对胎儿的不良影响（图 1-6-7）。

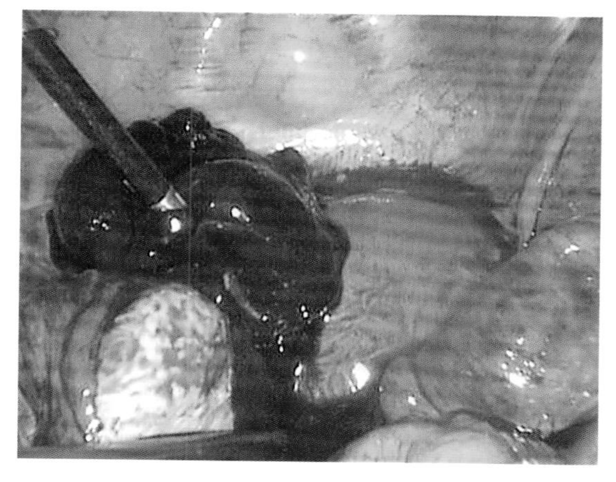

图 1-6-6　胚胎移植术后双侧输卵管妊娠，右侧输卵管壶腹部妊娠，增粗膨大呈紫蓝色，左侧输卵管妊娠流产型，伞端可见陈旧性血块

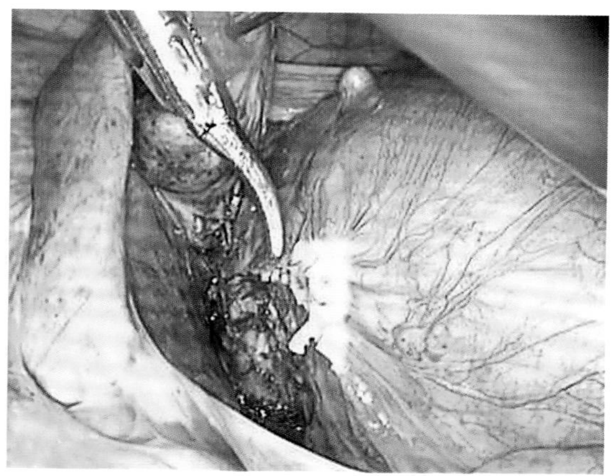

图 1-6-7　宫内妊娠合并左侧输卵管间质部妊娠，子宫增大，左侧输卵管与左盆壁及宫角部致密粘连。超声刀分离粘连后，切除异位病灶

3. 避免电流通过患者，少用或尽量不用单极，可用双极或超声刀进行操作，减少烟雾对胎儿的不良影响。

4. 因宫内胎儿的影响，监测血 hCG 无法判断术后异位病灶的清除情况，建议行病灶切除术或输卵管切除术。

5. 术后应卧床休息，给予黄体支持保胎治疗。

七、病例分享

1. 腹腔镜下异位妊娠病灶清除术：邢××，因“停经 50 天，发现异位妊娠 2 天”收入院，手术过程见图 1-6-8～图 1-6-11。

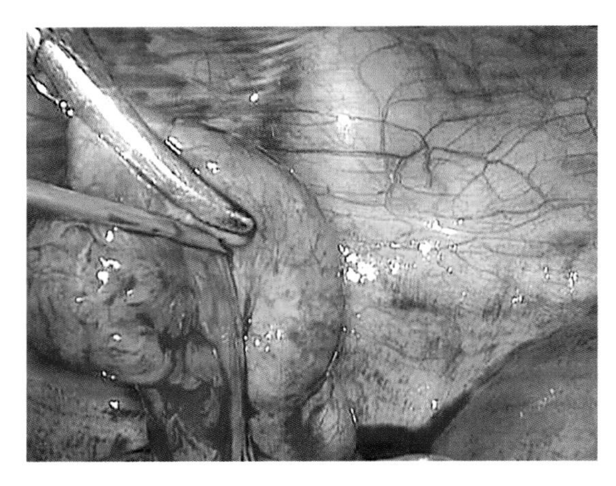

图 1-6-8 将垂体后叶素稀释液注射至异位妊娠病灶下方的输卵管系膜内，以减少术中出血

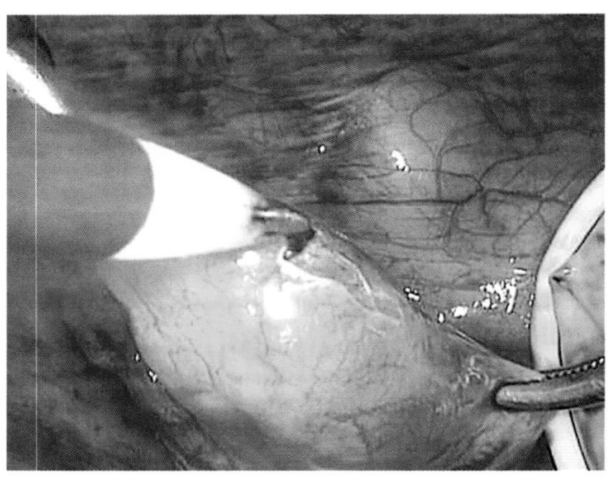

图 1-6-9 单极电钩沿输卵管长轴切开输卵管妊娠病灶，剥除妊娠组织

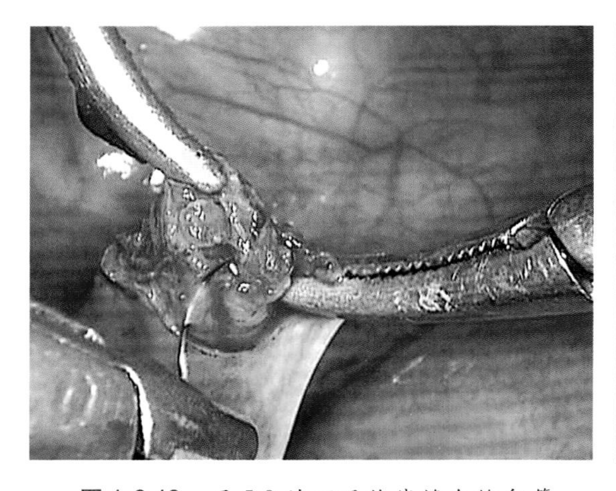

图 1-6-10 用 5-0 的可吸收线缝合输卵管管腔

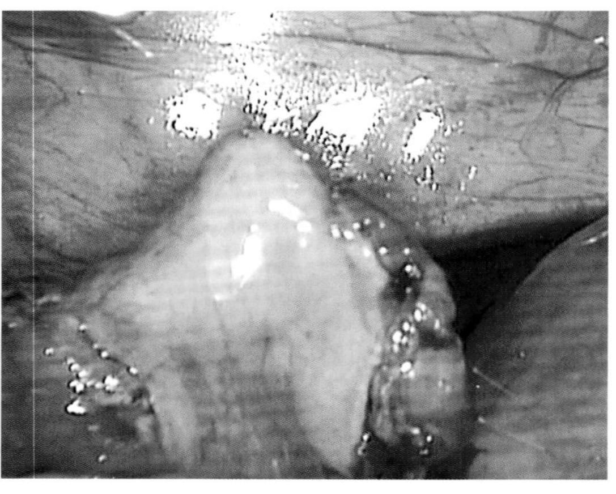

图 1-6-11 用 5-0 的可吸收线缝合输卵管浆膜层

2. 腹腔镜下子宫间质部妊娠病灶清除术：孙×，因“停经 51 天，发现附件区包块 1 天入院”。手术过程见图 1-6-12～图 1-6-17。

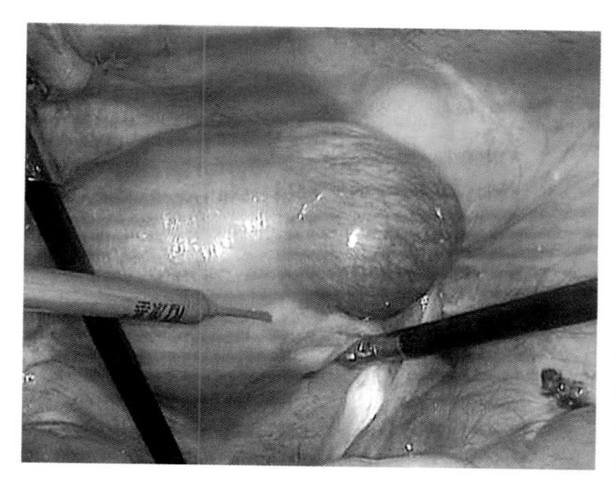

图 1-6-12 输卵管间质部妊娠，腹腔镜可见病灶位于圆韧带的外侧，将垂体后叶素稀释液注射至病灶周围的子宫壁以减少术中出血

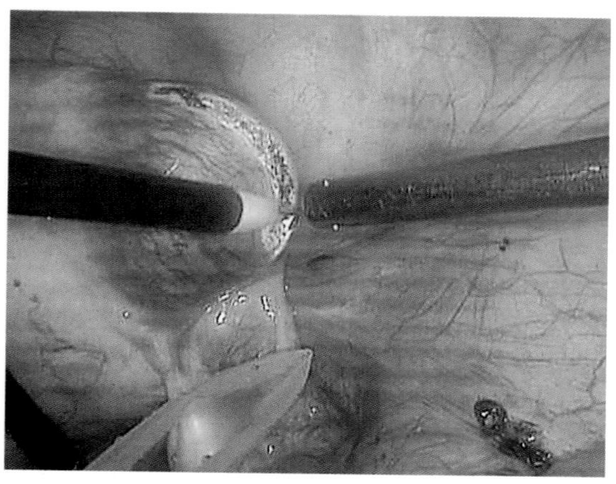

图 1-6-13 将 1 号可吸收线及标本袋置入腹腔内备用，单极电钩在病灶表面电凝浆膜层

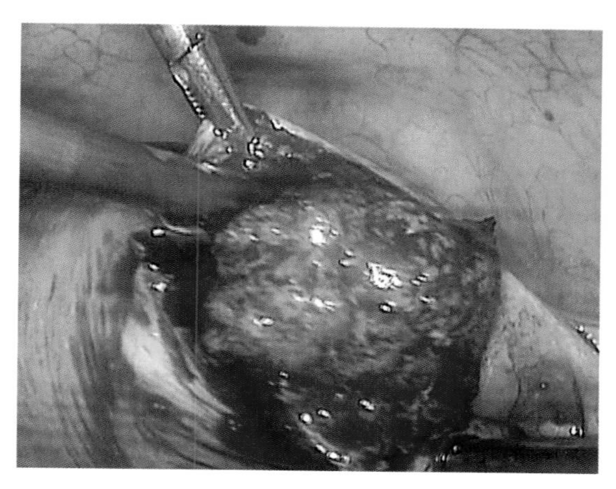

图 1-6-14 自电凝带打开病灶，见异位妊娠组织

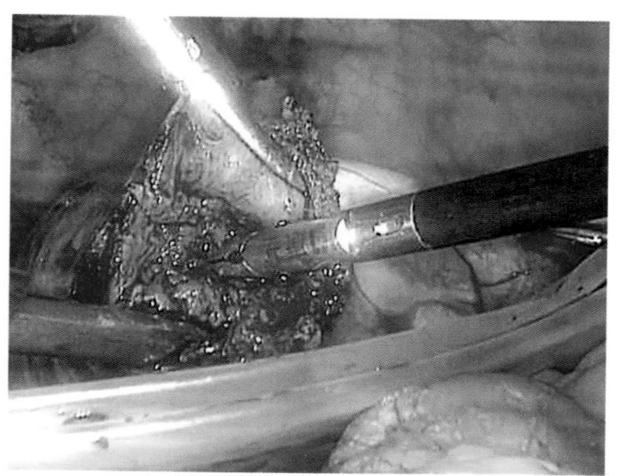

图 1-6-15 自电凝带打开病灶，剥除妊娠组织并放入标本袋内

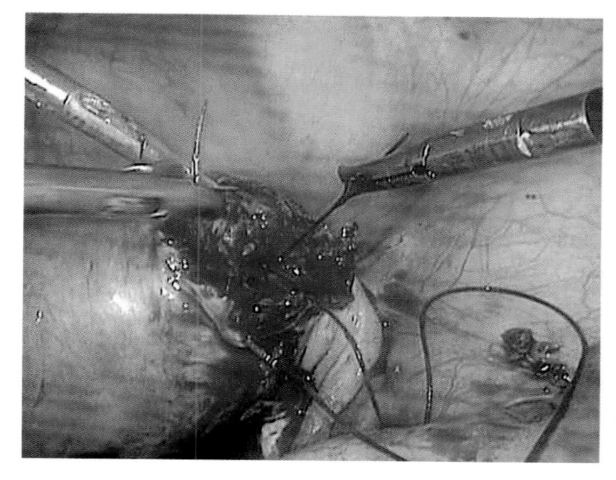

图 1-6-16 用 1 号可吸收线缝合切口修复子宫角部

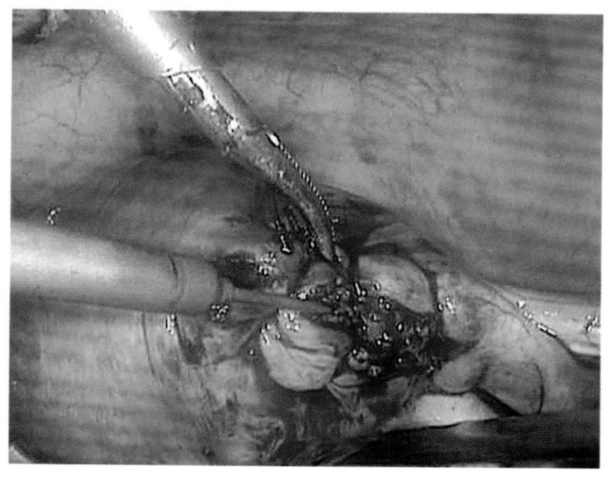

图 1-6-17 子宫肌层内注射 MTX 辅助治疗，避免持续性宫外孕

3. 卵巢妊娠病例：王××，因“停经45天发现附件区不均质包块入院”，手术过程见图1-6-18~图1-6-21。

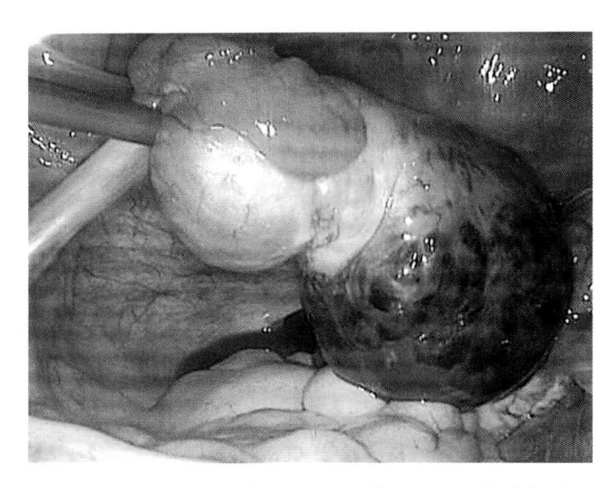

图1-6-18 腹腔镜下见左侧表面可见紫蓝色包块，双侧输卵管无破裂口，卵巢和包块以卵巢固有韧带与子宫相连，诊断为卵巢妊娠

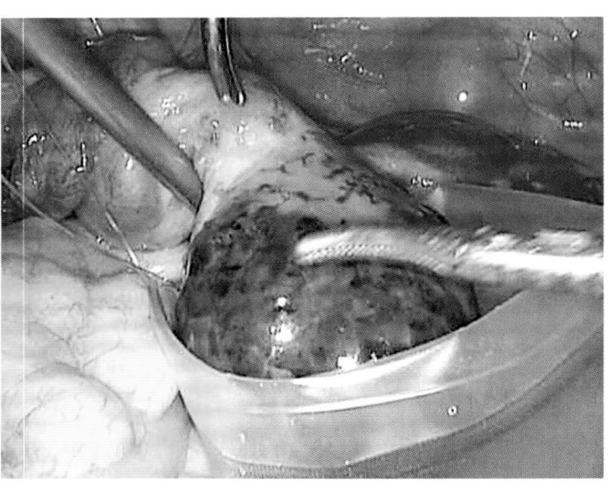

图1-6-19 备好标本袋及3-0可吸收线，单极电钩切除妊娠组织并放入标本袋内

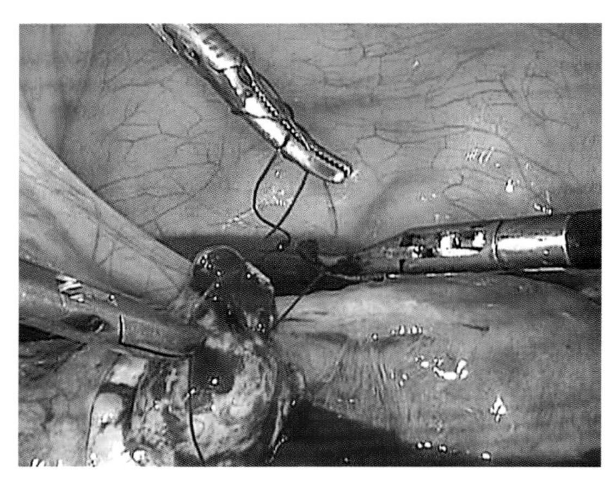

图1-6-20 腹腔镜下3-0可吸收线缝合卵巢切缘，修复卵巢

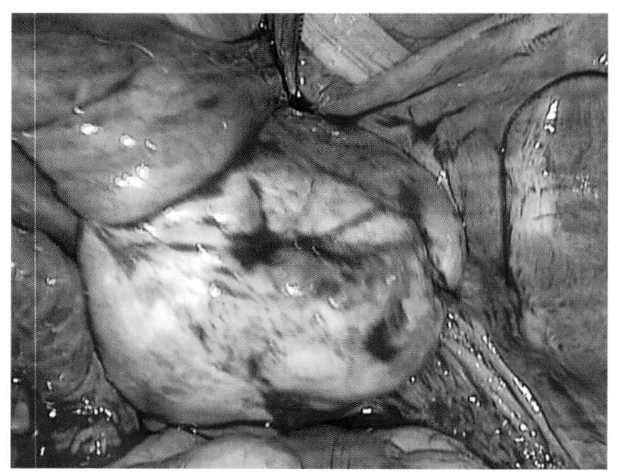

图1-6-21 修复后的卵巢形态

八、手术体会

1. 异位妊娠病灶部位不同，处理方法不一，术前尽量明确胚胎种植部位，根据患者病情、病灶位置及患者要求等因素综合考虑治疗方法及手术方式。

2. 术中应探查患侧输卵管卵巢及对侧的病变，排除双侧异位妊娠及多部位异位妊娠，并及时处理影响下次妊娠的病变，如输卵管积水等疾病。

3. 行异位妊娠病灶清除术的患者，术后应检测血hCG的水平，直至正常，排除持续性宫外孕的可能性。

4. 宫角部及肌壁间妊娠等持续性宫外孕的风险较高，术中可局部注射1~2ml MTX（含MTX50mg）。

5. 异位妊娠患者术后再次异位妊娠的发病率较高，即使行双侧输卵管切除后的患者，仍有输卵管残端妊娠、输卵管间质部妊娠及腹腔妊娠的可能性。

6. 宫内妊娠合并宫外孕的患者，术中应降低腹腔气腹压力，操作轻柔，避免过度刺激子宫。少用或不用单极操作，可使用双极及超声刀，避免电流回路影响胎儿。

（王昕荣　陈春林）

第七节　腹茧症合并输卵管积水的微创治疗

一、腹茧症的定义

腹茧症（abdominal cocoon）以小肠全部或部分被茧状包裹在异常的纤维膜内为其特征，故又名先天性小肠禁锢症、小肠茧状包裹症、包膜内粘连性肠梗阻和小肠节段性纤维包裹症群、腹腔茧状包裹症等。1978 年由 Foo 首先报道并命名，临床报道多为青春期女性。本病术前诊断困难，可无临床症状，也可以腹部包块或肠梗阻为首发症状，主要表现为反复发作的腹痛、腹胀，伴腹部包块，呕吐，不规律排气排便或无排气排便。女性腹茧症患者因纤维组织可包裹小肠、结肠及子宫附件等，可合并输卵管积水导致不孕（图 1-7-1）。腹茧症大多数在手术过程偶然发现，难以进行腹腔镜操作。笔者曾遇见一例不孕症患者在外院行腹腔镜手术时发现腹茧症而终止操作，但因为其强烈的生育要求且拒绝开腹手术，需要在辅助生殖治疗前进行处理输卵管积水，经充分评估，予以再次宫腹腔镜联合手术。

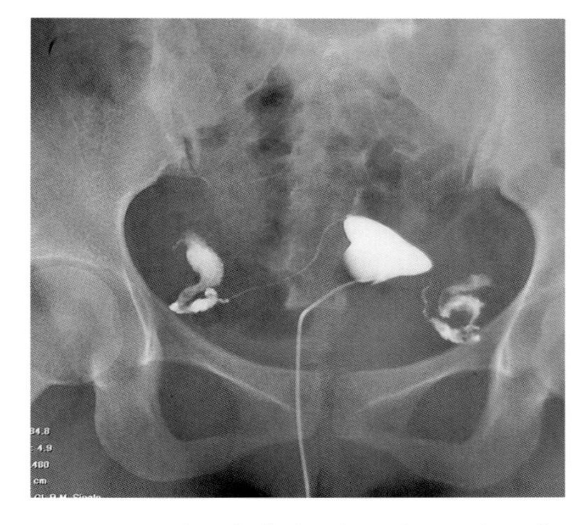

图 1-7-1　子宫输卵管造影提示宫腔形态正常，双侧输卵管远端增粗膨大，无造影剂弥散

二、手术方法与技巧

1. 对原发性不孕患者，腹腔镜检查遇到气腹针穿刺不顺利，充气困难时应考虑本病的可能，请有经验的医生协助手术。如遇反复气腹针进腹后腹腔内压偏高，一定要回抽有无液体，并作注水试验后方可行低流量充气试验，缓慢充气如能达到气腹效果后才可行戳卡穿刺，不可盲目充气或未经良好充气即行戳卡穿刺，以免损伤肠管。对于气腹针进腹困难或腹腔内压异常升高者，应及时改小切口剖腹探查或行开放式腹腔镜。

2. 腹腔镜下见肠管和盆腔脏器部分或全部被纤维膜广泛包裹可诊断为腹茧症。

3. 腹茧症患者因盆腹腔粘连组织广泛致密，手术视野显示不清，无法穿刺其他戳卡，不能行常规腹腔镜手术（图 1-7-2）。

4. 借助宫腔镜在直视下分离粘连。将宫腔镜从脐部戳卡放入，在有限的视野下以微型剪刀分离粘连（图 1-7-3），尤其是左右侧腹部的粘连，分离出部分空间后，再穿刺左右侧腹部戳卡，行常规的腹腔镜操作（图 1-7-4）。

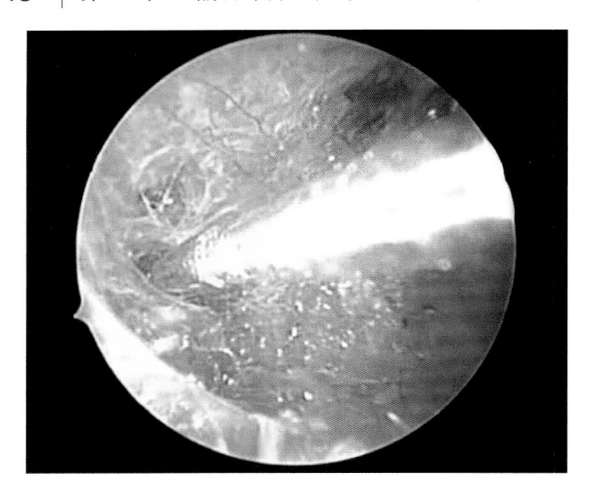

图 1-7-2 腹腔镜下见腹腔内充满纤维组织，无法暴露盆腹腔器官，以宫腔镜器械代替腹腔镜用微型剪刀分离扩大腹腔内间隙

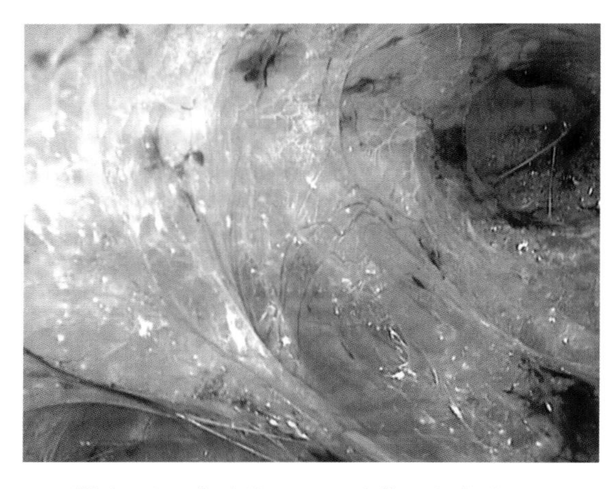

图 1-7-3 宫腔镜下以微型剪刀分离腹腔粘连带，拓展操作空间，见肠管和盆腔脏器被纤维膜广泛包裹

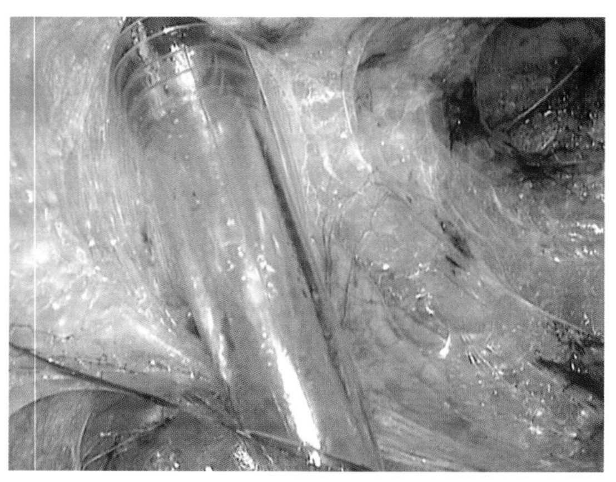

图 1-7-4 经宫腔镜下分离粘连后，逐步拓展腹腔内部分空间，暴露部分腹壁，从侧腹壁穿刺戳卡，进行标准的腹腔镜手术操作

5. 单极电钩及剪刀分离腹腔内的粘连（图 1-7-5、图 1-7-6），尤其是肠管及子宫前后方的粘连，使得盆腔内的各个器官恢复正常的解剖位置。

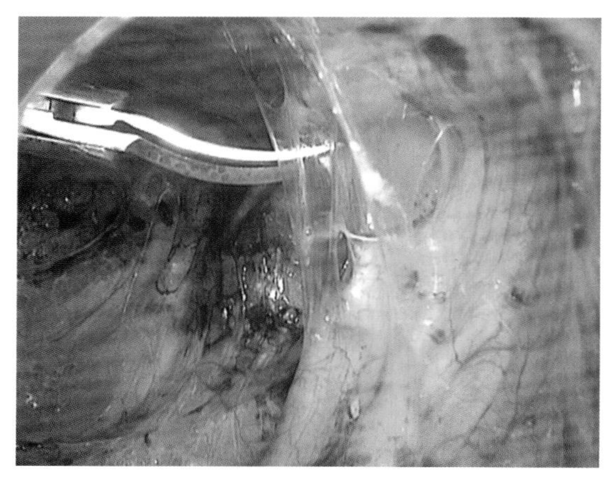

图 1-7-5 腹腔镜下见肠管之间及肠管与腹壁广泛膜状粘连，剪刀锐性及钝性分离粘连

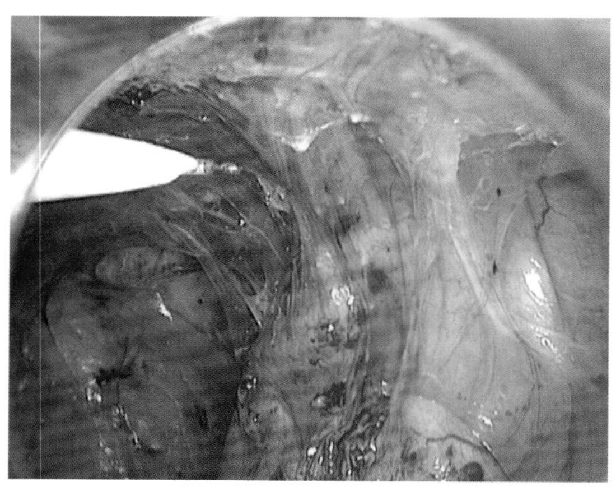

图 1-7-6 部分粘连区域肠管之间距离较远，可以单极电钩仔细切割分离粘连

6. 输卵管积水患者如输卵管分离困难，可行抽芯法输卵管切除术，有助于保护卵巢的功能。也可分离出输卵管峡部后行输卵管结扎术，阻断积水反流。

三、注意事项

1. 腹茧症患者盆腹腔粘连广泛致密，穿刺脐孔处戳卡时为盲穿，以宫腔镜代腹腔镜用微型剪刀分离出部分空间后，再置入侧腹壁戳卡。随后可从侧腹部戳卡处置入宫腔镜仔细检查脐孔处有无肠管损伤。

2. 腹茧症合并输卵管积水属于输卵管因素不孕，建议行输卵管切除或结扎后，行辅助生殖助孕治疗。

3. 腹茧症患者盆腹腔广泛多层粘连，分离粘连时极易损伤肠管，术前应清洁灌肠，术中仔细操作，避免损伤肠管。术后易发生肠梗阻，应注意观察肠道排气情况。

4. 腹茧症也可行开腹手术，但是手术创伤较大，术中分离粘连，术后极易再次粘连。也可行宫腔镜下输卵管开口栓堵术，阻断积水反流，创造条件行辅助生殖助孕。但输卵管栓堵术后盆腹腔粘连未能处理，输卵管因积水增大影响卵巢的血运。

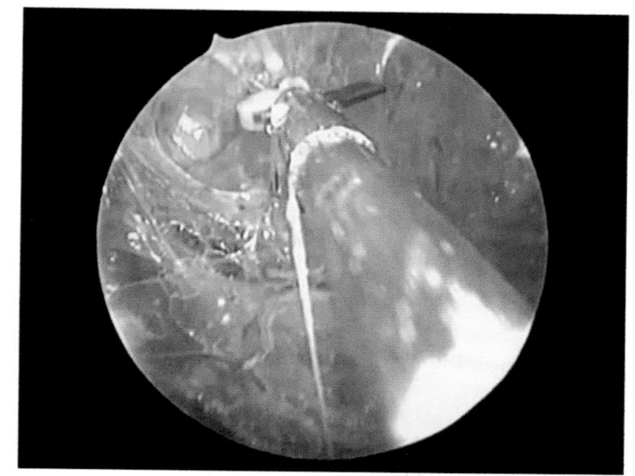

图 1-7-7　部分难以分离的粘连区域，可继续以宫腔镜替代腹腔镜自粘连区域另外一侧进行微型剪刀分离拓展空间

四、手术示例

温××，25 岁，入院前 4 个月前行超声检查提示“左侧附件区探及迂曲管状无回声”，行输卵管造影检查示输卵管积水。入院前 3 个月于外院妇科行手术治疗，腹腔镜下见“盆腹腔脏器与腹壁及肠管间广泛粘连，盆腔无法暴露”，腹腔镜下分离粘连困难，建议行开腹手术，但患者及家属拒绝开腹手术。诊断为：①输卵管积水（双侧）；②腹腔粘连；③肠粘连。来我院后要求微创治疗。手术情况见图 1-7-7~图 1-7-11。

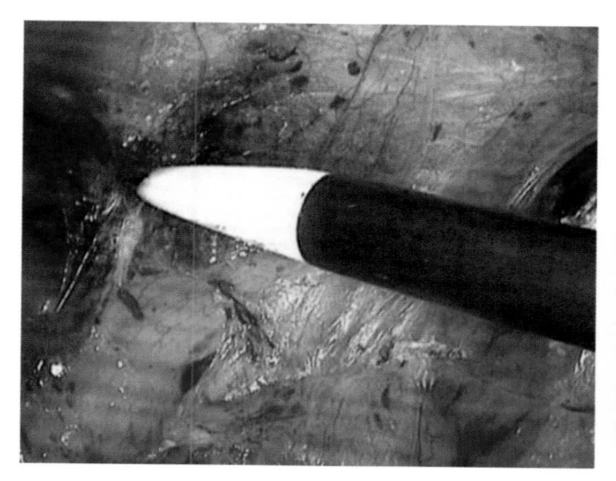

图 1-7-8　持续分离粘连后，拓展足够腹腔隙，于对侧腹壁置入标准腹腔镜器械分离盆腹腔粘连

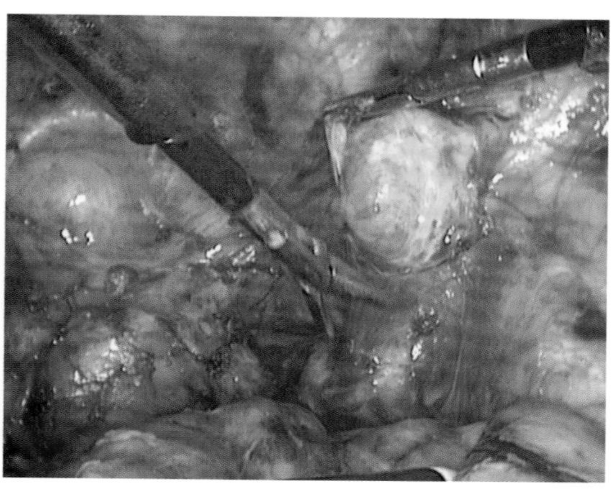

图 1-7-9　分离腹腔及盆腔的粘连后见左右侧输卵管及卵巢均与同侧的盆壁粘连，输卵管伞端增粗膨大，伞端闭锁

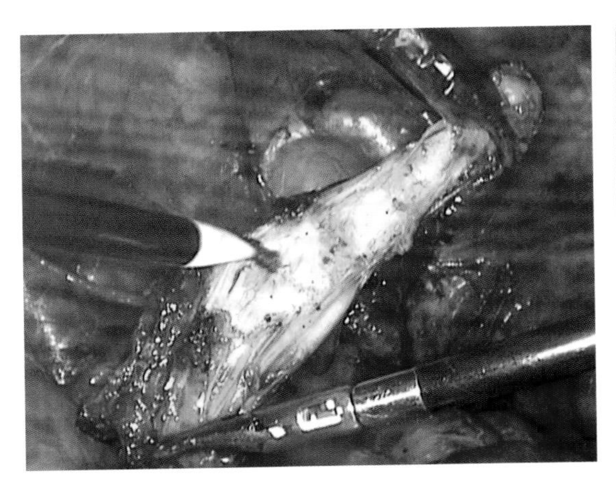

图 1-7-10 腹腔镜下抽芯法切除增粗膨大输卵管，保留了输卵管系膜血管网，保护卵巢功能

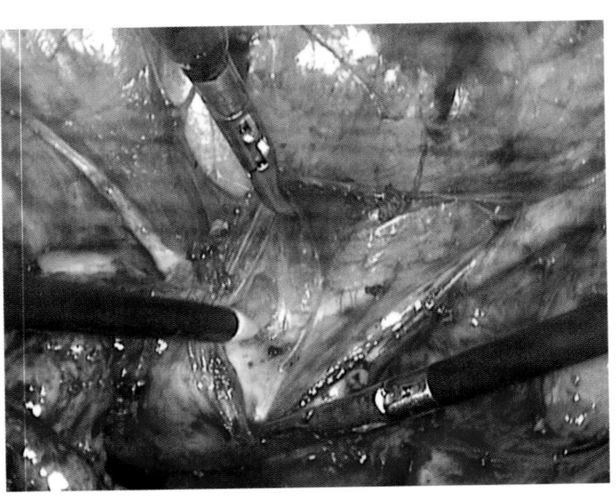

图 1-7-11 子宫前后壁广泛致密粘连导致子宫固定，单极电钩分离子宫前后方的粘连

五、术后回访

双侧输卵管切除术后病理：双侧输卵管黏膜层见大量的类上皮细胞结节形成及多核巨细胞反应，病变符合肉芽肿性炎。患者生育愿望强烈且迫切，术后 20 余天于笔者医院生殖医学科就诊，评估检查：性激素（2017-6-29）FSH 10. 88mIU/ml，LH 5. 77mIU/ml，E_2 36. 51pg/ml，孕酮 0. 526ng/ml。FSH 值较术前 18mIU/ml 明显下降。完善相关检查拟行辅助生殖助孕治疗。第 1 周期黄体期促排卵获卵 1 枚，形成 1 枚可移植胚胎行胚胎冷冻。第 2 周期微刺激方案促排卵，获卵 3 枚，形成 1 枚可移植胚胎，移植后未孕。第 3 周期微刺激方案促排卵，获卵 4 枚，移植 2 枚未孕，冷冻 1 枚胚胎。

（王昕荣　包洪初）

第八节　腹腔镜下“抽芯法”输卵管切除术

一、适应证与禁忌证

（一）适应证

各种病变较严重的输卵管积水，需要进行体外受精助孕的患者。

1. 输卵管管腔极大，输卵管黏膜绝大部分丧失，需要行体外受精的患者。
2. 盆腔广泛致密粘连、输卵管管壁明显增厚、纤维化的患者。
3. 输卵管管腔及伞部黏膜相互粘连呈多房性，或者多腔隙表现的患者。
4. 亦可应用于其他疾病需要切除输卵管患者，以保证卵巢的血液供给，减缓卵巢功能的衰退，减轻或延缓围绝经期症状。

（二）禁忌证

1. 盆腹腔严重粘连，影响人工气腹的形成和腹腔镜置入者。

2. 全身并发症不能耐受腹腔镜手术者。

二、方法与技巧

1. 腹腔镜下向输卵管浆膜层下注入生理盐水，使输卵管的浆膜层与输卵管肌层充分分离（图 1-8-1）。

2. 自输卵管近宫角部向远端单极电凝打开包绕输卵管之浆膜层，暴露输卵管组织（图 1-8-2）。

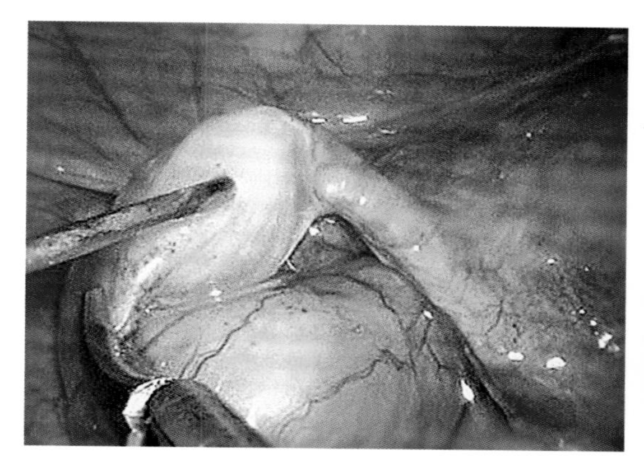

图 1-8-1 输卵管浆膜下注射生理盐水，分离浆膜层与管壁组织

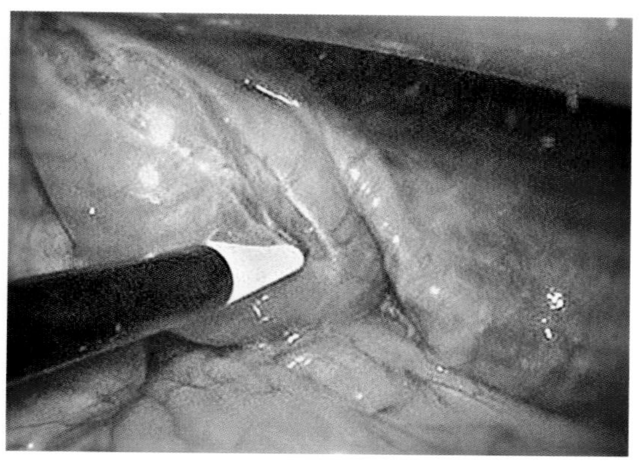

图 1-8-2 单极电钩打开浆膜层，暴露输卵管管壁

3. 钝性分离输卵管组织周围浆膜层及系膜组织，暴露输卵管动脉，贴近输卵管组织以双极电凝并锐性离断（图 1-8-3～图 1-8-5）。

4. 充分游离输卵管后于其近宫角部剪断，双极电凝残端或丝线缝扎（图 1-8-6）。

5. 电凝或缝合输卵管系膜出血点。

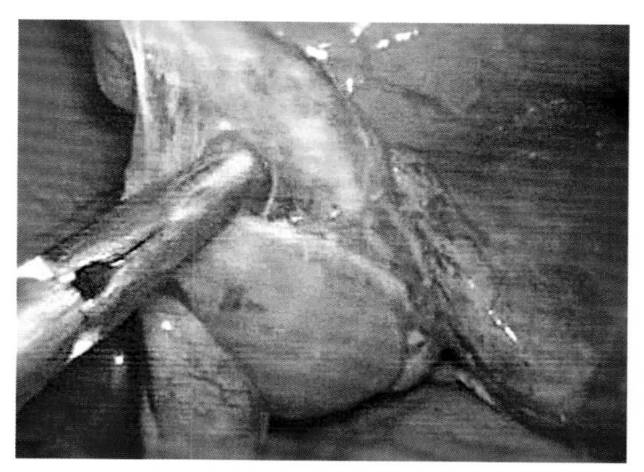

图 1-8-3 钝性分离输卵管浆膜层与输卵管组织，使输卵管管壁与其系膜分离

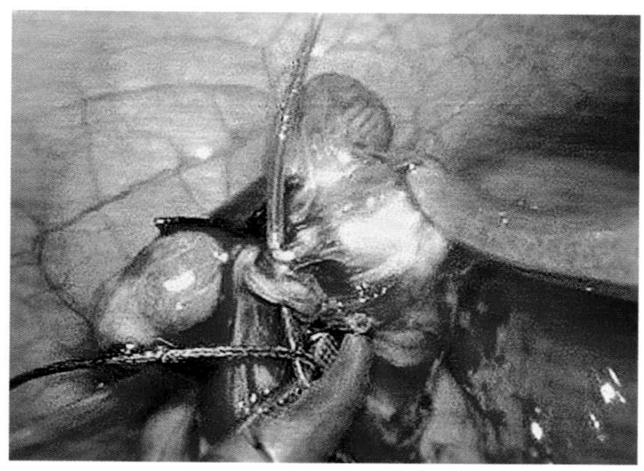

图 1-8-4 钝性分离输卵管与其系膜过程可暴露输卵管动脉数支，分别予以缝扎

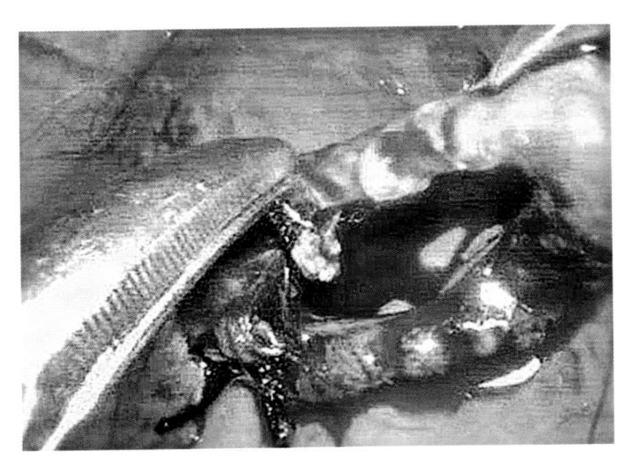

图 1-8-5 紧贴输卵管管壁锐性离断输卵管动脉，将输卵管与其系膜分离

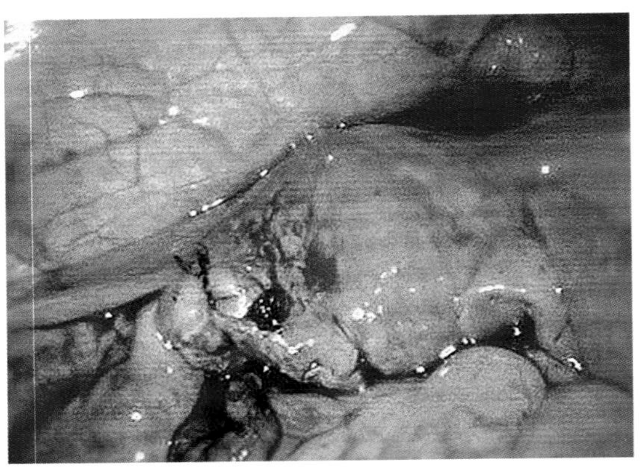

图 1-8-6 完整分离输卵管后，于其近宫角部切断，丝线缝扎近宫角部输卵管残端

三、注意事项

1. 根据输卵管积水的部位、大小、黏膜病变程度、输卵管管壁厚度及卵巢功能等情况决定是否行输卵管切除术。

2. 输卵管系膜内的子宫动脉输卵管支、卵巢支动脉、静脉与子宫及卵巢的动静脉相连，手术时应尽量保留输卵管系膜，以免损伤子宫动脉的卵巢支，从而影响卵巢功能（图 1-8-7、图 1-8-8）。

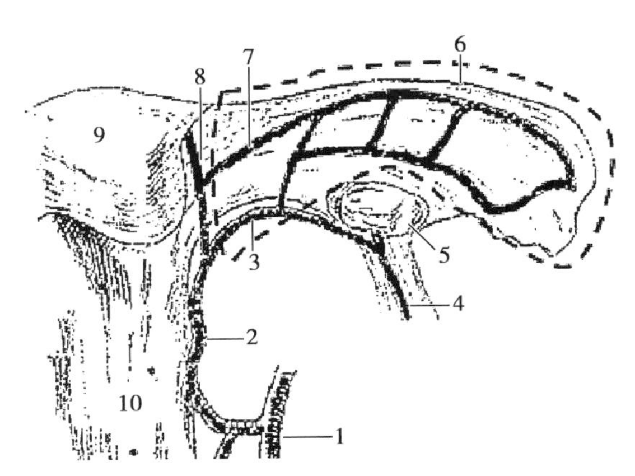

图 1-8-7 输卵管系膜内血管网及传统输卵管切除范围（虚线部分）

1. 子宫动脉 2. 子宫动脉升支 3. 子宫动脉卵巢支 4. 卵巢动脉 5. 卵巢 6. 输卵管 7. 子宫动脉输卵管支 8. 子宫动脉宫底支 9. 子宫 10. 宫颈

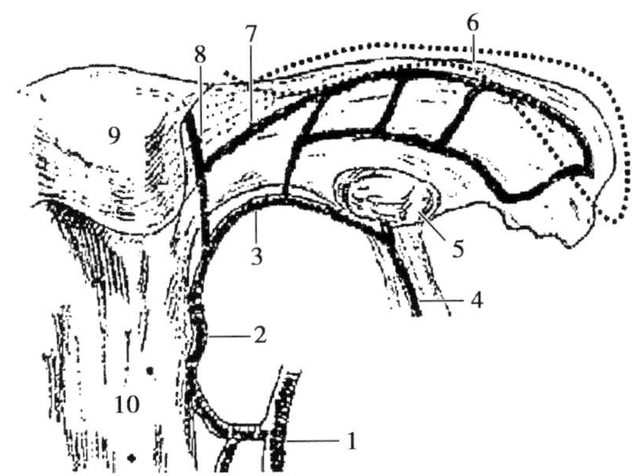

图 1-8-8 抽芯法输卵管切除范围（虚线部分），可保留大部分系膜组织及系膜内血管

1. 子宫动脉 2. 子宫动脉升支 3. 子宫动脉卵巢支 4. 卵巢动脉 5. 卵巢 6. 输卵管 7. 子宫动脉输卵管支 8. 子宫动脉宫底支 9. 子宫 10. 宫颈

3. 充分分离卵巢周围粘连，使之恢复正常的解剖位置，以利于术后改善体外受精过程超促排卵的反应性。

4. 手术中尽量采用缝合止血、双极电凝止血，避免用单极电凝止血。

5. 切除输卵管的部位距离子宫角部不要太近，对输卵管残端可进行丝线缝扎，避免形成子宫腹膜瘘，减少术后腹腔内妊娠发生的概率。

6. 为减少对输卵管系膜组织的损伤，手术过程使用低能量进行，如：切割过程 20~25W，电凝过程 40W。

四、本例手术体会

1. 输卵管积水的严重程度，原则上取决于输卵管积水的部位、大小、黏膜病变程度、输卵管管壁厚度及卵巢功能等情况，此例患者左侧输卵管伞部黏膜相互粘连致密，无法分离形成正常腔隙（图 1-8-9、图 1-8-10），以切除为宜。

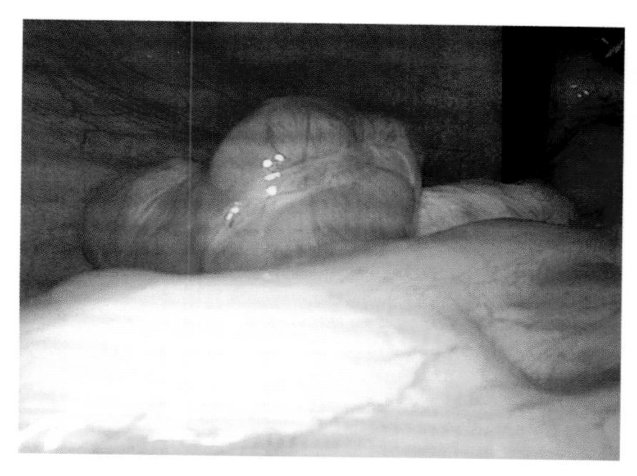

图 1-8-9 左侧输卵管伞部外观包裹薄层纤维膜

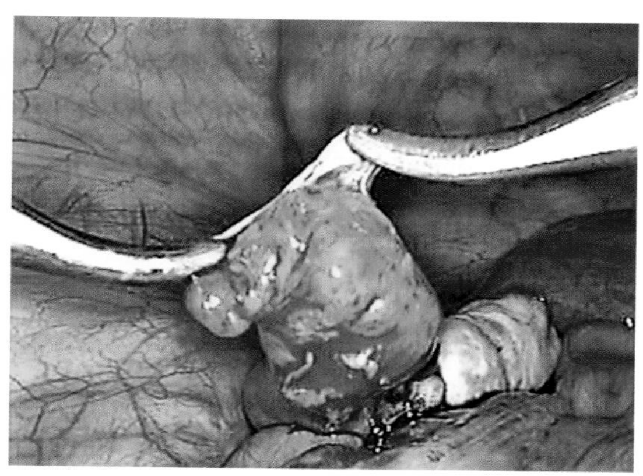

图 1-8-10 剥除伞部外层纤维薄膜后，探查其黏膜之间相互致密粘连，无法分离形成正常腔隙，拟行输卵管切除

2. 尽可能分离子宫周围及卵巢周围的粘连，以利于改善辅助生育过程的卵巢反应性（图 1-8-11、图 1-8-12）。

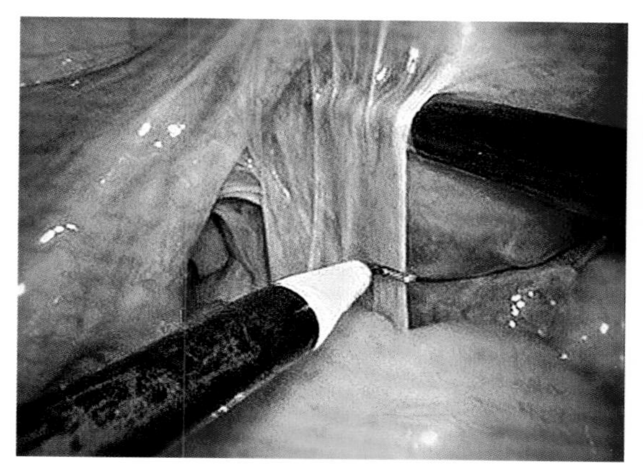

图 1-8-11 分离子宫后方粘连，恢复宫体正常解剖位置

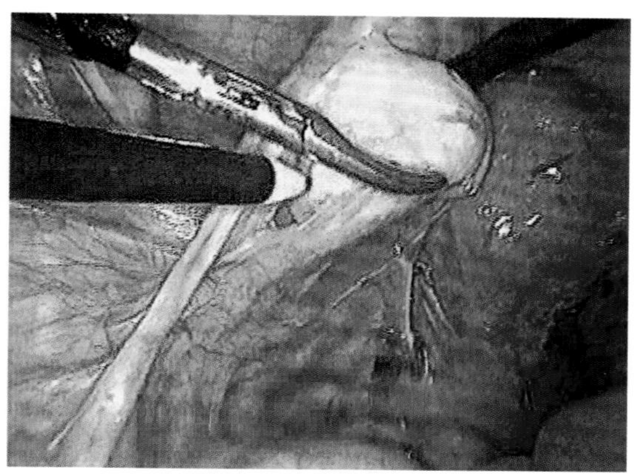

图 1-8-12 分离卵巢周围粘连，恢复其与阔韧带之间正常结构

五、术后随访

本例患者 32 岁接受手术，术后 3 个月进行黄体期长方案治疗，获卵 10 枚，常规体外受

精形成优质胚胎6枚，移植2枚新鲜胚胎后获得临床妊娠，妊娠过程顺利，已经于7年前足月剖宫产分娩一健康男婴。

（包洪初 郝翠芳）

第九节 输卵管造口术

一、适应证与禁忌证

（一）适应证

1. 积水的输卵管体积较小。
2. 输卵管周围没有粘连或粘连范围较小。
3. 输卵管黏膜正常。
4. 输卵管壁正常或薄。
5. 输卵管伞端病变范围较小。

（二）禁忌证

1. 盆腹腔严重粘连，影响人工气腹的形成和腹腔镜置入者。
2. 全身并发症不能耐受腹腔镜手术者。
3. 年龄大于38岁、卵巢功能减退、女方染色体异常或者丈夫精液检查严重异常的输卵管积水患者，倾向于切除或结扎输卵管后行体外受精-胚胎移植助孕，具体术式应参考患者及其家属意愿。

二、方法与技巧

（一）通过X线输卵管造影阅片初步评估输卵管功能（图1-9-1）

（二）游离输卵管，恢复其正常解剖结构

腹腔镜下钝性分离输卵管周围粘连，将输卵管从子宫壁、肠管、卵巢等部位分离，使其恢复正常走行，分离过程有出血可行电凝止血。对于输卵管周围的粘连带，可以单极电钩切除，去除肉眼可见的粘连组织（图1-9-2～图1-9-7）。

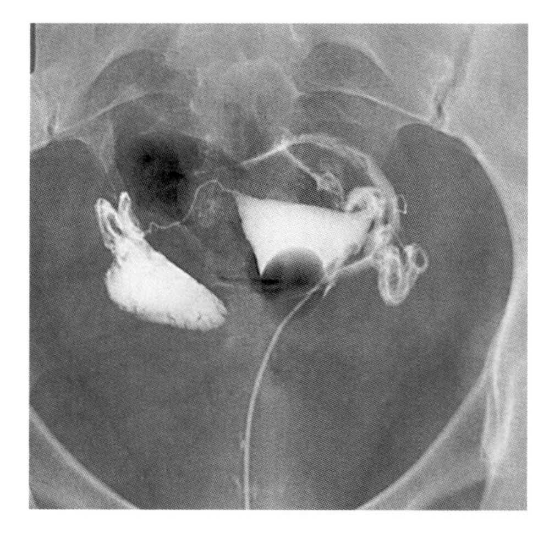

图1-9-1 子宫输卵管造影提示本例患者右侧输卵管积水，伞部边缘可见现状充盈缺损，提示管腔黏膜大部分存在，左侧输卵管周围粘连导致扭曲变形

（三）子宫通液

对于没有进行输卵管造影的患者，可以宫腔内放置子宫通液管，游离输卵管成功后，腹腔镜直视下经宫腔注入亚甲蓝液体使之积聚在闭锁漏斗部而膨胀，以利于辨别膨胀伞端最薄弱处。

（四）分离输卵管伞端

腹腔镜下观察膨胀伞端，对输卵管伞口不完全闭锁者，以弯分离钳伸入至管腔内扩张伞口，并将输卵管伞口部管壁于薄弱之处剪开使之呈花瓣状；对于伞口完全闭锁形成盲端者，观

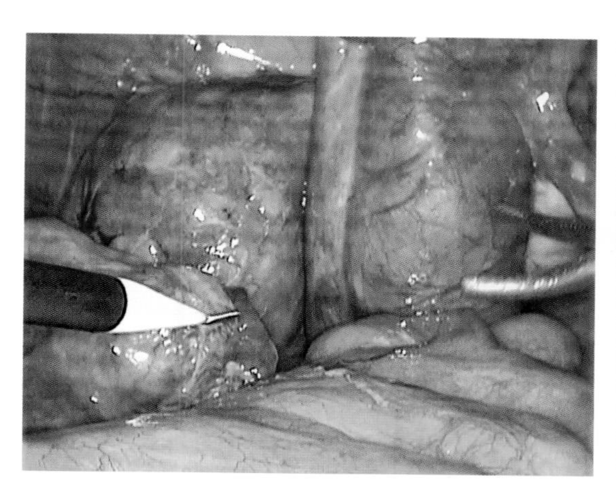

图 1-9-2　观察整个盆腔，见右侧输卵管明显膨大呈囊状，左侧输卵管轻度膨大，伞端开口部分粘连，黏膜少许外露，子宫和双侧输卵管表面可见泡状及带状粘连组织

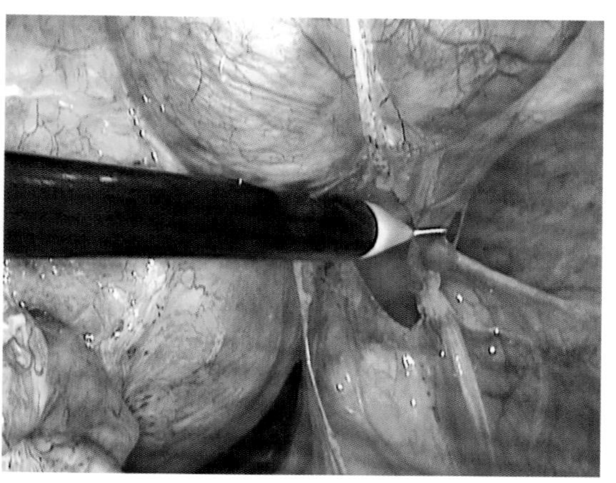

图 1-9-3　电切分离右侧输卵管闭锁的伞部与盆壁腹膜之间的粘连，游离右侧输卵管远端

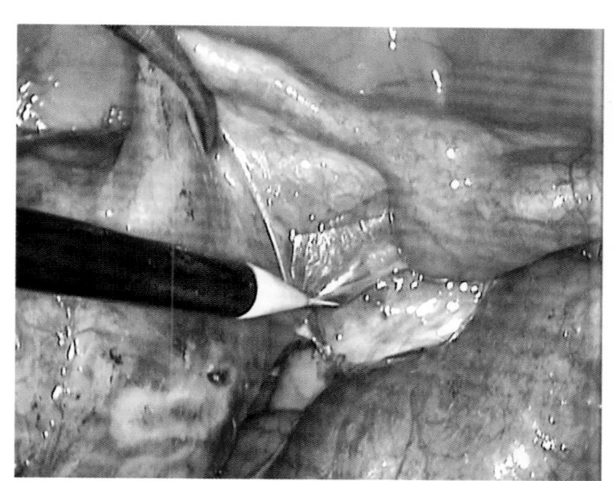

图 1-9-4　分离右侧输卵管与右侧卵巢之间的粘连，去除粘连组织，恢复右侧输卵管正常解剖位置

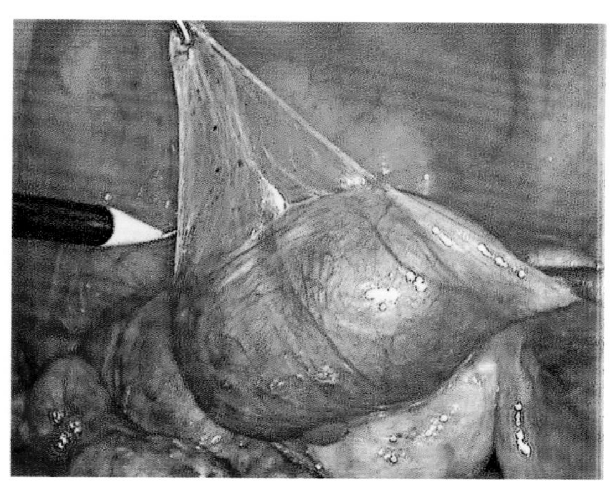

图 1-9-5　切除右侧输卵管表面的粘连组织

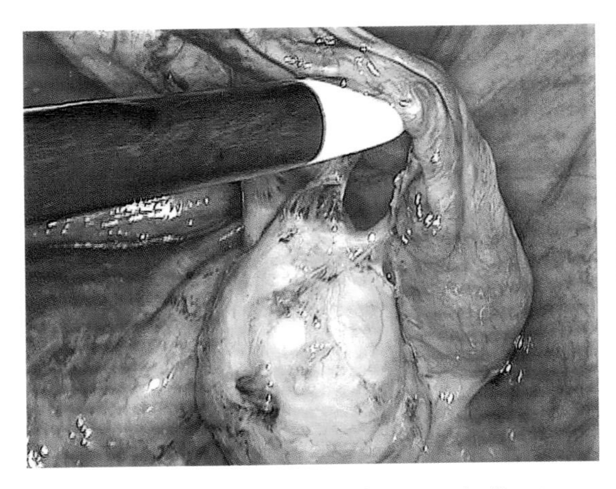

图 1-9-6 分离右侧输卵管与右侧卵巢之间粘连过程，同时在输卵管膨大伞部最薄弱处开放管腔，管腔内液体排放干净后，输卵管体积缩小，其与卵巢之间粘连间隙显示更加清晰，分离二者粘连过程顺势沿输卵管伞部薄弱部位扩大开口

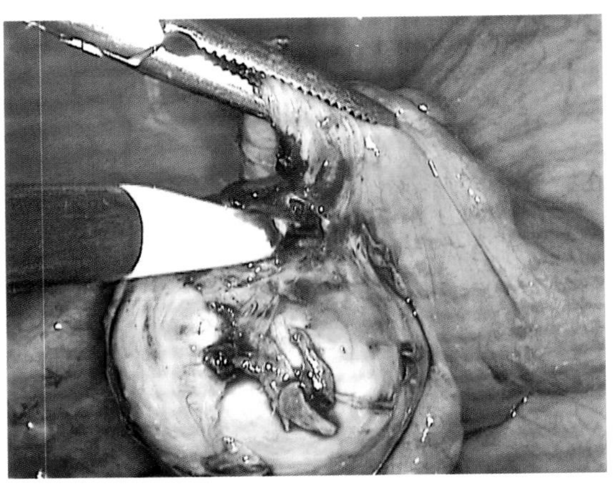

图 1-9-7 持续分离输卵管与卵巢之间粘连，充分游离输卵管伞部及壶腹部外侧端，为后续的输卵管造口做准备

察盲端稍内陷呈“脐状”即为伞端触手粘连最薄弱之处，以钳钝性剥离和扩张将其撑开，或以剪刀剪开，使伞口外翻呈花瓣状，充分暴露其黏膜组织。可吸收线将伞口边缘外翻缝合于输卵管浆膜层，减少日后复发机会（图 1-9-8～图 1-9-19）。

（五）预防复发

完整切除盆腔内粘连组织，术后充分冲洗盆腔，可酌情涂抹防粘连药品或者放置防粘连膜（图 1-9-20）。

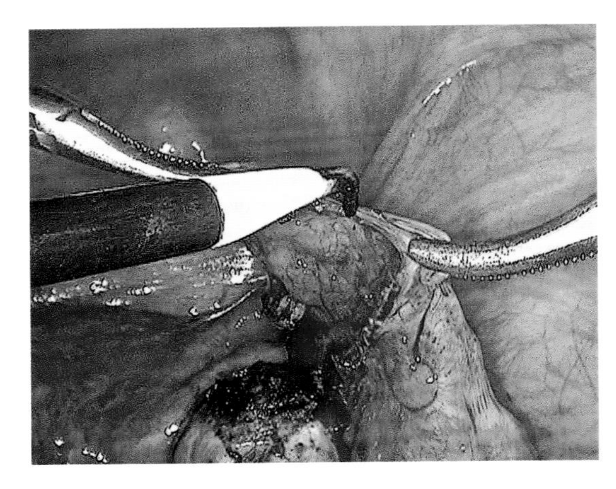

图 1-9-8 初步观察右侧输卵管管腔内黏膜组织存在尚完好，自薄弱部位继续分离扩大开口

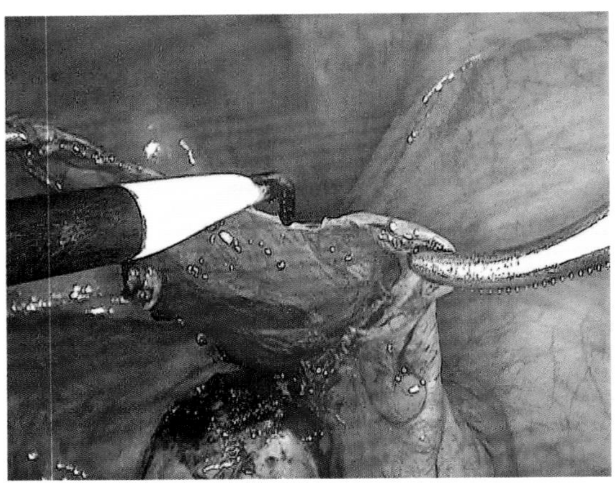

图 1-9-9 输卵管造口过程可见管腔内纵向排列的嵴状突起，沿黏膜嵴之间的薄弱组织纵向电切分离，使闭锁的输卵管伞部呈瓣状充分外展

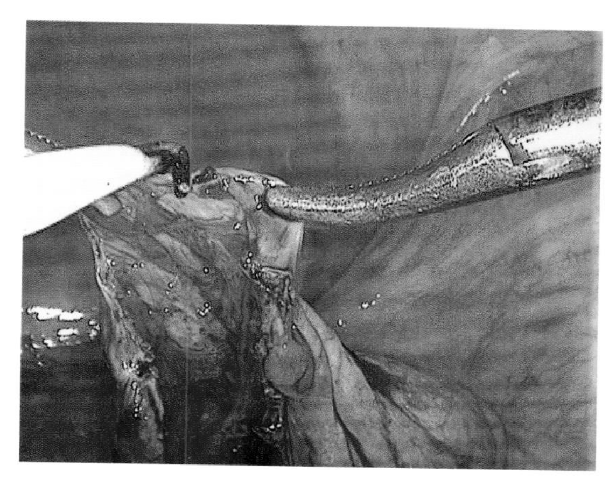

图 1-9-10 “造瓣”过程对于没有黏膜的多余组织，予以切除，以利于输卵管伞部功能的恢复，“造瓣”完成后，检查输卵管伞部纤维缩窄部位，予以电切分离，使伞部外展更加充分

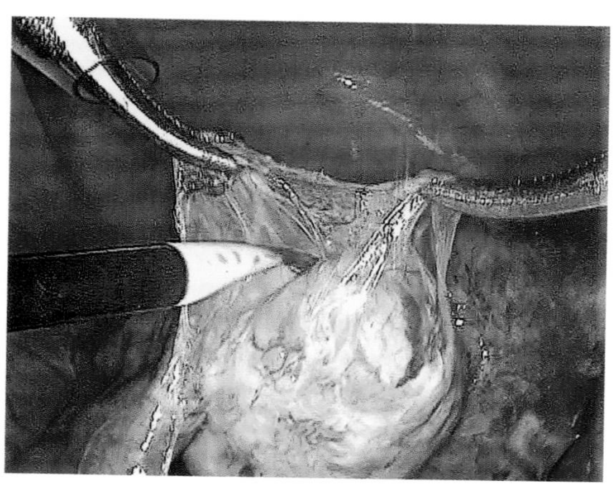

图 1-9-11 剥离并切除左侧卵巢表面的粘连组织，利于术后卵巢能够顺利排卵以及输卵管“拾卵”

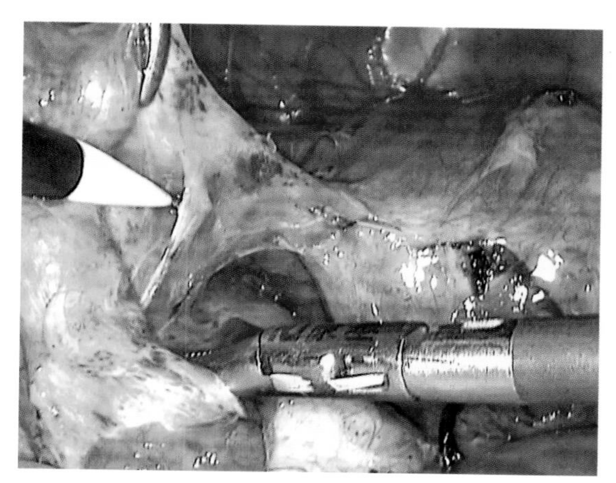

图 1-9-12 探查切除输卵管周围其他部位所有的粘连组织，恢复输卵管的蠕动功能。钝性分离左侧输卵管与左侧卵巢之间粘连，暴露左侧输卵管系膜，恢复输卵管正常解剖结构。分离过程如有相对粗大的粘连带，可以电切去除

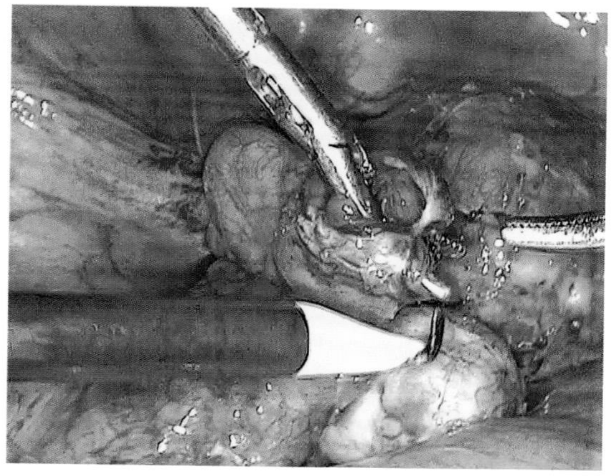

图 1-9-13 分离左侧输卵管及卵巢周围粘连后，见伞部开口有粘连带形成缩窄，黏膜组织外露，暴露输卵管伞部粘连带，电切分离伞部粘连，开放伞口黏膜组织

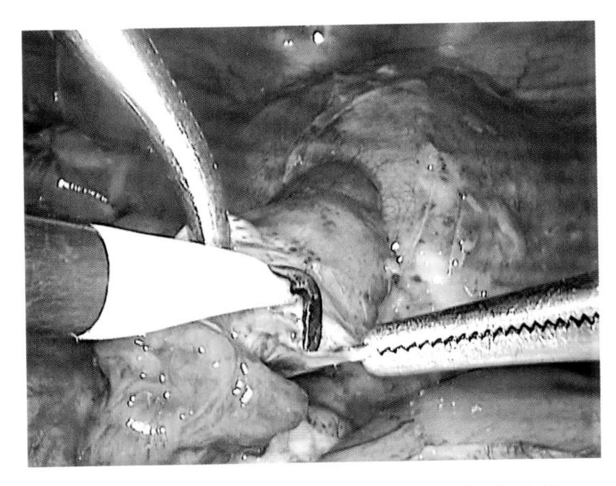

图 1-9-14 在粘连形成过程可能会导致输卵管管壁局部增生变厚及硬化,电切增生组织使管壁变薄,有利于输卵管恢复蠕动功能

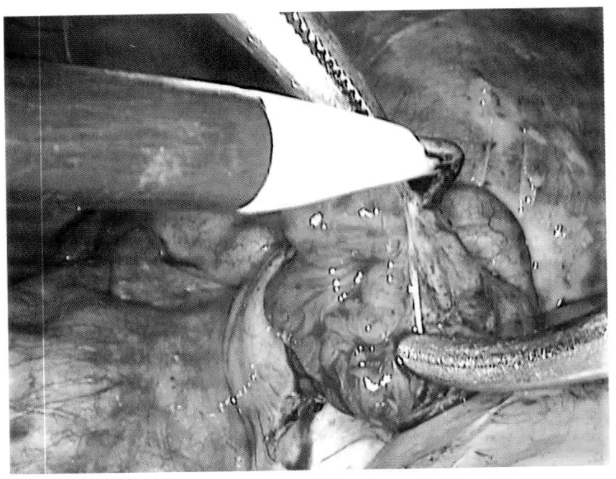

图 1-9-15 对于伞部周围形成的薄层粘连组织,或钝性剥离,或电切离断,使伞部黏膜组织充分暴露

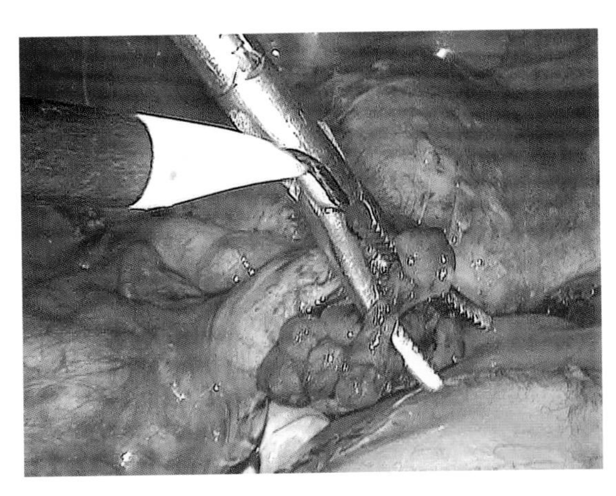

图 1-9-16 探查伞部黏膜形成"桥状"粘连,遮挡伞口

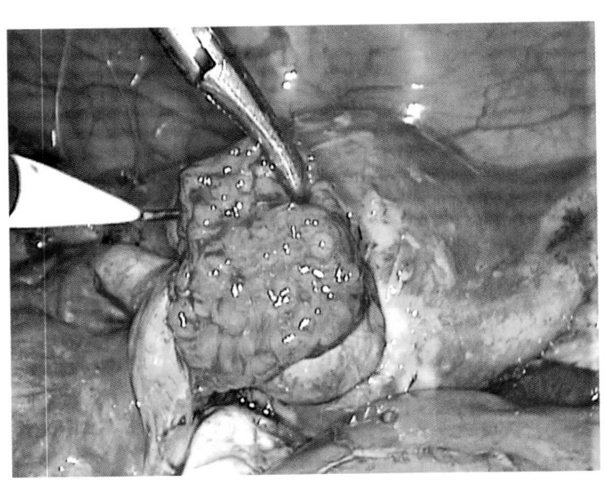

图 1-9-17 电切离断伞部黏膜之间"桥状"粘连,使伞部黏膜充分外展,伞口暴露

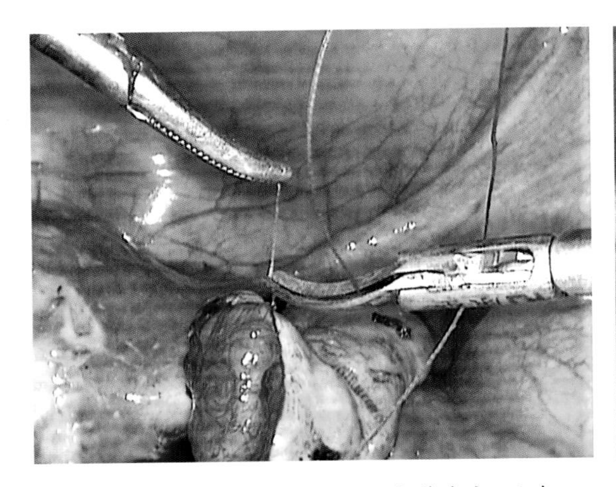

图 1-9-18 再次观察右侧输卵管伞部,见伞部黏膜组织恢复良好,缝合"伞瓣"浆肌层至输卵管管壁的相应部位,使其充分外展

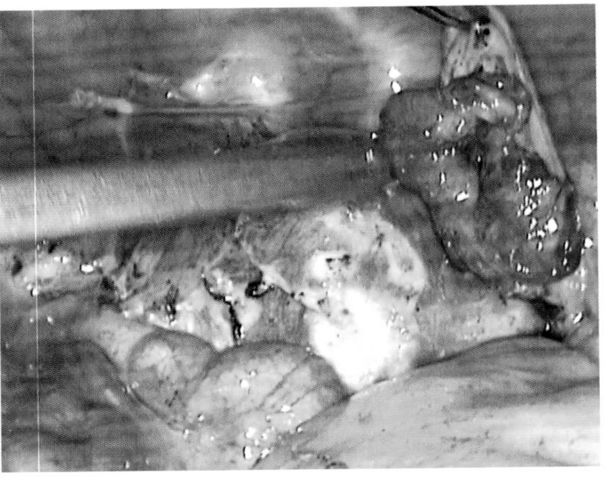

图 1-9-19 输卵管造口后伞部边缘外翻缝合,黏膜充分外展,减少术后积水复发

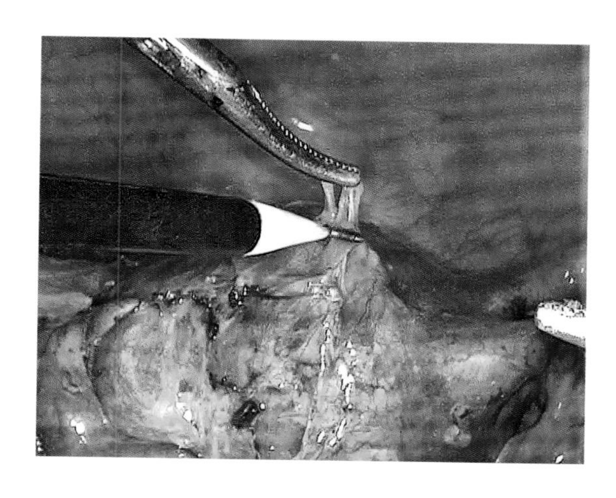

图 1-9-20 术中除了对输卵管和卵巢周围的粘连予以处理外，对子宫表面及周围的粘连也应该切除或者电凝消融，以改善术后的盆腔环境

三、注意事项

1. 根据输卵管积水的部位、大小、黏膜病变程度、输卵管管壁厚度及卵巢功能等情况决定是否行输卵管造口术。

2. 彻底切除盆腔内的粘连组织，改善盆腔环境，预防复发。

3. 充分分离输卵管周围粘连，使之恢复正常的解剖位置，并恢复与卵巢之间正常的对位关系。

4. 对于造口处管壁较厚者，应予以切除削薄，并使用 5-0 或者 6-0 可吸收线外翻缝合伞口边缘，保持伞口柔软开放状态，有利于提高妊娠率。因缝线较细，为避免线结脱落，建议每次缝合后需要打至少 3 个外科结。

5. 术中探查管腔内是否有黏膜之间粘连，若有黏膜之间粘连，予以钝性分离或者单极电钩离断。

6. 为减少对输卵管正常组织的损伤，手术过程使用低能量进行，如：切割过程 20~25W，电凝过程 40W。

四、本例手术体会

1. 输卵管管腔内的黏膜组织情况是决定输卵管功能的重要参数，是否保留输卵管，原则上取决于输卵管积水的部位、大小、黏膜病变程度、输卵管管壁厚度及卵巢功能等情况，更需要参考患者的意愿。尽管本例患者右侧输卵管管腔膨大显著，但管壁较薄，浆膜层尚光滑，与周围组织粘连范围小，尤为重要的是，管腔内部黏膜组织保存尚好，在放净管腔内液体一段时间后，膨大的输卵管弹性回缩，再度观察输卵管黏膜恢复更佳，故予以保留。

2. 左侧输卵管伞部造口后可见黏膜组织丰富，但长时间的盆腔炎性疾病后遗症导致管壁纤维组织增生而僵硬变厚，对于增厚的部分或者黏膜组织缺失的部分，予以“削薄”或者切除（图 1-9-10、图 1-9-14），利于造口后的输卵管功能恢复。

3. 术中探查左侧输卵管管腔内有黏膜之间“桥状”粘连，予以分离，使伞部黏膜充分外展，利于恢复“拾卵”功能。

五、术后回访结局

患者术后4个月经检测排卵后自然妊娠，足月经阴道分娩一健康男婴。

（包洪初　陈春林）

参考文献

1. Strandell A, Lindhard A, Waldenstrom U, et al. Hydrosalpinx and IVF outcome: cumulative results after salpingectomy in a randomized controlled trial. Hum Reprod, 2001, 16: 2403-2410.
2. Aykut Bayrak, Djana Harp, Peyman Saadat. Recurrence of hydrosalpinges after cuff neosalpingostomy in a poor prognosis population. J Assist Reprod Genet, 2006, 23(6): 285-8.
3. Chan CC, Ng EH, Li CF. Impaired ovarian blood flow and reduced antral follicle count following laparoscopic salpingectomy for ectopic pregnancy. HumReprod, 2003, 18: 2175-2180.
4. 包洪初，郝翠芳，王梅梅，等. 抽芯法切除输卵管预处理输卵管积水的助孕效果. 中华全科医师杂志, 2010, 9(6): 428-430.
5. Mijatovic V, Veersema S, Emanuel MH, et al. Essure hysteroscopic tubal occlusion device for the treatment of hydrosalpinx prior to in vitro fertilization-embryo transfer in patients with a contraindication for laparoscopy. Fertil Steril, 2010, 93(4): 1338-1342.
6. Bao HC, Wang MM, Wang XR, et al. Clinical application of operative hysteroscopy in treatment of complex hydrosalpinx prior to IVF. Iran J Reprod Med, 2015, 13(5): 311-316.
7. 李春阳. 宫腔镜下输卵管插管疏通术治疗输卵管堵塞的临床效果分析. 当代医学, 2015, 04: 41-42.
8. 张帝开，贾继辉，邝健全，等. 解脲支原体对兔输卵管黏膜上皮细胞致病性研究. 中国微生态学杂志, 2003, 15(6): 317-319.
9. 韩建德，陈木开，李斌，等. 沙眼衣原体致小鼠输卵管炎的病理研究. 中山大学学报（医学科学版）, 2005, 26(4): 520-522, 532.
10. Witkin SS, Linhares M. Chlamydia trachonm atis in subfertile women undergoing uterine in strum enttation an altemative to direct microbial testing or prophylactic antibiotic treatment. Hum Reprod, 2002, 17(8): 1938-1941.
11. 杨冬梓. 疑难妇科学. 北京：科学实验技术文献出版社, 2006, 530-541.
12. Stamley J Mmalcom C. Peter. Pathology of the female reproductive tract. 北京：北京大学医学出版社, 2005, 421-423.
13. 张帝开，李秀云，狄娜，等. 近端输卵管闭塞的病理形态及其超微结构探讨. 中国热带医学, 2007, 7(4): 584-587.
14. 王红静，杨开选，谭宗建，等. 不孕症患者近端输卵管阻塞的病理学改变与临床表现的关系. 华西医科大学学报, 2002, 33(3): 483-485.
15. 张岩，廖秦平. 盆腹腔放线菌病2例报告. 中国实用妇科与产科杂志, 2008, 24(3): 236-237.
16. 边爱平，孟超析. 显微外科与直观操作吻合输卵管的疗效比较 EJI. 中华显微外科杂志, 2011, 14(1): 29-30.
17. Gomel V. Reversalof tubal sterilization versus IVF in the era of assisted reproductive technology: a clinical dilemma. Reprod Biomed Online, 2007, 15(4): 403-407.
18. Petrucco OM, Silber sJ, Chamberlain SL, et al. Live birth following day surgery reversal of female sterilisation in women older than 40 years: a realisticoption in Australia. Med J Aust, 2007, 187(5): 271-273.
19. Gomel V, McComb PF. Microsurgery for tubal infertility. J Reprod Med, 2006, 51(3): 177-184.
20. 乐杰. 妇产科学. 第7版. 北京：人民卫生出版社, 2008: 382.

21. 韩红敬，关菁. 子宫内膜异位症对输卵管的结构和功能的影响. 生殖与避孕，2011，31(5)：354-358.
22. 关菁，郑兴邦，沈浣. 腹腔镜手术治疗输卵管副开口的妊娠结局分析. 中国微创外科杂志，2013，13(10)：887-890.
23. 卢摇玮，郑桂梅，刘爱民. 腹腔镜下观察子宫内膜异位症对输卵管的影响. 河北医学，2013，19(1)：21-23.
24. 刘嫒嫒，赵仁峰. 子宫内膜异位症盆腔粘连和疼痛的相关性研究. 广西医学，2013，35(5)：588-590.
25. 严晓，孙晓溪. 输卵管因素不孕的诊断及治疗策略. 国际生殖健康计划生育杂志，2008，27(2)70-73.
26. 管祎祺，马彩虹，杨艳，等. 体外受精-胚胎移植术后宫内妊娠合并输卵管间质部妊娠腹腔镜治疗的结局. 中国微创外科杂志，2017，17(4)：307-309.
27. 马彩虹，乔杰. 生殖医学微创手术学. 北京：北京大学医学出版社，2012，182-185.
28. 刘凤华，李旎. 辅助生殖技术后发生宫内外同时妊娠的相关因素分析. 中国优生与遗传杂志，2010，18(4)：126-127.
29. 谢幸，孔北华，段涛. 妇产科学. 第9版. 北京：人民卫生出版社，2018：74-81.
30. 黄骊莉，赵艳，陈晓辉，等. 腹腔镜下保守手术对异位妊娠输卵管功能恢复的探讨. 医学临床研究，2014，24(4)：797-798.
31. 魏波，卫洪波. 腹茧症的基础与临床. 中华胃肠外科杂志，2005，8(5)：469-470.
32. Foo KT，Ng KC，Rauff A，et al. Unusual small intestinal obstruction in girls：the abdominal cocoon. Br J Surg，1978，65(6)：427-430.
33. 叶璐，冯亦军，徐波. 原发性不孕合并腹茧症的诊疗分析. 内分泌外科杂志，2008，2(6)：396-398.
34. 蒋元华，曾卫. 腹茧症在妇科临床的诊治. 华夏医学，2013，26(6)：1199-1203.
35. Ajonuma LC，Chan LN，Ng EH，et al. Characterization of epithelial cell culture from human hydrosalpinges and effects of its conditioned medium on embryo development and sperm motility. Hum Reprod，2003，18(2)：291-298.
36. Chien LW，Au HK，XiaoJ，et al. Fluid accumulation within the uterine cavity reduces pregnancy rates in women undergoing IVF. HumReprod，2002，17：351-356.
37. Lass A，Ellenbogen A. Effect of salpingectomy on ovary response to superovulation in an in vitro fertilization embryo transfer program. Fertil Steril，1998，70(5)：1035-1038.
38. Chan CC，Ng EH，Li CF. Impaired ovarian blood flow and reduced antral follicle count following laparoscopic salpingectomy for ectopic pregnancy. Hum Reprod，2003，18：2175-2180.
39. Rosenfield RB，Stones RE，Coates A，et al. Proximal occlusion of hydrosalpinx by hysteroscopic placement of microinsert before in vitro fertilization-embryo transfer. Fertil Steril，2005，83(5)：1547-1550.
40. Borell U，Fernstrom I. The adnexal branches of the uterine artery；an arteriographic study in human subjects. Acta radiol，1953，40(6)：561-582.
41. 张朝佑. 人体解剖学. 上册. 北京：人民卫生出版社，1998，566-858.

第二章

卵巢因素导致的不孕症

第二章

卵巢因素导致的不孕症

第一节 多囊卵巢综合征的外科治疗

多囊卵巢综合征(polycystic ovary syndrome,PCOS)是生育年龄妇女常见的复杂和多样的内分泌紊乱疾病,约占育龄妇女的6%~10%,占无排卵性不孕的75%。PCOS超出了妇科内分泌的范畴,其不仅涉及生殖系统,而且是一组涉及内分泌、代谢、遗传、免疫等多系统的慢性内分泌紊乱,高雄激素血症、高胰岛素血症及胰岛素抵抗为其重要特征,及时发现并治疗PCOS、恢复月经和排卵可以降低将来发生糖尿病、高血压、高血脂、冠心病等的发病危险。近年来研究认为,PCOS是原发于卵巢的疾病,卵巢功能异常是其核心内容,但目前为止,尚未找到PCOS在性激素合成、卵泡发育及代谢障碍等方面的关键因素,因而尚无治疗的靶点。

PCOS的定义一直是本领域专家争论的问题,1990年世界卫生组织第一次提出了慢性无排卵和高雄激素血症,以后学者们发现它的症状和体征超出原始的定义,单一的诊断标准不能涵盖,认为PCOS是不同类型、复杂的综合征。2003年欧洲人类生殖和胚胎学会与美国生殖医学学会的Rotterdam专家会议推荐的PCOS诊断标准,满足下列三项中的两项标准:月经紊乱(稀发月经或者闭经),临床或者生化雄激素过多症,超声检查卵巢呈多囊样改变(一侧或双侧卵巢2~9mm卵泡至少12个或者单侧卵巢体积大于10ml),排除其他疾病如先天性皮质增生、库欣综合征、分泌雄激素的肿瘤。

目前PCOS尚无根治性治疗方法。1935年Stein和Leventhal首先报道此征并提出双卵巢楔形切除术的治疗方法,排卵率90%,妊娠率50%,但因手术难免造成一定的创伤和术后粘连可致永久性不孕,术后复发等缺点,现已少用。随着氯米芬(clomiphene,CC)的问世,药物促排卵(CC/human menopausal gonadotropins,HMG+human chorionic gonadotropin,hCG)已成为PCOS的首选治疗方法,但易发生卵巢过度刺激综合征(ovarian hyperstimulation syndrome,OHSS)和多胎妊娠,且有10%~15%的患者无排卵。近年来随着腹腔镜手术的发展,腹腔镜卵巢打孔术(laparoscopic ovarian drilling,LOD)因其创伤小、术后粘连少,无OHSS和多胎妊娠的发生,成为了CC治疗无效的PCOS患者的新方法。

一、LOD手术方法及其机制

LOD是利用电灼或激光在每侧卵巢表面打孔,通过减少卵泡膜细胞降低雄激素产生来诱导排卵。LOD主要包括腹腔镜下电灼术、多点穿刺术或激光打孔术等。LOD是克罗米芬抵抗的PCOS的二线疗法,适合于克罗米芬抵抗、使用促性腺激素又不能严格监测、高LH的PCOS及促排卵药物治疗失败的患者;或同时存在其他导致不孕的因素的患者(如输卵管积水、盆腔粘连、子宫内膜异位症、宫腔粘连等)。LOD 的优点是损伤小,恢复快,手术同时还可检查并治疗盆腔等因素造成的不孕。此外,LOD 可增加 CC 抵抗的患者对 CC 和 Gn 的敏感性,缩短促排卵刺激时间,减少用药剂量,提高妊娠率,因此可在术后联合 CC/来曲唑(letrozole,LE)进行促排卵治疗,以提高排卵率和妊娠率。

LOD 术中使用的总能量是由打孔功率、打孔的数目及时间决定的,计算的公式:总能量=打孔功率(w)×每个孔使用的时间(s)×打孔数目。在实际操作中,打孔的数目一般都是根据经验以及卵巢的容积来确定的。LOD 对 PCOS 患者的疗效在一定程度上存在能量依赖性。研究认为,能量每卵巢 600 焦耳以下排卵率及妊娠率随着能量的增加而升高。目前,LOD 中使用的能量范围在 640~16 000 焦耳,最常用的能量为 600~1200 焦耳。Dabirashrafi 曾报道术后卵巢功能严重衰竭的案例,是在术中使用 16 000 焦耳的能量(400w×5s×8 孔)对卵巢进行打孔。而 Shalaby 和 El-Said 也曾报道,对双侧卵巢打孔超过 16 个,会导致卵巢功能的明显下降。也有研究表明,在卵巢表面打 1 个孔,就有 0.4ml 的卵巢组织受到破坏,表明在 LOD 术中使用的总能量对卵巢功能的影响是至关重要的。因此,在对 PCOS 患者打孔治疗时,除了要考虑 LOD 的有效性,也要注重卵巢功能的保护。具体的措施包括:①治疗个体化,应根据患者卵巢容积以及患者的内分泌状态考虑具体的治疗方案。②在保证 LOD 治疗的有效性的同时,减少打孔数,降低打孔功率以及时间。一般认为每个卵巢打 3~4 孔为宜,打孔功率 30~40w,打孔时间 4~5s。③在术中注意保护卵巢的血流供应,尽量避免在卵巢门打孔。④选择对卵巢损伤最小的技术,如 CO_2 激光或单极电凝等。

腹腔镜卵巢打孔术对 PCOS 进行治疗时,其诱发排卵的具体机制尚无定论,有可能存在的机制为:①LOD 破坏卵巢间质,减少雄激素分泌,有利于卵泡成熟和排卵;②卵泡刺激素(follicle-stimulating hormone,FSH)水平升高,黄体生成素(luteinizing hormone,LH)水平降低,纠正 LH/FSH 比值;③抑制素 B(inhibin B,INB)、同型半胱氨酸水平下降,肝脏性激素结合球蛋白(sex hormone binding globulin,SHBG)升高,垂体促性腺激素(gonadotropin,Gn)分泌明显上升,使得卵泡生长成熟及排卵情况得到明显改善;④雄激素水平下降,外周组织雄激素芳香化为雌酮的底物浓度明显减少,雌激素含量降低,避免对 FSH 产生负反馈效果,由此可以使得卵泡能够发育成熟;⑤释放卵泡液,使得卵巢张力下降,改善卵巢组织内的血液循环,余下的卵泡与促性腺激素的接触面积增加,优势卵泡迅速成熟而排卵;⑥卵巢间质受损,使卵巢产生生长因子如胰岛素样生长因子(insulin-like growth factor-I,IGF-I),增加卵巢对 FSH 敏感性;⑦卵巢中肾素-血管紧张素-醛固酮系统亢进与多囊卵巢综合征发育存在一定相关性,经手术治疗极有可能与破坏或干扰该系统存在相关性。

二、LOD 对 PCOS 血清甾体激素、胰岛素及卵巢储备功能的影响

研究表明,PCOS 患者 LOD 术后 LH、睾酮(testosterone,T)、雌二醇(estradiol,E_2)水平降低说明 LOD 确能减少术后 T 分泌,影响血液循环内 T 向 E 的转化,降低 E 水平,减少雌激素对卵泡成熟的抑制,纠正下丘脑-垂体-卵巢(H-P-O)轴的异常反馈,卵泡内的抑制素下降,FSH 水平上升,恢复 LH/FSH 的正常比例,促进卵泡的发育成熟。

研究报告,PCOS 患者术后胰岛素抵抗有所改善,胰岛素能刺激卵巢中的卵泡膜和间质细胞产生雄激素且与 LH 起协同作用,使雄激素分泌更多。胰岛素受体前、受体、受体后水平的胰岛素抵抗及代偿性的高胰岛素血症是 PCOS 发病机制中的重要因素,因此,PCOS 患者进行 LOD 治疗后,口服双胍类降糖药可增加外围组织对胰岛素的敏感性,降低代偿性高胰

岛素血症,降低 T 和 LH 浓度,促进月经恢复,提高受孕率。

在 PCOS 患者中,血清抗米勒管激素(anti-mullerian hormone,AMH)水平与卵巢体积及雄激素水平正相关,卵巢体积大小代表了窦卵泡数目的多少,AMH 来源于窦卵泡,是反映卵巢储备功能的一个重要指标,另外,可能由于 AMH 抑制芳香化酶活性,从而使雄激素水平升高。研究显示,LOD 能有效地降低 PCOS 患者的窦卵泡数及 AMH 值并提高排卵率及妊娠率。

INB 是由正在生长卵泡的颗粒细胞分泌的糖蛋白,能够反映基础窦卵泡数,是评价卵巢功能的一个有效指标。LOD 术后下降可能就是由于打孔对卵巢组织的破坏,丢失了一部分卵泡而导致的。在早期的研究中,Lockwood 等发现 PCOS 患者中 INB 的水平较正常人高,并缺乏周期性变化规律,而在 LOD 术后 INB 降低,并在一定程度上恢复了周期性变化。

基础 FSH 水平(第 2~3 天)是临床上评价卵巢功能的一个非常重要的指标。一般认为,基础 FSH 大于 10U/L,提示卵巢储备功能下降。PCOS 有较高水平的基础 LH,因此基础 LH/FSH 较高。研究表明,LOD 能有效地降低 LH、升高 FSH 的水平,一方面说明了 LOD 治疗 PCOS 的有效性,另一方面 FSH 的升高也在一定程度上提示了 LOD 对卵巢功能的潜在损害。

经阴道 B 超能直观并准确地通过测量卵巢体积(ovary volume,OV)、窦卵泡计数(antral follicle count,AFC)来评价卵巢的储备功能。AFC 与卵巢年龄相关,随着年龄的增长,AFC 减少。然而,由于 PCOS 患者 AFC 水平显著地高于正常人,即使 LOD 术后患者的 AFC 及 OV 虽然较术前下降,但仍比正常生育年龄妇女高。

患者对促排卵的效果与卵巢的储备功能有一定的关系。对于 LOD 术后进行 IVF 治疗的患者,卵巢的反应较其他患者差,需要使用更多的促性腺激素以获得相同的卵子数。这表明,PCOS 患者经过 LOD 后,卵巢对促排卵药物的反应降低,这可能与 LOD 术后 T 水平下降、卵巢储备功能的下降以及卵巢组织瘢痕及血流改变有关。但由于 PCOS 患者本身存在卵巢储备功能的过度,即使在 LOD 术后,患者仍有较正常人高的卵巢储备功能。

三、LOD 改善 PCOS 患者妊娠结局

杨辉等对多囊卵巢综合征的患者随机进行 B 超下经阴道卵泡穿刺术或腹腔镜卵巢打孔术,术后 3 个月,腹腔镜卵巢打孔术组 LH、T 明显低于 B 超下经阴道卵泡穿刺,FSH 明显高于 B 超下经阴道卵泡穿刺组,表明患者的下丘脑-垂体-卵巢系统较前趋于平衡;经 1 年随访,B 超下经阴道卵泡穿刺组妊娠 17 例(53.1%),腹腔镜卵巢打孔组妊娠 28 例(77.8%),疗效显著;张云丽等研究发现,腹腔镜下卵巢打孔术组与 B 超下阴道卵泡穿刺组相比较而言,前者术后激素水平与流产率、妊娠率以及自然排卵率明显更优,差异有统计学意义($P<0.05$)。张晓等对 41 例难治性多囊卵巢综合征采用腹腔镜下卵巢表面电灼术治疗,发现术后排卵率为 90.24%(37/41),妊娠率为 51.22%(21/41),流产率为 14.63%(6/41),腹腔镜下卵巢表面电灼术对于 PCOS 患者具有显著的诊疗成效,有较高的排卵率,以及较低的流产率。谢秀敏等研究发现,52 例患者中的 50 例月经情况明显改善,LOD 的有效性高达 96.2%。这 50 例患者中的 46 例经自然周期或者 CC 治疗后取得排卵,排卵率达 88.5%,26 例患者在术后 2 年内获得妊娠,更有 23 例患者成功单胎分娩。对于 LOD 术后 8 周仍无排卵的患者,可加用 CC 或 Gn 辅助治疗,可以获得 67%的持续妊娠率。最近 1 项 Meta 分析发现,LOD 组患者术后 6 个月 AMH 及 AFC 显著降低,排卵率及妊娠率显著升高,但手术效果作用短暂,在术后 4~6 个月开始逐渐下降。

LOD 对患者卵巢储备功能的长期影响尚不明确。2 项对 LOD 后的 PCOS 患者进行了长达 6~10 年的随访研发发现,卵巢容积从术前 11ml 降低至 8.5ml(术后 1~3 年),而之后更长期的随访其平均值保持在 8.4ml 左右(4~9 年);另外一项研究表明,LOD 术后 6~10 年患者的平均 FSH 水平为 5.7U/L,而在这些随访的患者当中,均没有卵巢早衰(pre-mature ovarian failure,POF)的发生。对比非楔形切除术的 PCOS 患者,楔形切除术后患者的绝经年龄显著提前,尤其是对于 30 岁以前手术的患者,绝经的年龄可提前到 40.3 岁。相比卵巢楔形切除术,LOD 对卵巢组织的破坏相对较小。对于 LOD 是否会影响患者绝经的年龄,仍需进一步的追踪。目前研究 LOD 似乎会使患者保持相当或略下降的卵巢储备功能,但控制卵巢打孔数量、电凝强度和时间十分必要,一般不会导致卵巢早衰的发生。

治疗 PCOS 不孕应当首选药物促排卵治疗,当药物治疗无效时采用 LOD 治疗。但因手术并未消除病因,远期存在复发的风险,有学者认为,此手术的疗效会在 1 年后下降至 55%。因此应于术后卵巢功能恢复后积极受孕。术后 3 个月如未能成功受孕应结合药物促进排卵治疗,增加受孕概率。如手术治疗效果不佳,无自然受孕机会者又有生育要求,可尽早选择辅助生育技术助孕。基于目前的证据,对于 CC 抵抗的 PCOS 患者腹腔镜卵巢打孔术后不良生殖结局的可能预测指标包括:低基础 LH 水平、雄激素增多症的生物标志物(游离雄激素指数≥15,术前雄烯二酮水平<4.1mmo/L)、高 AMH 水平、不孕时长>3.5 年、年龄>35 岁等。

四、注水腹腔镜下卵巢打孔(THLOD)优缺点

(一) 典型的腹腔镜下多囊卵巢特征

包膜增厚呈珍珠色,表面不平(约占 73%);卵巢增大(约占 80%);卵巢包膜下有多个卵泡,向卵巢表面稍突出(约占 71%);卵巢表面血管增多呈网状(约占 64%);因无排卵卵巢表面平滑无切迹(图 2-1-1)。

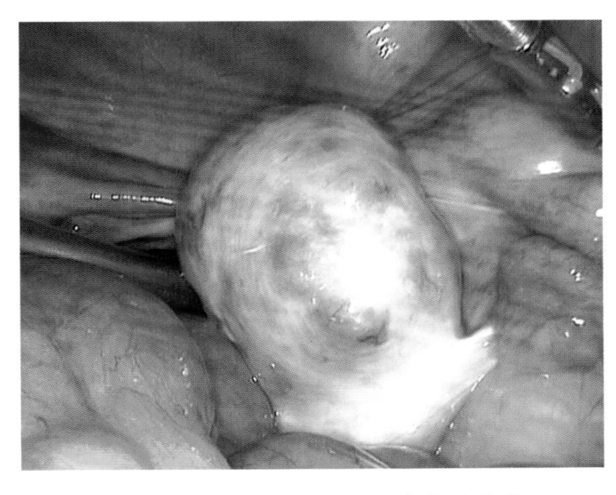

图 2-1-1 腹腔镜下 PCOS 患者的卵巢

(二) 注水腹腔镜下卵巢打孔 THLOD 优缺点

1. 注水腹腔镜下卵巢打孔(trans-vaginal hydrolaparoscopic ovarian drilling, THLOD)可以在门诊进行、费用低、不需全身麻醉、手术更微创、手术时间短、术后恢复快,术后 2 小时左右患者即可离院回家,这些优点极大提高了患者的依从性。

2. 注水腹腔镜直视盆腔内宫体后方、输卵管、卵巢及其周围的病变情况,能准确观察输卵管有无扭曲、增粗、伞端有无闭锁,同时行宫腔镜检查及宫腔镜下输卵管口插管通液术,判断输卵管是否通畅以及阻塞的部位;还可对宫腔内的不孕因素及近端阻塞的输卵管进行诊断和治疗;盆腔是否存在子宫内膜异位病灶等(图 2-1-2、图 2-1-3)。

3. 使用双极电流技术进行打孔操作,手术精确度较单极电流技术更高,组织破坏高度局限化,不容易损伤卵巢间质,术后不易发生卵巢萎缩和卵巢功能衰竭等并发症。

4. Femandez 等报道了 80 例 THLOD,术后随访(18.1±6.4)个月,有 91%的患者恢复了

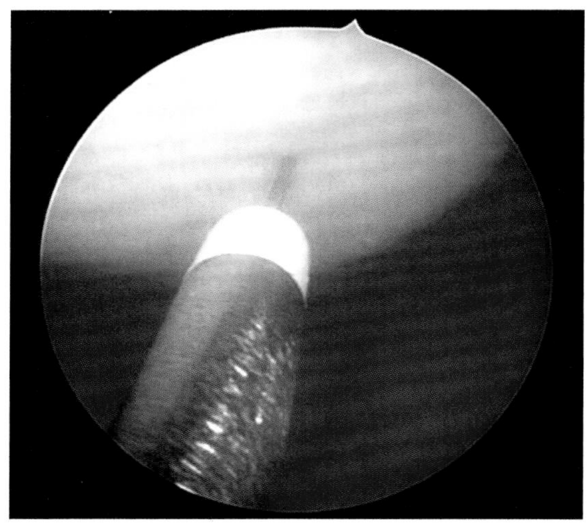

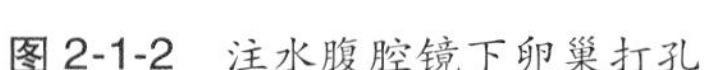
图 2-1-2 注水腹腔镜下卵巢打孔

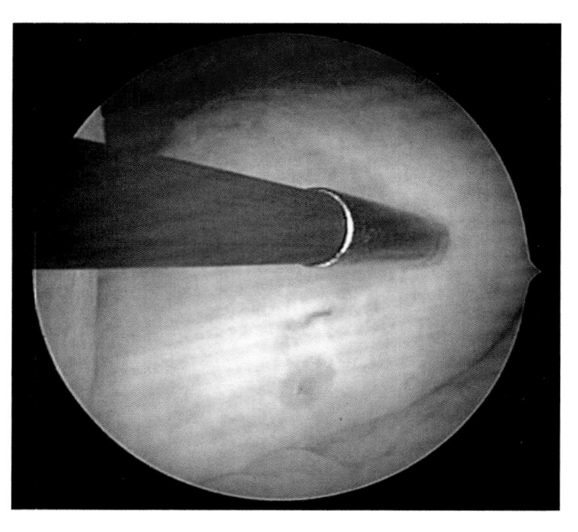

图 2-1-3 注水腹腔镜下卵巢打孔

规律的排卵周期，其中仅因为打孔手术得以妊娠者占 39.7%，而包括术后自然周期与药物辅助治疗周期的累积妊娠率达 60.0%。其妊娠率与经腹腹腔镜下卵巢打孔术的妊娠率基本相同。

5. 注水腹腔镜的局限性 因注水腹腔镜不能像标准腹腔镜一样提供盆腔的全景，致使视野受限，不能发现宫体前方的病变；当盆腔粘连严重时，子宫体后方的一些病变也不能被发现，故注水腹腔镜存在一定的漏诊率。

（马 玎 包洪初）

第二节 腹腔镜下卵巢良性肿瘤剥除术

一、适应证与禁忌证

（一）适应证

1. 卵巢肿瘤一经发现，应行手术治疗。年轻患者、要求保留卵巢功能者可行卵巢肿瘤剥除术。

2. 对于单侧的直径≤8cm 卵巢囊性肿物，观察或者口服避孕药 2~3 个月，若囊肿持续存在或者增大者。

（二）禁忌证

1. 怀疑囊肿为恶性或术前明确为恶性者。

2. 肿瘤过大，不宜操作。

二、方法与技巧

1. 探查整个盆腔，了解卵巢肿瘤表面是否光滑，包膜是否完整，盆腔是否有粘连，盆腔内是否有其他异常的赘生物（图 2-2-1）。

2. 大肿瘤常位于子宫后方，可用分离钳及吸引器将患侧卵巢撬起，置于子宫前上方。

3. 单极电凝钩采用低能量的电凝切开少许肿瘤包膜（图 2-2-2）。用分离钳自此切口钝

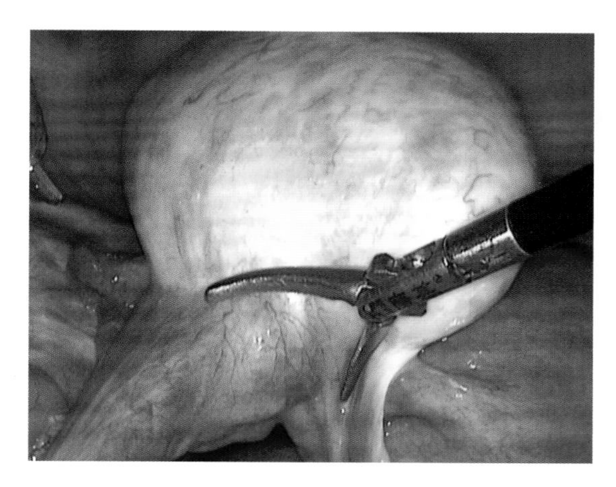

图 2-2-1 探查盆腔及卵巢肿瘤，见肿瘤表面光滑，无赘生物，与周围组织无粘连。结合患者术前 B 超，考虑为畸胎瘤

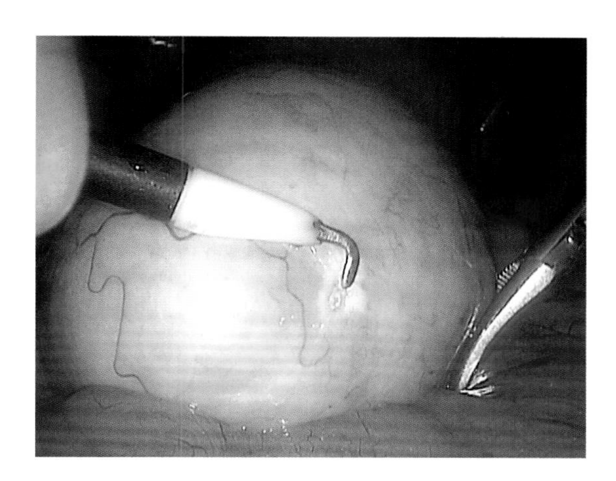

图 2-2-2 单极电凝钩低能量切开囊肿表面正常的卵巢组织，不要切太深，以免切破肿瘤壁

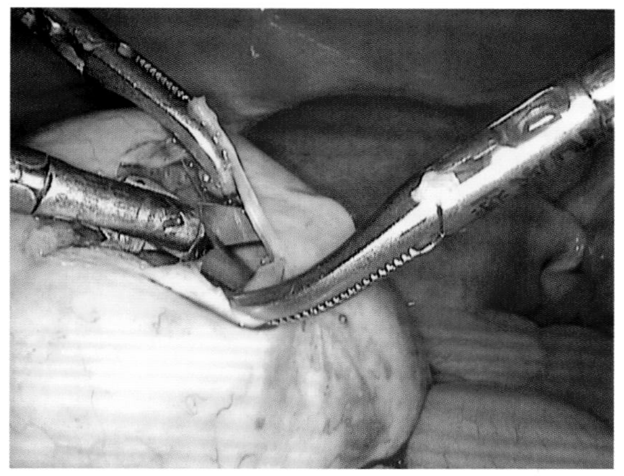

图 2-2-3 打开肿瘤包膜后，可以用剪刀或者分离钳钝性分离肿瘤与卵巢组织间隙，然后剪开包膜，扩大开口

性分离肿瘤壁与包膜间隙，并将分离钳张开，用剪刀自分离钳的间隙剪开包膜。剪开包膜的长度相当于卵巢肿瘤的直径（图 2-2-3）。

4. 用分离钳钳夹肿瘤包膜并向同一方向连续转动分离钳，采用"卷发"式自切缘向四周分离（图 2-2-4）。遇到肿瘤壁与包膜粘连较密的地方可用剪刀锐性分离（图 2-2-5）。完整剥除囊肿（图 2-2-6）。如遇到血管出血较多时，可用双极电凝囊肿侧血管，减少电凝对卵巢组织的影响。手术中应尽量避免囊壁破裂。

5. 3-0 可吸收线自剥离面连续缝合创面（图 2-2-7），恢复卵巢的正常形态（图 2-2-8）。

6. 置入标本袋，将切除的肿瘤移入标本袋中，吸净囊内液（图 2-2-9）。自穿刺口取出标本送快速病理。

7. 充分冲洗盆腔，吸净盆腔内的囊液或其他肿瘤组织（图 2-2-8）。

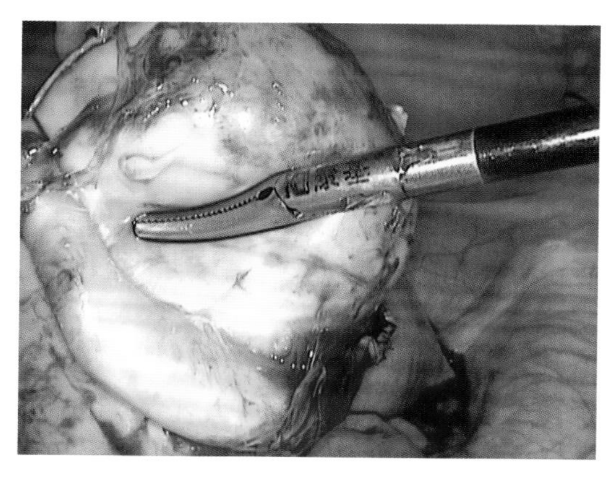

图 2-2-4 钝性分离，采用"卷发"式剥离囊壁，界限清楚时，出血较少。最大限度减少正常卵巢组织的丢失

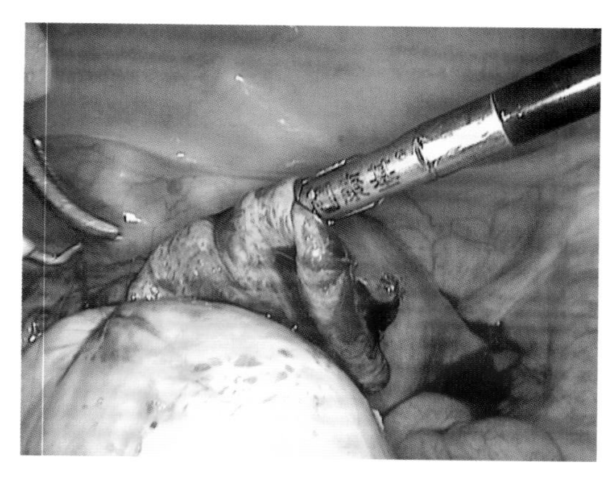

图 2-2-5 助手钳夹囊肿壁并旋转分离钳，手术者可以固定肿瘤，协助"卷发"式剥离，遇到较难剥离时，可以用剪刀锐性的分离

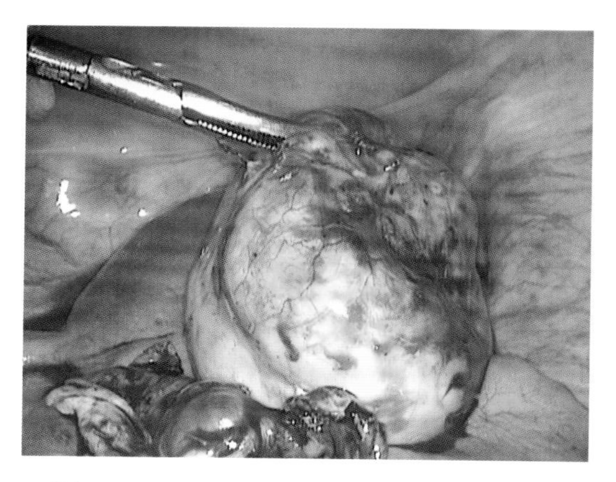

图 2-2-6 完整的剥除卵巢肿瘤，剥离中避免囊肿壁破裂

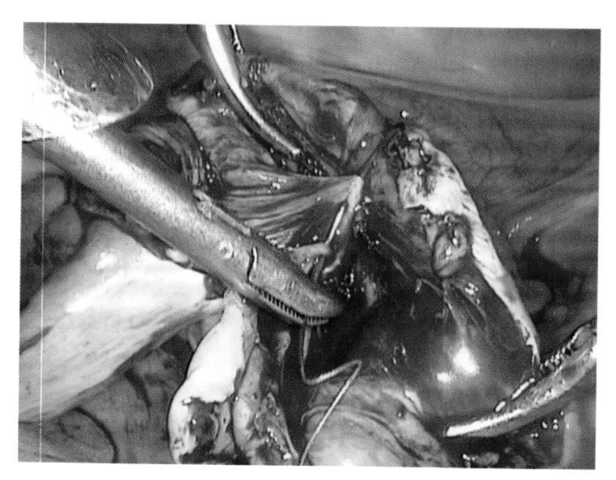

图 2-2-7 缝合卵巢创面。3-0 可吸收线自卵巢剥离面开始缝合，从卵巢门部位开始，可以采用"荷包"式缝合，不要缝合过紧过密，达到能止血及卵巢成形的效果即可

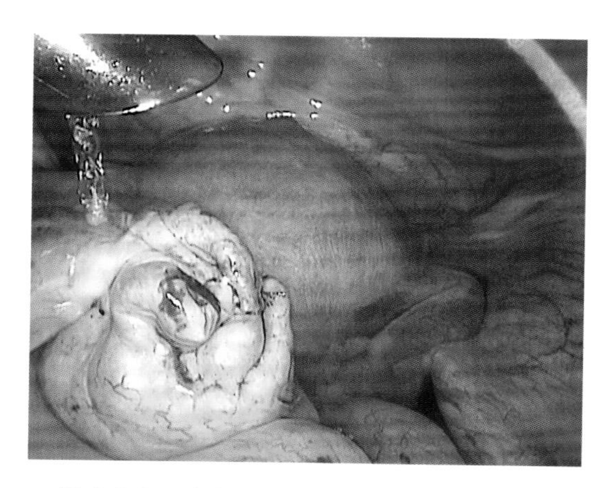

图 2-2-8 缝合后的卵巢，基本恢复正常的形态，缝线不要穿透卵巢组织，线结打在卵巢内，减少术后粘连的机会。缝合完毕，充分冲洗整个盆腔

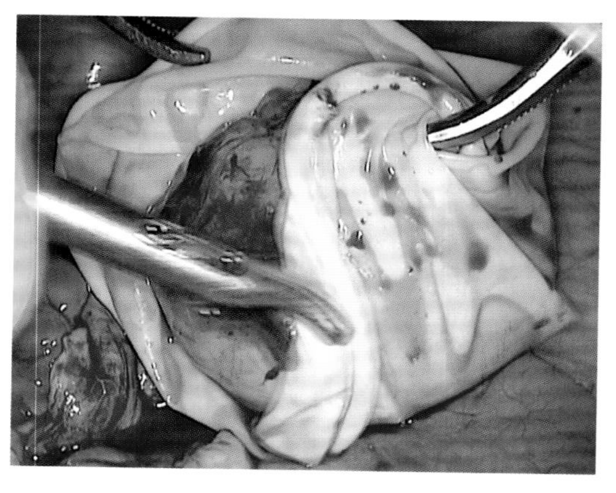

图 2-2-9 把肿瘤放进取物袋中取出，防止肿瘤破裂污染盆腔

三、注意事项

1. 术前应进行卵巢肿瘤标志物、盆腔超声检查(图 2-2-10),必要时行盆腔 CT 及 MRI 检查,充分评估肿瘤性质。

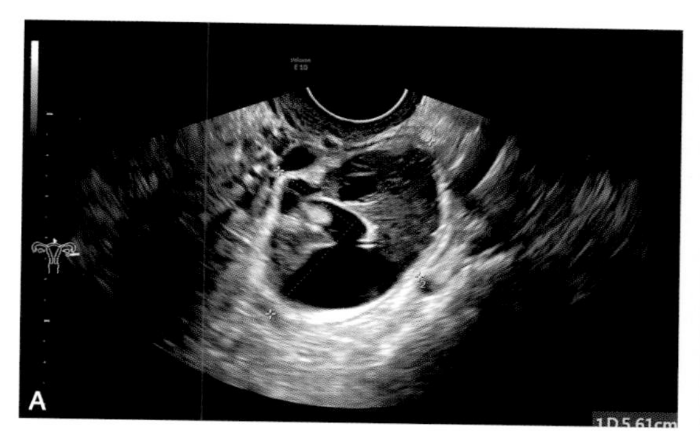

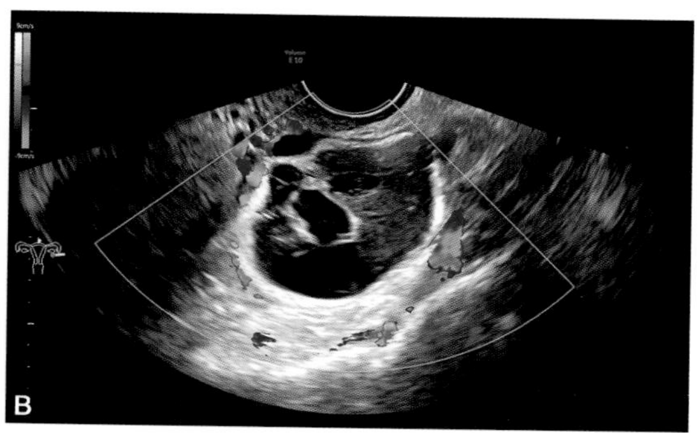

图 2-2-10 盆腔超声检查

A. 超声提示卵巢内可见大小约 5.6cm×4.1cm 的肿物,肿物内可见稍强团块回声,考虑畸胎瘤可能性大;B. 超声显示肿瘤周边血流情况。肿瘤囊内强回声未见血流信号

2. 一般良性肿瘤绝大多数是单侧的,只有 5%是双侧性的,对侧卵巢可作外观检视和触探。目前多数学者不主张对侧卵巢的常规切开探查,因对侧卵巢剖腹探查并不能预测双侧发病,反而会增加术后粘连的机会。

3. 切除的肿瘤,应尽可能作术中冰冻切片检查,以排除恶性可能。

4. **卵巢功能的保护** 卵巢肿瘤剥除过程中会导致正常卵巢的组织随肿瘤壁剥除而丢失。在手术过程中首先要确定卵巢组织与肿瘤的正确层次。正确的层次一般易于剥离,且出血量较少。其次,剥离过程中出血多时,尤其靠近卵巢门位置,不可盲目的大面积电凝止血,可联合吸引器吸引,找准出血点,采用钳夹或者压迫方式暂时止血,快速剥除肿瘤后行缝扎止血。特别是有些术者为了避免术后复发或为了剥除后修复卵巢方便,过多的切除了正常的卵巢组织,这些均应尽量避免。

5. 卵巢肿瘤剥除术后应给予缝合卵巢,一方面恢复卵巢正常形态,另一方面可有止血作用。缝合时缝线不可过密,以免影响卵巢血供。

6. **术中肿瘤破裂问题** 卵巢肿瘤一旦破裂,囊液外溢可造成腹腔污染、化学性刺激引起腹膜炎、肿瘤的种植。因此肿瘤破裂时应及时吸净溢出囊内液。术后反复冲洗盆腹腔。对于畸胎瘤的油脂,可使用温水冲洗。对于较大的肿瘤(直径大于 8cm),可在剥离前进行穿刺吸净囊内液后再行剥离。

四、病例分享

患者蔡××,39 岁,查体发现盆腔肿物 34 天入院,无其他不适。妇科检查:子宫正常大小,左侧附件区可扪及大小约 6cm×5cm 的包块,边界清,活动好,右侧附件区未扪及异常。血 CA125:63.18U/ml。术中完整剥除肿瘤,术后病理示:左侧卵巢囊性成熟性畸胎瘤。

五、本例手术体会

1. 本例为畸胎瘤患者,单极电凝打开肿瘤表面包膜时注意切的不要太深,避免把囊肿壁一起切破而导致囊内容物外溢。

2. 打开肿瘤包膜后找到正确的间隙至关重要，然后钝性分离，才能做到剥离过程中出血不多。

3. 靠近卵巢门时，分离钳钳夹肿瘤蒂部，减少出血。剥除肿瘤后，分离钳立即钳夹大块卵巢组织并压迫于子宫后方，也能减少出血的机会。尽量不用能量止血。

4. 完整的剥除肿瘤，减少盆腔内污染。

5. 畸胎瘤内容物自穿刺口取出困难时，可适当扩大穿刺口。

6. 术中快速病理提示为囊性成熟性畸胎瘤。

六、术后随访

患者目前恢复良好，无肿瘤复发，目前因个人原因尚未试孕。

（何顺之　陈春林）

第三节　腹腔镜下卵巢巧克力囊肿剥除术

一、适应证与禁忌证

（一）适应证

1. 卵巢子宫内膜异位囊肿直径≥4cm。
2. 合并不孕且卵巢储备功能良好。
3. 子宫内膜异位症患者以盆腔包块为首要就诊原因时，附件区囊肿<4cm，排除功能性囊肿，在下 1 个月经期结束 3~5 天复查，或者服用短效避孕药 3 个月后复查，如囊肿无变化或者增大者。

（二）禁忌证

1. 怀疑囊肿为恶性或术前明确为恶性者。
2. 可疑盆腔粘连严重，不宜操作。

二、方法与技巧

1. 探查整个盆腔，了解卵巢囊肿表面是否光滑，包膜是否完整，盆腔是否有粘连，盆腔内是否有其他异常的赘生物（图 2-3-1）。

2. 如盆腔有粘连，先分离粘连，恢复正常的解剖结构。卵巢巧克力囊肿往往与子宫（图 2-3-2）、输卵管（图 2-3-3）等器官粘连，分离粘连及剥除过程中一般难以避免破裂，所以较大的囊肿可在囊肿剥离前自囊肿薄弱部位穿刺或者电凝切开，吸净囊内容物。并且卵巢巧克力囊肿往往与周围组织粘连，分离粘连过程囊肿往往也会破裂（图 2-3-4），可自破裂口迅速吸净囊内液，尽量避免囊液污染盆腔（图 2-3-5）。

3. 寻找正确的囊肿壁与正常卵巢的间隙（图 2-3-6），是保护卵巢组织及减少出血的前提。如囊肿破裂口处辨别囊肿壁困难，可用剪刀稍扩大破裂口，自剪开的创缘找到二者间隙，分离囊肿壁。

4. 分离囊肿壁

（1）“水分离”：自囊肿壁与正常卵巢组织间隙穿刺后，用穿刺针注射生理盐水或者稀

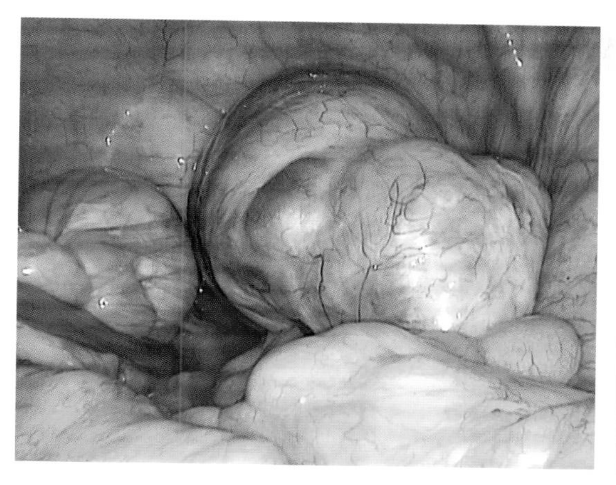

图 2-3-1　探查盆腔考虑为双侧的卵巢巧克力囊肿，右侧较大。盆腔内及卵巢表面未见赘生物

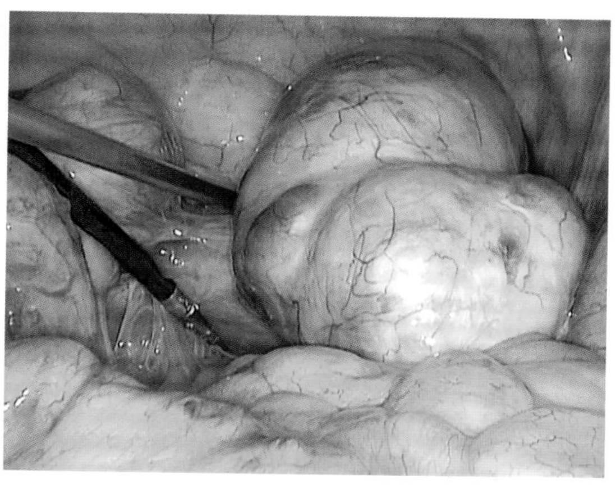

图 2-3-2　进一步探查见子宫及双侧卵巢与周围的组织粘连，可先给予分离粘连，恢复正常的解剖位置

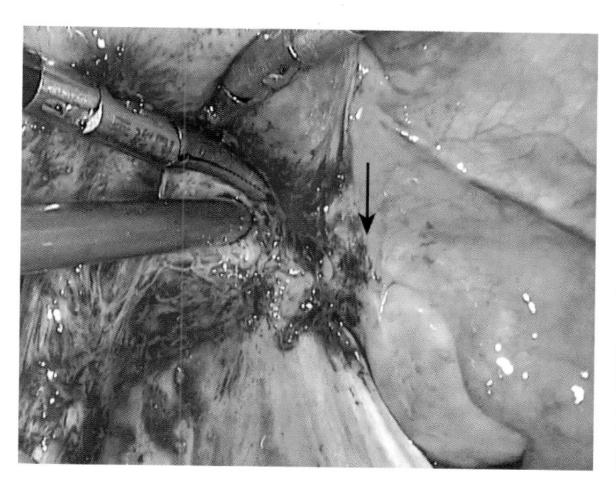

图 2-3-3　本图所示盆腔子宫内膜异位症导致输卵管的粘连，致使输卵管扭曲，影响受精卵的运输而导致不孕

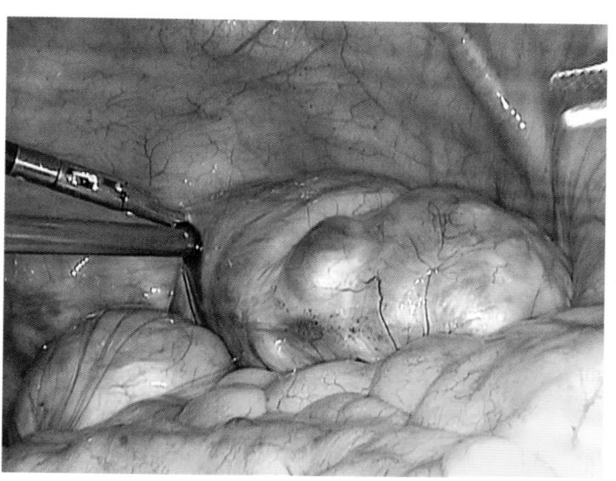

图 2-3-4　在探查分离粘连过程中囊肿壁破裂，将吸引器对准破裂口，吸掉囊液，尽量避免囊液流入盆腔

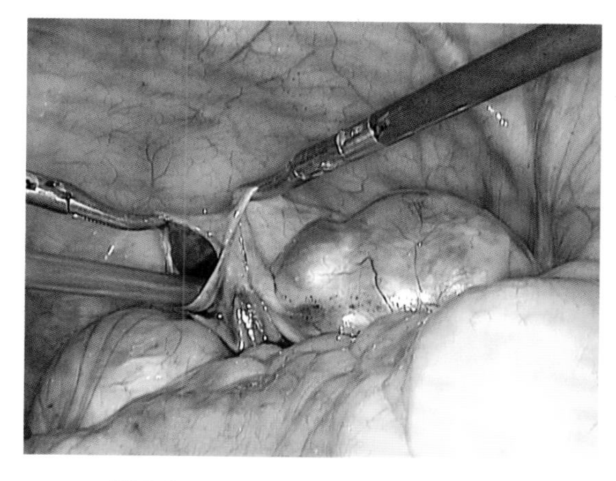

图 2-3-5　扩大破裂口，将囊内液吸净

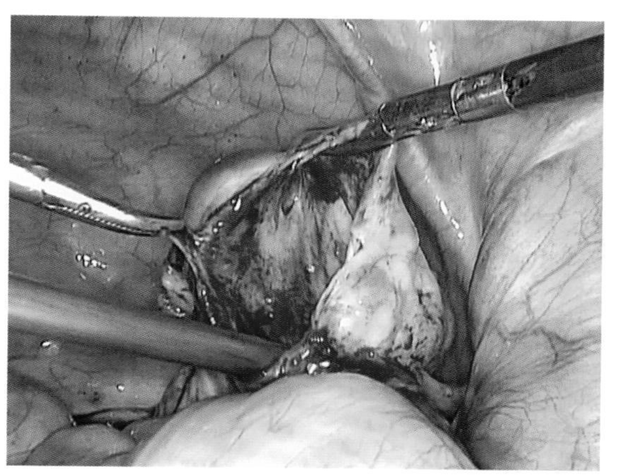

图 2-3-6　吸净囊内液后充分暴露囊腔，辨别囊肿壁与正常的卵巢组织间隙

释的垂体后叶素(1∶60)(图2-3-7),利用液体的压力,将囊肿壁与正常卵巢组织完整膨隆并分离(图2-3-8、图2-3-9)。

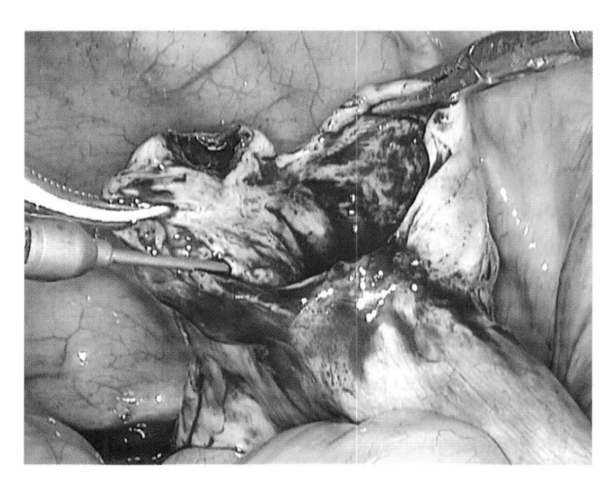

图2-3-7 用穿刺针在囊肿壁与卵巢组织间隙注射生理盐水,行水分离

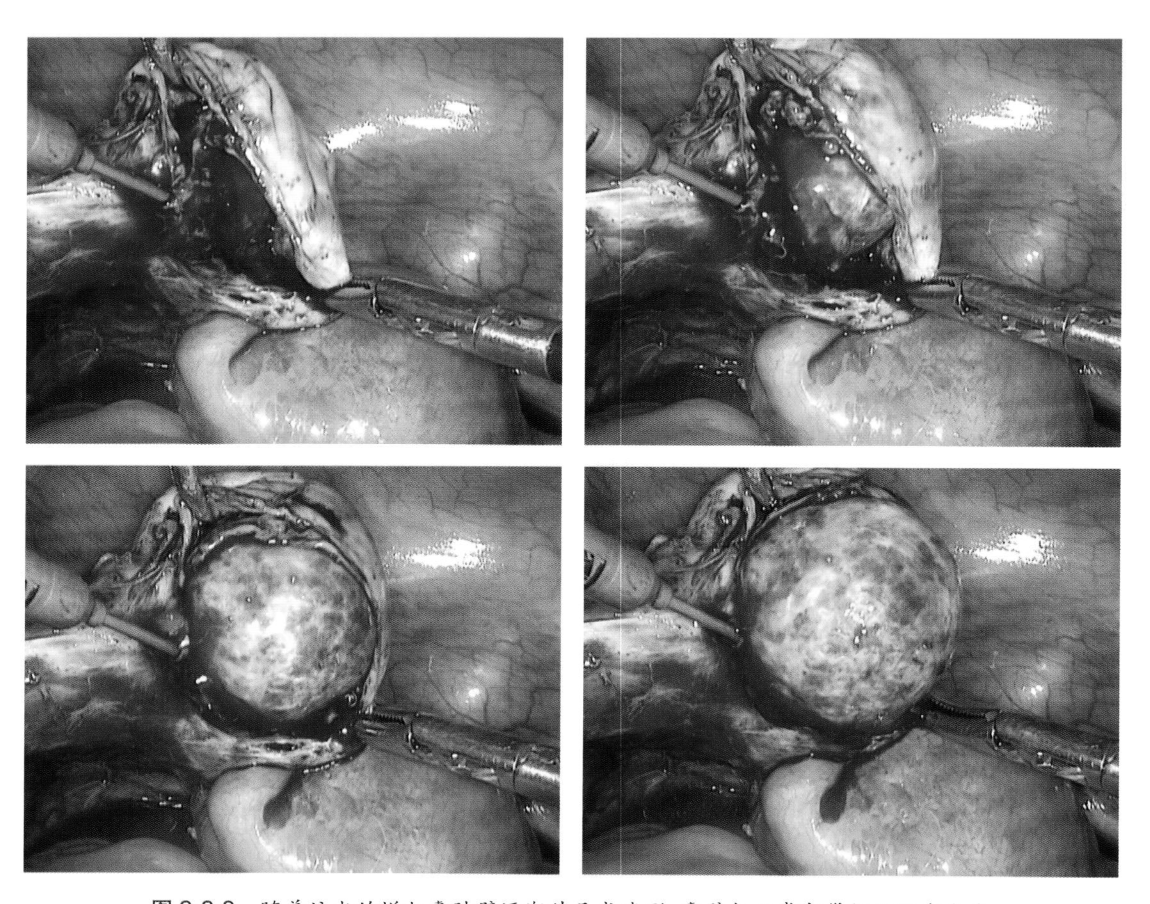

图2-3-8 随着注水的增加囊肿壁逐渐外凸成球形,囊壁与正常卵巢组织逐渐分离

（2）“卷发”式分离：一分离钳钳夹卵巢组织，另一分离钳钳夹囊壁分别呈顺时针或者逆时针反向持续旋转，囊肿壁与卵巢组织分离。粘连致密处可用剪刀锐性分离（图 2-3-10）。

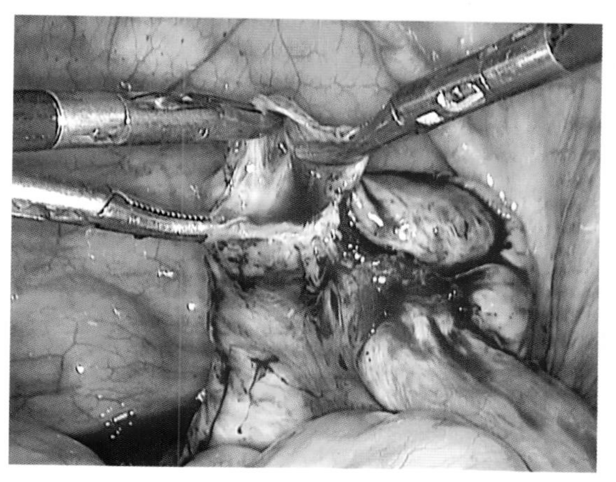

图 2-3-9　自破裂口沿水分离的间隙可轻松的剥离囊肿壁，由于水压的作用，减少了出血

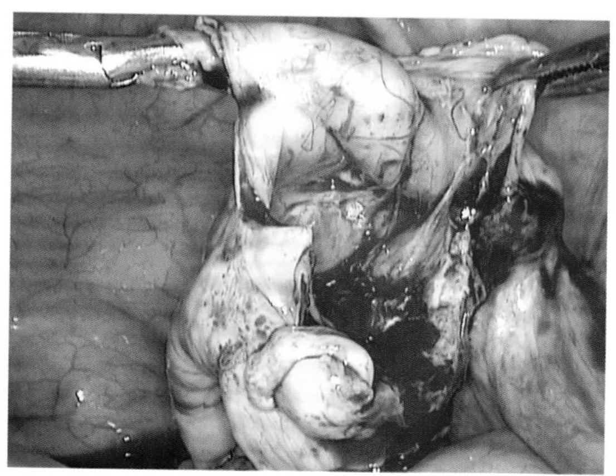

图 2-3-10　结合“卷发”式分离，分离钳卷起的为囊肿壁。水分离后囊肿壁与卵巢组织界限清晰，能较大限度的减少正常的卵巢组织随囊肿壁剥离而丢失，影响卵巢的功能

5. 破裂口边缘质硬的纤维组织，往往含有病灶，使用剪刀给予减除。

6. **缝合卵巢**　3-0 可吸收线自卵巢剥离面连续缝合创面，恢复卵巢的正常形态（图 2-3-11）。缝合完毕缝线均被包埋在卵巢内，减少术后粘连的机会（图 2-3-12）。

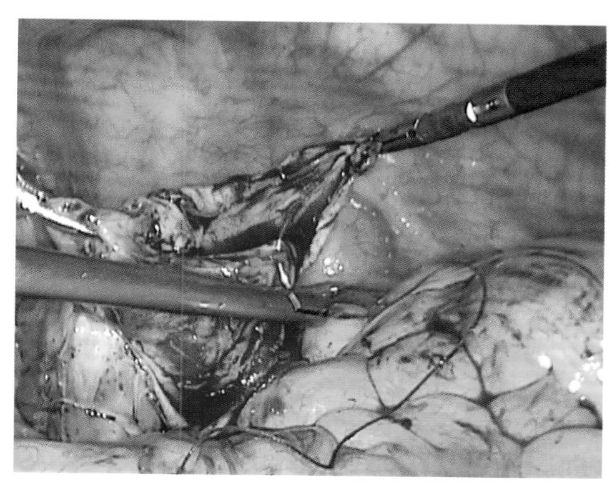

图 2-3-11　剥离囊肿后自卵巢剥离面缝合卵巢使其成形

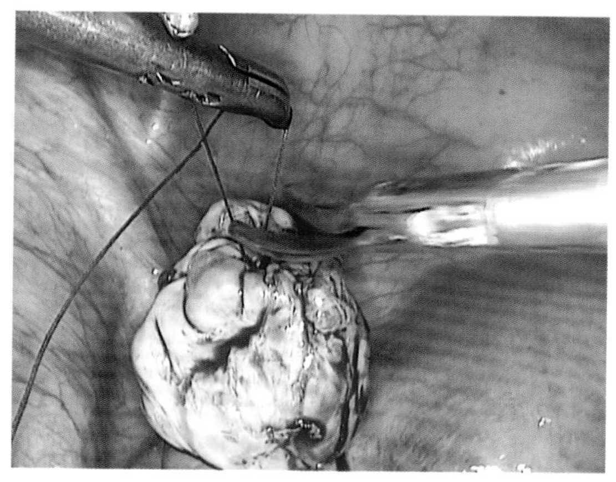

图 2-3-12　缝合后卵巢，基本恢复正常的形态。缝合成形后，可减轻卵巢与周围组织粘连。取出标本，充分冲洗盆腔，避免囊肿流出的囊内液残留盆腔

7. 自穿刺口取出剥除的卵巢囊肿标本送快速病理，排除恶性病变。

8. 探查盆腔内是否有其他的子宫内膜异位病灶，可一并将可见的子宫内膜异位病灶切除（图 2-3-13）。

9. 充分冲洗盆腔，将盆腔内的脏器表面及腹膜上沾染的囊液充分冲洗干净。

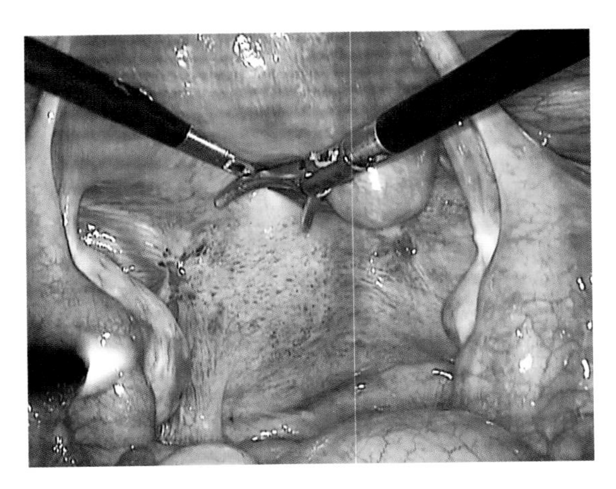

图 2-3-13 探查盆腔内有其他的子宫内膜异位病灶，可一并将可见病灶切除

三、注意事项

1. 术前应进行影响学检查，了解囊肿情况，最常用的为 B 超检查（图 2-3-14）。同时进行充分的卵巢功能评估，对于卵巢子宫内膜异位囊肿伴卵巢功能下降者，可首先考虑 GnRH-a 并辅助生育治疗，怀疑恶性变时再考虑手术治疗。

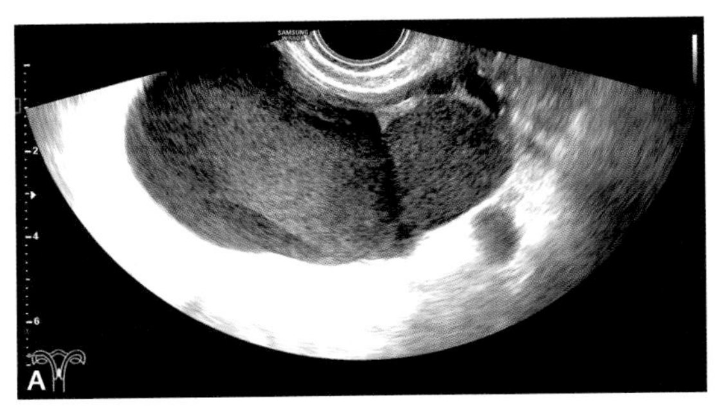

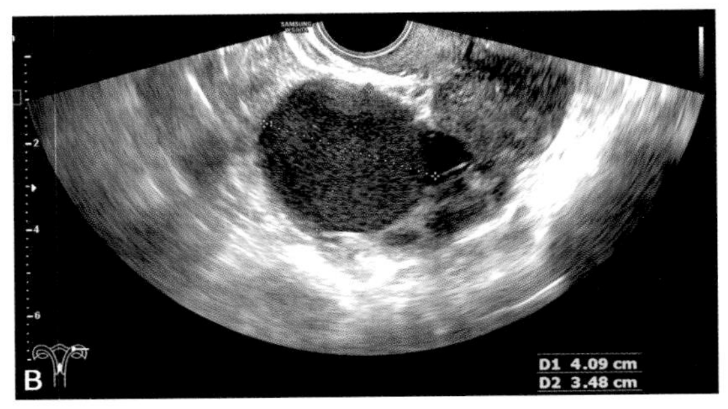

图 2-3-14 超声提示卵巢囊肿情况，A 中可见分割，呈多囊性；B 中提示囊内泥沙样回声，考虑卵巢子宫内膜异位囊肿可能大

2. **卵巢功能的保护** 很多研究表明，术前卵巢子宫内膜异位囊肿患者因囊肿的纤维化等原因，卵巢的储备功能已经受到影响。另有研究表明，卵巢囊肿剥除过程中会导致正常卵巢的组织随囊肿壁剥除而丢失。因此在手术过程中首先要确定好正确的卵巢组织与囊肿壁的层次。正确的层次一般易于剥离，且出血量较少。其次，剥离过程中出血多时，尤其靠近卵巢门位置，不可盲目的大面积电凝止血，可联合吸引器吸引，找准出血点，采用钳夹或者压迫方式暂时止血，快速剥除囊肿后行缝扎止血。最后，对于剥离囊肿壁后的卵巢应给予缝合，一方面恢复卵巢正常形态，另一方面可有止血作用。缝线避免穿透卵巢皮质，且缝合时缝线不可过紧，以免影响卵巢血供。

3. 因卵巢巧克力囊肿往往为多发，所以术中剥除囊肿后充分探查卵巢，避免遗漏。一般卵巢巧克力囊肿剥除后，剥离面呈凹陷，如仍有外凸，应探查是否存在其他囊肿。对于卵巢表面的异位病灶，应给予去除。

4. 患有卵巢巧克力囊肿患者，往往盆腔内有脏器的粘连，行囊肿剥除过程中注意解剖结构，避免损伤周围脏器，尤其是肠管及输尿管。如术前通过相关的查体预估到粘连较重时，手术操作前输尿管可放在双J管做指示，并行肠道准备。

5. 为防止术后卵巢周围粘连，术中缝合要将囊腔闭合，卵巢切缘对合，缝线自卵巢创面缝合，不要穿透皮质，线结打在卵巢内。并可使用防粘连药物。

6. 对于合并不孕患者可同时进行宫腔镜检查及输卵管通液。

7. 对于卵巢子宫内膜异位囊肿复发的患者再次手术时应慎重。研究显示再次手术后妊娠率仅为初治的1/2，且对卵巢储备功能影响较大，建议首选囊肿穿刺术及辅助生殖技术治疗。

四、病例分享

患者潘×，33岁，查体发现双侧卵巢肿物3年，无其他不适。妇科检查：子宫正常大，活动欠佳。双侧附件区明显增厚，无压痛。B超提示子宫正常大小，双侧卵巢均可见囊肿，囊肿内可见泥沙样低回声。右侧大小约6.2cm×5.1cm，左侧大小约4.1cm×3.6cm。术中见双侧卵巢均有囊肿，盆腔内有粘连。术后病理提示为双侧卵巢子宫内膜异位囊肿。

五、本例手术体会

1. 本例为双侧卵巢子宫内膜异位症患者，卵巢囊肿与周围组织粘连。与输卵管粘连后，影响输卵管的正常走行而影响怀孕。首先分离粘连，恢复正常的解剖。钝性分离过程中囊肿破裂，吸净囊内液。

2. 自破裂口寻找囊壁与正常组织间隙较为顺利，扩大破裂口，找到正确的间隙。如果分界面辨认不清，可用分离钳抓紧切口两侧，向相反方向牵拉，将切口进一步撕大，此时由于囊壁与卵巢组织张力不同，两者之间则可出现分离面。

3. 采用了“水分离”及“卷发”分离的相结合的方法。于卵巢与囊肿间隙注入生理盐水，囊肿壁自动剥离，减少了正常卵巢组织损失。

4. 分离过程中创面有渗血，不要急于电凝，采用钳夹压迫后，迅速的完整的剥除囊肿壁。同时该患者右侧卵巢呈多囊性，探查后剥除其他的囊肿，避免遗漏。

5. 缝合卵巢自剥离面缝合，线不要穿透卵巢皮质，恢复卵巢的形态。

六、术后回访结局

该患者目前恢复良好，无卵巢巧克力囊肿复发，已试孕半年，现未孕。

（何顺之　陈春林）

参考文献

1. Li TC，赵玉婷. 多囊卵巢综合征及卵巢打孔术. 国际生殖健康/计划生育杂志，2017(03)：189-194.
2. 韩先龙，任婧婧，王玉婷. 腹腔镜下卵巢打孔术治疗多囊卵巢综合征合并不孕症的安全性以及有效性研究. 解放军预防医学杂志，2016(S1)：266-267.
3. 高坦兵，张亚东，丁晓丽，等. 多囊卵巢综合征性不孕的手术治疗——附389例临床分析. 中外女性健康研究，2017(02)：140-145.
4. Api M. Is ovarian reserve diminished after laparoscopic ovarian drilling. Gynecol Endocrinol，2009，25(3)：

159-165.

5. Dabirashrafi H. Complications of laparoscopic ovarian cauterization. Fertil Steril,1989,52(5):878-879.
6. 关晓霞. 腹腔镜下卵巢打孔术对多囊卵巢综合征合并不孕症的治疗价值分析. 中国疗养医学,2016,25(7):692-694.
7. 徐琳,崔竹梅,高少波. 腹腔镜下卵巢电凝打孔术对 PCOS 患者胰岛素抵抗及性激素的影响. 山东医药,2005,45(24):23-24.
8. 赵丽莎. 腹腔镜下卵巢打孔术对多囊卵巢综合征合并不孕症的治疗效果探讨. 中国现代药物应用,2016(14):169-170.
9. Kubota T. Update in polycystic ovary syndrome: new criteria of diagnosis and treatment in Japan. Reprod Med Biol,2013,12(3):71-77.
10. Kandil M,Rezk M,Al-Halaby A,et al. Impact of Ultrasound-Guided Transvaginal Ovarian Needle Drilling Versus Laparoscopic Ovarian Drilling on Ovarian Reserve and Pregnancy Rate in Polycystic Ovary Syndrome: A Randomized Clinical Trial. J Minim Invasive Gynecol,2018(18):30138-30139.
11. 杨辉. 腹腔镜卵巢打孔术治疗多囊卵巢综合征合并不孕症的临床研究. 中国实用医药,2018,13(2):42-44.
12. 张云丽. 多囊卵巢综合征合并不孕症患者经腹腔镜下卵巢打孔术治疗的疗效观察. 实用妇科内分泌电子杂志,2016,3(20):4-5.
13. 张晓. 腹腔镜下卵巢表面电灼术对难治性多囊卵巢综合征所致的不孕症患者疗效研究. 实用心脑肺血管病杂志,2017(S1):88-89.
14. 谢秀敏,朱卫华,江容. 腹腔镜下卵巢打孔术治疗多囊卵巢综合征合并不孕症的有效性及安全性. 广东医学,2013(15):2373-2375.
15. 王鹤瑞. 腹腔镜下卵巢打孔术治疗多囊卵巢综合征合并不孕临床观察. 中国实用医刊,2016,43(4):87-88.
16. 童雅雯,韩轲. 腹腔镜卵巢打孔术治疗多囊卵巢综合征的预测指标. 实用妇产科杂志,2017,33(9):666-669.

第三章

子宫因素导致的不孕症

第三章

子宫因素导致的不孕症

第一节　子宫内膜息肉

一、子宫内膜息肉的发病机制

目前子宫内膜息肉的发生机制尚未完全明确，常见于35岁以上的女性，其发病率也随着年龄的增长逐渐升高，在围绝经期女性中发病率最高。美国妇科腔镜学会（AAGL）在2015年关于子宫内膜息肉指南中指出根据研究人员的不同，子宫内膜息肉的发病率在8%～35%之间。子宫内膜息肉发生的高危因素包括年龄、高血压、肥胖及他莫昔芬的使用。在最新的几项研究中指出使用高抗雌激素活性的孕激素和口服避孕药可以对子宫内膜息肉的发生发展起到保护作用。服用三苯氧胺者、患有雌激素依赖性疾病如子宫内膜异位症、子宫肌瘤患者比普通患者更容易合并子宫内膜息肉。有报道体质指数（body mass index，BMI）≥30可能是子宫内膜息肉发生的一个独立的风险因子。多数学者认为是内分泌紊乱的结果，通过调节局部激素受体的水平改变激素对子宫内膜的作用。Peng等对比了53例绝经前妇女雌孕激素受体在息肉和正常相邻内膜表达的差异，发现息肉上的雌激素受体水平显著高于正常的子宫内膜，而孕激素受体则显著降低。

除了雌孕激素受体，还发现息肉的产生可能同时与一些细胞因子、基因、酶类等有关系。酶类如芳香化酶P450、17-羟类固醇脱氢酶为雌激素合成过程中重要的限速酶，研究发现这些酶类的表达在子宫内膜息肉组织中明显高于正常子宫内膜的表达水平。血管内皮生长因子（vascular endothelial growth factor，VEGF）、转化生长因子（transforming growth factor-β，TGF-β）在促进血管生成、细胞外基质沉积中有重要作用，其在子宫内膜息肉腺上皮和间质细胞中的明显高表达，可能在参与子宫内膜息肉的形成中发挥重要的作用。

研究还发现子宫内膜息肉的发生和遗传学有一定的关系，目前研究发现可能跟6p21-p22、12q13-15、7q22的重排，(6;20)(p21;q13)易位等有关，而息肉间质细胞染色体6p21的重排是息肉的特征性的表现，但其发病的确切机制仍需继续的研究。

二、子宫内膜息肉的临床表现

对于育龄妇女，其临床表现主要为月经过多，月经间期出血和不孕。部分患者由于长时间出血，可能导致贫血、乏力等并发症，严重影响着患者的生活质量，有些患者会出现盆腔痛。对于子宫内膜息肉患者，其中约24%～25%是没有任何的症状，而是患者通过行妇科经阴超声（transvaginal ultrasonography，TVS）或子宫输卵管碘油造影（hysterosalpingography，HSG）等其他检查时偶然发现的。宫腔镜检查则是诊断正确率非常高的手段，镜下直视观察结合活检更加提高了子宫内膜息肉诊断的准确率。

子宫内膜息肉虽是一种良性病变，但好发于围绝经期，由于年龄因素导致恶变的风险。

有研究表明子宫内膜息肉的恶变与息肉的大小、息肉的类型有关,息肉>1.5cm、腺肌瘤型息肉更容易有恶变倾向。子宫内膜息肉总体恶变率在0~12.9%,其中子宫异常出血已被确定为子宫内膜息肉恶变的主要风险指标。其次,高血压、糖尿病、使用他莫昔芬也会增加子宫内膜息肉的恶变概率。

掌握这些高风险因素有助于临床医生为患者制定合理化的治疗方案。有高危因素的患者应及时行宫腔镜下息肉电切术并进行病理分析,而有明显恶变可能的患者同时应刮取相邻的子宫内膜组织进行病理分析,并且在医生的指导下合理随诊,及时做出适当诊疗。

三、子宫内膜息肉的病理特征及治疗

根据子宫内膜息肉的来源及组织结构的不同,可分为功能型、非功能型及腺肌瘤样息肉。约27%的子宫内膜息肉属于功能型息肉,来源于成熟的子宫内膜,受到性激素的影响,发生周期性改变;约65%的子宫内膜息肉属于非功能型息肉,来源于未成熟的子宫内膜,持续的对雌激素反应,而对孕激素无反应,发生增生改变;8%的子宫内膜息肉属于腺肌瘤型,其间质中含有平滑肌组织,体积较大。

子宫内膜息肉的组织病理学特征:结构由子宫内膜腺体、致密纤维组织间质以及厚壁血管三者组成。特点为组织周边至少三侧有表面上皮,如活检组织不完整则难以发现;厚壁血管发生扩张,类似于螺旋动脉;间质出现纤维化,而不是活跃的小间质细胞。

子宫内膜息肉宫腔镜下特征:标准不同,分型不同,临床一般采用高岛英的分型:①增生型息肉:息肉腺体增生明显,对孕激素无反应,表面光滑,无异形血管,散在腺体开口可见,其前端常表现为发红、出血;②功能型息肉:受到性激素周期性影响,与周边正常内膜反生相同周期变化,状态与周边正常组织相同,增生期时呈现淡红色或灰白色,其中多数的腺管开口可见,分泌期水肿呈淡黄色或灰白色,腺管开口是不清楚的,可以透见皮下的血管;③萎缩型息肉:绝经后增生型和功能型的息肉发生退化,会和周围的子宫内膜组织表现出相同的变化,可见息肉呈粉红白色,表面较光滑,血管扩张不明显,但有时可见散在分布的半透明小囊泡及树枝状的扩张血管;④腺瘤型息肉:覆盖着正常子宫内膜的肌纤维团块。

子宫内膜息肉以往的治疗手段以手术治疗为主,方式不同,可分为刮宫术和宫腔镜下息肉去除术等。而关于刮宫术,由于部分息肉位置如宫角近输卵管处、部分宫底等容易导致刮宫时的漏刮,且部分息肉或是较柔软或是蒂部较粗容易导致刮除不全。宫腔镜下息肉去除术包括电切术和刮匙刮除术或钳夹术,由于刮除术或钳夹术只是部分去除了息肉,不能完全破坏息肉的基底层及其周围的内膜组织,残留的息肉间质容易在短时间复发,而电切术则是通过环状电极切除子宫内膜息肉使息肉复发明显下降。因此宫腔镜下息肉电切术成为更优先的选择。美国妇科腔镜学会(AAGL)在2015年关于子宫内膜息肉的诊治指南有了更新,该指南建议对于子宫内膜息肉的治疗方法包括:保守治疗、药物治疗和手术治疗。保守治疗的前提是大多数的息肉不会发生恶变,最常用的方法是不给予干预的期待疗法。研究显示约25%息肉可自发消退,并且与长度大于10mm息肉相比,较小的息肉更容易消退。药物治疗对子宫内膜息肉的作用有限。对于增生型或者单发的小息肉,可以采用单独运用米非司酮等药物,用药期间做好随访工作,监测不良反应的发生。而功能型息肉由于可随着月经周期性激素水平的变化而变化,部分可随着月经脱落尤其是对于直径较小的息肉患者。

四、子宫内膜息肉手术方法与技巧

(一)术前准备

1. 详细询问病史 术前应详细询问患者病史,特别是患者的婚育史及手术史,做到充分评估患者的情况，术中有针对性地进行手术操作。如有剖宫产史或者曾打开宫腔者，术中有这个穿孔可能，应予以重视。

2. 充分扩张宫颈 手术前一晚患者宫颈插扩张棒，或者给予米索前列醇 300μg 后穹隆放置，达到宫颈软化和扩张的效果。宫颈的扩张十分重要，可以减少术中的宫颈裂伤，使术中术野较清晰。

（二）息肉的切除

镜下看清息肉的形态、大小及根蒂的部位，设计切割手法。切除息肉时，用环状电极自息肉的远方套住息肉的根蒂后切割。如宫腔多发息肉，需沿着一定顺序进行电切，一般先从后壁开始，然后顺序切除侧壁、前壁的息肉，需完整切除息肉的蒂部。息肉切除后可用电切环轻搔刮周围内膜，达到内膜的同步生长。

（三）息肉的取出

切除息肉后可用电切环将切除息肉逐步取出。

（四）预防复发

完整切除子宫内膜息肉蒂部，月经不规律的患者容易复发，需调整规律月经。对于肥胖患者要求控制体重。

五、子宫内膜息肉切除术的注意事项

1. 双极电切有 2mm 左右的电传导，切割息肉时，需注意切割的深度，以免损伤周围内膜及伤及基底层，导致宫腔粘连。
2. 必须确保完整切除息肉的根蒂，预防复发。
3. 子宫内膜息肉有一定的恶变率，切除的息肉组织需全部送病理组织学检查，以免漏诊。
4. 手术中需注意膨宫压力，避免压力过大引起并发症。
5. 宫底及双侧宫角处息肉最难切除，且易穿孔，需小心，浅些切除直至完全切除。

六、子宫内膜息肉宫腔镜下图片（图 3-1-1～图 3-1-11）

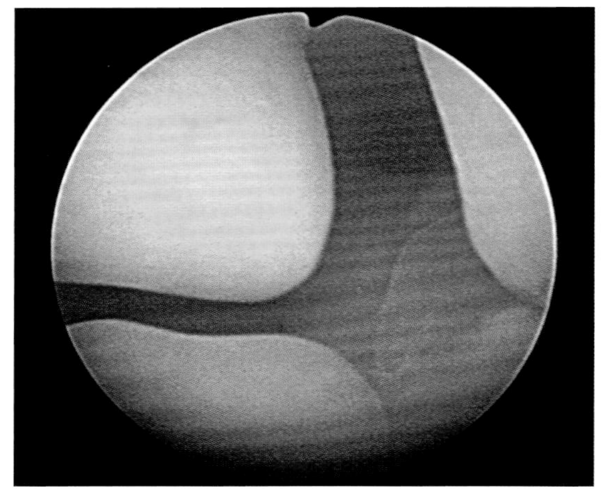

图 3-1-1 多发性子宫内膜息肉

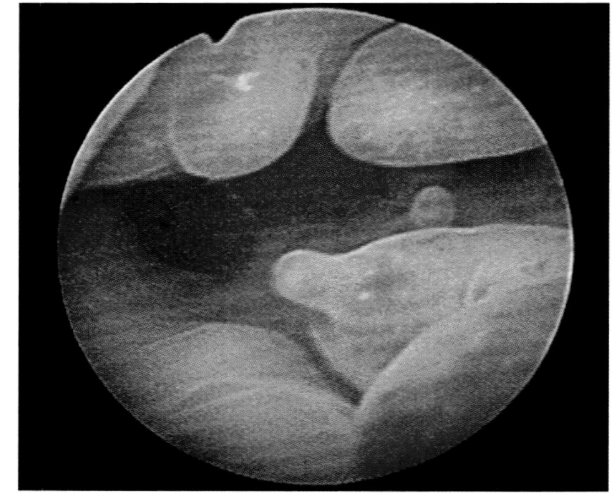

图 3-1-2 多发性子宫内膜息肉

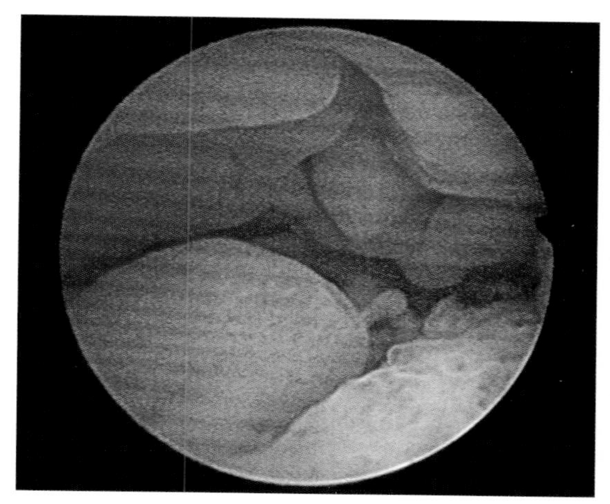

图 3-1-3　多发性子宫内膜息肉

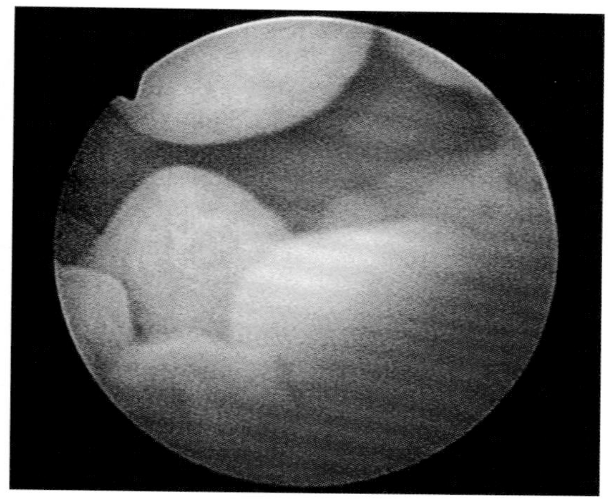

图 3-1-4　多发性子宫内膜息肉

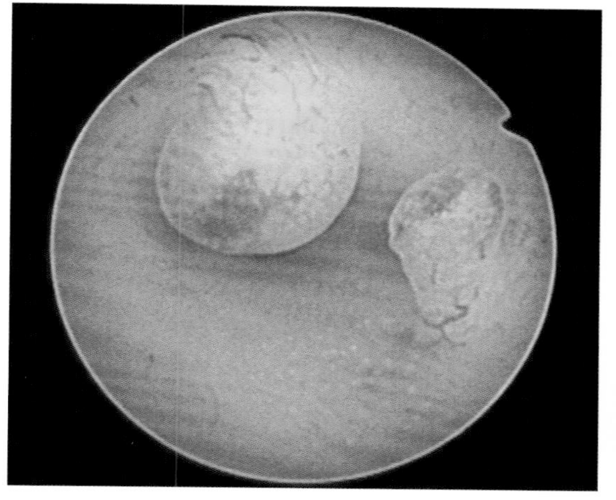

图 3-1-5　多发性子宫内膜息肉

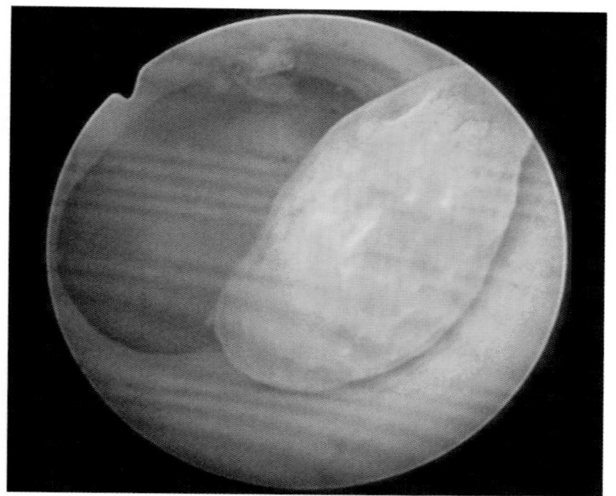

图 3-1-6　近宫腔内口处子宫内膜息肉

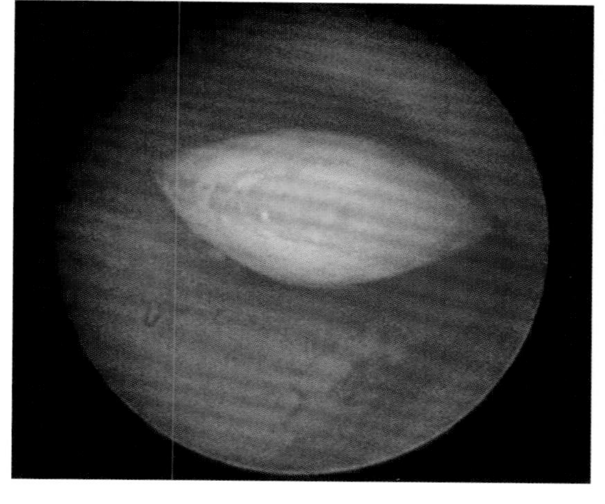

图 3-1-7　左侧输卵管开口处息肉

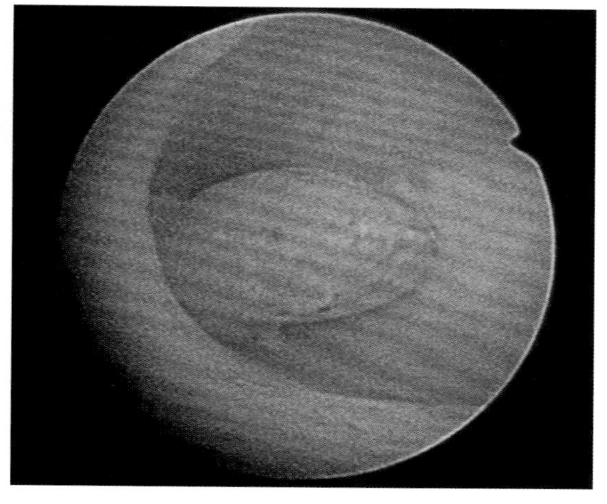

图 3-1-8　右侧输卵管开口处子宫内膜息肉

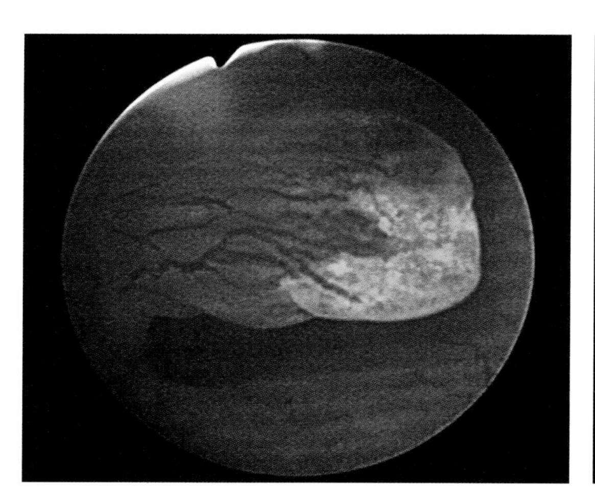

图 3-1-9 子宫内膜息肉

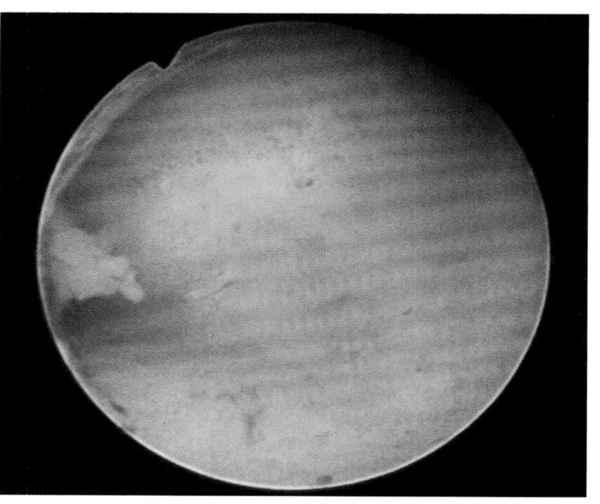

图 3-1-10 为图 3-1-1 患者术后 2 个月复查宫腔镜检查图片

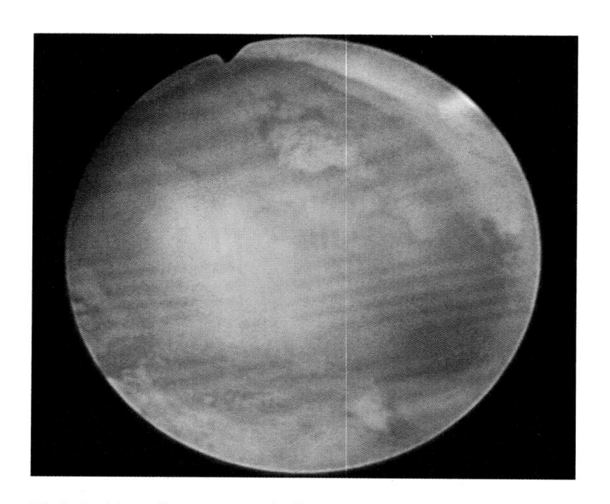

图 3-1-11 为图 3-1-2 患者术后复查宫腔镜检查图片

七、子宫内膜息肉合并不孕症的病例分析

（一）子宫内膜息肉病例（图 3-1-1 患者）

1. 病史 女方 35 岁，男方 37 岁，结婚 5 年，性生活正常，未避孕未孕 3 年。女方月经不规则。婚后 3 年内多个自然周期检测示无排卵，之后行促排卵同房 5 次，均见卵泡发育正常并排卵同房未孕。1 年前于外院行宫腹联合探查术，术中示盆腔内粘连明显，双侧输卵管不通，宫腔未见明显异常。

2. 检查 男方精液正常。3 个月前外院行子宫输卵管造影（HSG）示子宫形态正常，内膜见多个小的充盈缺损，双侧输卵管近端梗阻。女方血清学检查 FSH、LH、T、PRL 水平示患者为高雄激素血症、阴道 B 超检查示双侧卵巢窦卵泡数各见 14 个。

3. 治疗 考虑到患者有过一次手术史，手术记录显示患者盆腔内粘连明显，双侧输卵管不通，不建议患者再次行手术治疗。故建议患者行体外受精-胚胎移植（IVF-ET）。考虑患者 HSG 示子宫内膜见多个充盈缺损,虽然阴道 B 超未提示子宫内膜有多发性强回声光点,同时患者为多囊卵巢患者考虑为子宫内膜息肉病变的可能性大。助孕前行宫腔镜检查术,术中示患者宫腔前后壁各见直径在 0.5~1.0cm 左右息肉 10 余个。故行宫腔镜下子宫内膜息肉电切除术。术后第 2 个月给予 IVF 助孕治疗。拮抗剂方案超排卵后获卵 14 枚,10 枚卵子正常受精,5 天后获优质胚胎 7 枚,移植 1 枚优质胚胎、另外冷冻 6 枚胚胎。患者最终成功单胎妊娠,足月自然顺产 1 健康男婴。随访该患者妊娠期间无阴道异常出血等疑似息肉复发的临床表现。

(二)子宫内膜息肉与不孕症关系

目前随着辅助生育技术的发展,越来越多的不孕症患者通过该项技术获得妊娠,但是辅助生育技术的治疗中可以克服许多输卵管因素、排卵障碍这些因素引起的不孕症,但是要达到成功妊娠,它仍需要一些基本的条件,其中良好的宫腔环境是重要条件之一。子宫内膜息肉是导致不孕的重要子宫因素之一。

子宫内膜息肉可能通过以下途径导致不孕症:生长在宫角-输卵管结合部位的子宫内膜息肉,机械性阻碍精子到达输卵管壶腹部、与卵子结合或者阻碍受精卵回到宫腔内;子宫内膜息肉作为凸入宫腔内的异物,可影响受精卵与正常的子宫内膜相接触,无法进行正常植入;子宫内膜息肉的症状之一不规则的子宫出血可能导致宫腔长期处于炎症反应状态,改变了宫腔的微环境,因此子宫内膜息肉患者可能因长期的炎症反应无法正常的植入,同时炎症反应的宫腔环境也不利于精子的存活;由于子宫内膜息肉表面的内膜雌孕激素的受体异常表达(雌激素受体过度表达,孕激素受体表达水平下降)导致对性激素的反应不良,无法完成正常着床和胎盘蜕膜发育。

子宫内膜息肉是不孕的重要原因之一现已明确,息肉的大小是否是影响不孕的因素之一值得研究。Spiewankiewicz 等研究也证实子宫内膜息肉宫腔镜术后妊娠功能的恢复与术前息肉的大小无明显相关性,可能是子宫内膜息肉在导致不孕的机制上机械性阻塞所占比例较小,主要是改变了宫腔微环境,在妊娠率方面无需担心息肉的大小,但是由于较大息肉或多发性息肉恶变风险相对较高,应提高警惕。

息肉的位置是导致不孕的重要影响因素之一,不同位置的子宫内膜息肉切除后,妊娠的成功率是不同的。在一项针对 230 例患有子宫内膜息肉的不孕症患者的回顾性研究中,子宫内膜息肉的位置及发生率:输卵管子宫结合部 8.0%、子宫后壁 32.0%、子宫前壁 15.4%、子宫侧壁 9.2%、多发性子宫息肉 35.4%。同时有 6.9%的患者发现并发子宫内膜增生。其中子宫内膜息肉位于输卵管子宫结合部的患者术后妊娠的成功明显高于其他组。可以看出虽然息肉的位置是多变的,但不同位置对妊娠的影响是不同的,输卵管子宫结合部位的息肉由于影响精子和受精卵的运输,切除后会获得更高的妊娠率。因此医生在术前评价息肉对不孕患者的影响以采取合适的措施时,息肉的位置、大小、数目都是需要考虑的。

对于行 IVF/ICSI 助孕治疗患者,发现子宫内膜息肉,并行手术治疗的患者,术后多久可以行胚胎移植也是大家关心的问题。有报道显示,子宫内膜息肉患者在接受宫腔镜电切术后 1 个月行宫腔镜检查,86%患者内膜伤口愈合,并且无新的宫腔粘连形成,提示电切术后 1 个月即可接受下一步的助孕治疗。但 1 个月后外观上的愈合是否可以代表子宫内膜已经恢复正常功能，任何时间进行胚胎移植成功率都没有差别仍没有相关研究。而据研究在合适的时间通过对子宫内膜搔刮、活检造成的机械损伤可能提高胚胎的植入率，但子宫内膜息肉电切术造成的局部内膜电损伤是否也可以达到几乎相同的效果，如果可以，电切术后多长时间进行胚胎移植效果最好仍不明确。回顾性分析笔者医院321例接受IVF-ET的不孕妇女(321个周期)，年龄(30.9±4.6)岁，不孕年限(5±3.7)年，其中187个周期获得临床妊娠，14例生化妊娠，在临床妊娠中18例自然流产(9.7%)，164例足月妊娠分娩(87.7%)。行IVF-ET者222(69.2%)个周期，行ICSI者95(29.6%)个周期，行PGD者4(1.2%)个周期，3个组的妊娠结局无统计学差异，但是临床妊娠率三个组之间是递减的(66%，57.5%，56.4%)，自然流产率也是递减的(10.6%，6.0%，3.6%)。发生这个现象的原因尚在进一步的研究中，该项研究也为将来子宫内膜息肉患者术后适合妊娠的时间提供了有益的研究线索。

(韩 婷 张真真)

第二节 纵隔子宫

一、适应证与禁忌证

(一) 适应证

1. 排除了输卵管因素无其他原因的不孕患者。
2. 反复流产患者。

(二) 禁忌证

1. **急性或亚急性生殖道炎症** 包括子宫内膜炎、附件炎、盆腔。
2. 发热，体温≥37.5℃。
3. 近期子宫损伤修补术后。
4. 子宫腔过窄或子宫颈坚韧难以扩张、镜体难以进入者。
5. 特异性生殖道炎症，包括衣原体感染、生殖器官结核未控制前。
6. 子宫出血过多未控制，出血影响视野难以视检出病变。
7. 严重心、肺、肝、肾病变或宫颈癌、子宫内膜癌等不适合妊娠者。
8. 其他不利于手术的全身性疾病。

二、纵隔子宫的发病机制

正常情况下，子宫的发生源于副中肾管(米勒管)，在胚胎发育的4~6周，双侧副中肾管尾端融合，上端形成输卵管，下端形成阴道和子宫。约在胚胎发育的第19~20周，副中肾管完全融合，中间的隔膜吸收退化，形成正常的宫腔形态。在这一发育过程中，如果副中肾管间隔膜不吸收或吸收不完全，则在宫腔内形成纵隔，导致纵隔子宫的发生。

三、纵隔子宫的宫腔镜下图像(图 3-2-1~图 3-2-8)

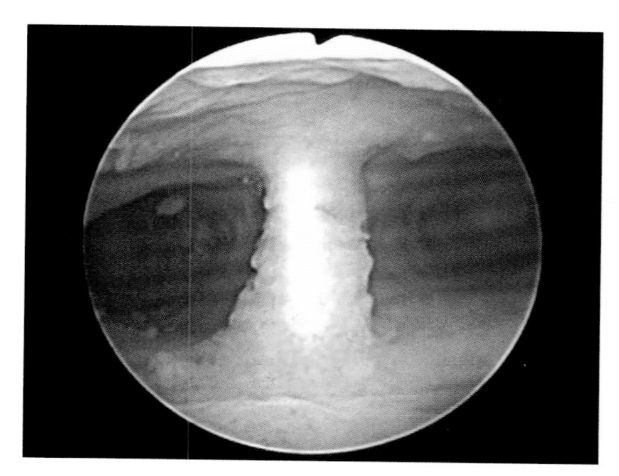

图 3-2-1　不全纵隔子宫

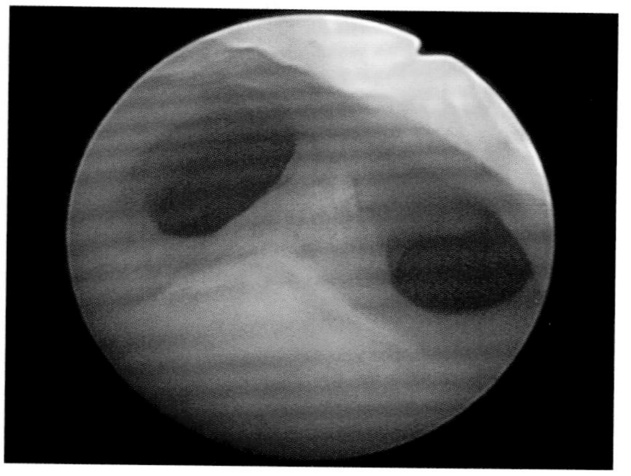

图 3-2-2　不全纵隔子宫

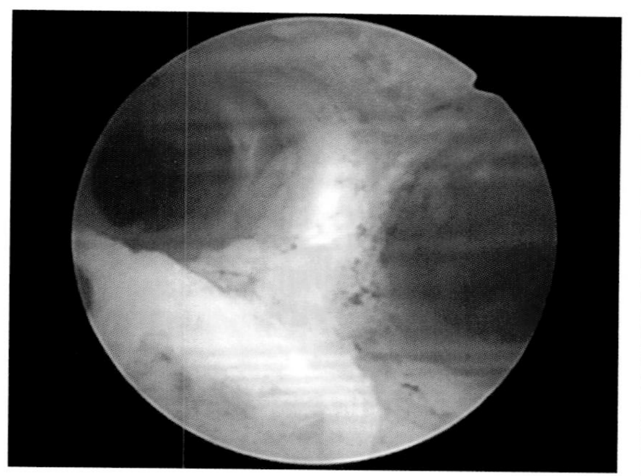

图 3-2-3　不全纵隔子宫

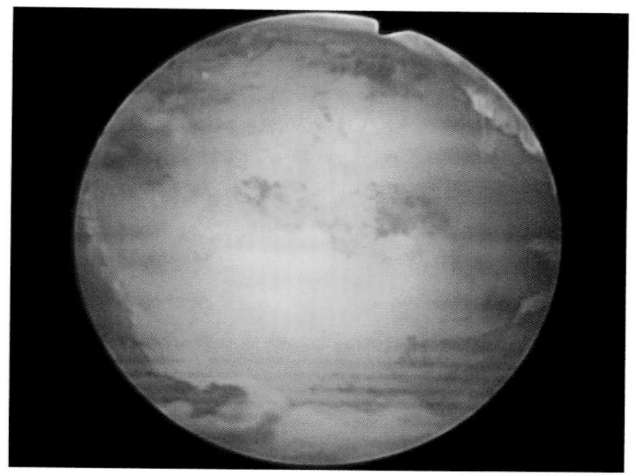

图 3-2-4　为图 3-2-1 手术后 2 个月复查宫腔镜图片

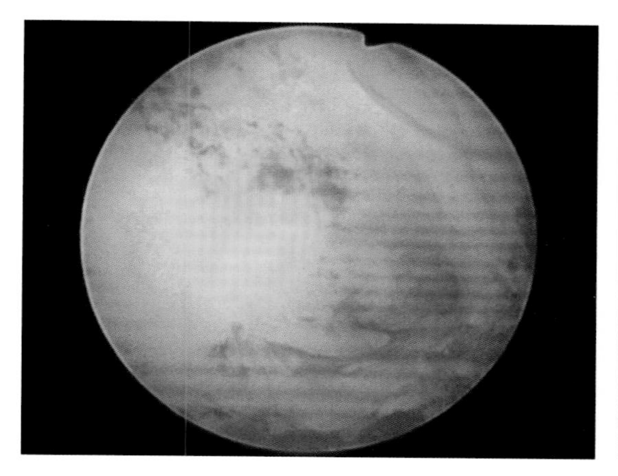

图 3-2-5　为图 3-2-1 手术后 2 个月复查宫腔镜检查图片左侧输卵管开口

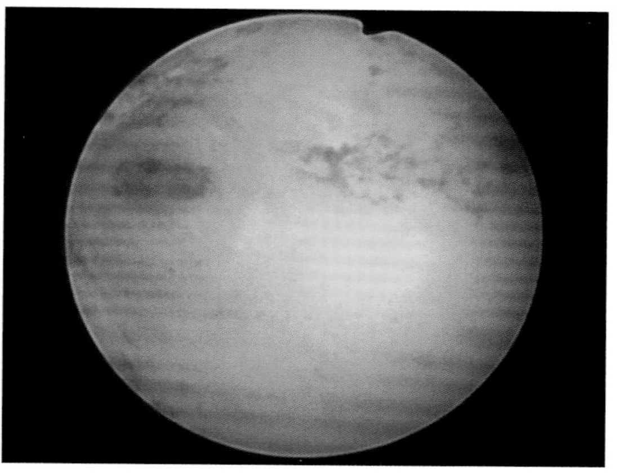

图 3-2-6　为图 3-2-1 手术后 2 个月复查宫腔镜检查右侧输卵管开口

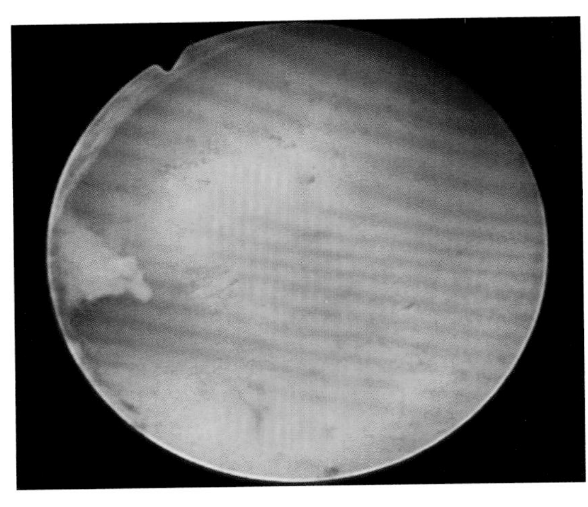

图 3-2-7 为图 3-2-2 患者术后 2 个月复查宫腔镜图片

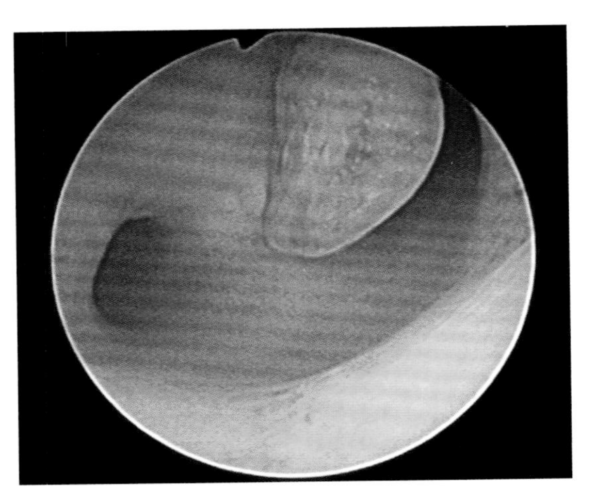

图 3-2-8 不全纵隔合并息肉

四、纵隔子宫的手术技巧

1. 定手术方案之前要结合子宫的 B 超或者子宫的 MR 明确诊断子宫发育畸形的分类。纵隔子宫、双角子宫都是双侧副中肾管融合不良所致的畸形,在声像上有很多相似之处,尤其是不完全纵隔子宫与双角子宫较难鉴别,两者主要是从子宫外形上予以区别。双角子宫是双侧副中肾管尾部已经融合,末端纵隔已被吸收,子宫底部融合不良,宫底较宽,两宫角有一较深外形似羊角的凹陷,两侧各具一宫腔,双侧卵巢多正常。纵隔子宫是双侧副中肾管已完全融合,其纵隔未吸收或未完全吸收,形成程度不同的纵隔,但子宫外形正常。纵隔将宫腔一分为二,其中纵隔完全存在者称之为完全性纵隔子宫,纵隔已部分消失的称之为不完全性纵隔子宫。

子宫畸形目前的诊断方法主要包括宫腹腔镜联合、宫腔声学造影、三维超声、二维超声、子宫输卵管造影、磁共振成像。欧洲人类生殖与胚胎学会/欧洲妇科内镜学会于 2015 年发表了生殖道畸形诊断的塞萨洛尼基共识,推荐对有症状(原发性闭经、痛经、不孕、习惯性流产、既往有胎位不正或难产病史)的女性使用三维超声进行确诊,对无症状的女性则使用二维超声和妇科检查进行评估,且最好选择在月经前半期进行超声检查,因为此时的内膜较薄,便于观察宫腔形态。

2. 手术过程中采用腹部超声引导下的手术方式方便随时监控手术切割的部位和深度,从而减少了手术中子宫穿孔的风险。

五、纵隔子宫病例及分析

(一) 纵隔子宫病例

1. 病史 女方 32 岁,男方 31 岁,结婚 4 年,性生活正常,于孕 60 天时胚胎停育 3 次,现流产后未避孕未孕 1 年。女方月经规律。男方染色体核型异常来我院就诊拟行 PGD(胚胎种植前遗传学诊断)。

2. 检查 男方精液常规正常。女方在外院行子宫输卵管造影疑为不完全纵隔子宫,双侧输卵管伞端梗阻。到生殖中心就诊并进一步的检查。女方妇科检查示阴道上 1/3 见一纵隔，见一发育大致正常宫颈。女方染色体正常、血型抗体正常；女方血清 FSH、LH、T、PRL、TSH 水平正常范围、自身抗体正常、血糖、阴道 B 超示双侧卵巢及窦卵泡数均正常，超声提示子宫为不完全性纵隔子宫。行宫腔镜检查示自双侧宫颈均可进入同一宫腔，宫腔镜下见不完全纵隔的双侧子宫角完全分开，其顶端分别见到输卵管开口，两腔对称，纵隔前后径较短。综合病史及辅助检查后诊断：继发性不孕症，不完全性子宫纵隔并阴道纵隔，复发性流产，染色体异常。

3. 治疗 考虑患者复发性流产病史及染色体异常，建议患者行宫腹联合探查术或者行单纯宫腔镜下纵隔切除术后行体外受精-胚胎移植（IVF）术两种治疗方案。患者要求行宫腔镜下不全纵隔电切术后行 IVF 助孕治疗并告知患者不全纵隔切除术后仍存在胚胎停育的可能。B 超监控下行不全纵隔切除术，术中示患者宫底正中央见一肌性纵隔，行纵隔切除术后子宫腔形态大致正常。术毕宫腔内放置球囊 3 天，3 天后取出球囊，并给予人工周期 2 个月。患者于术后第 1 个月行宫腔镜检查复查子宫，术中示宫腔恢复良好，大致正常。故给予 PGD 助孕治疗。获单胎妊娠，足月剖宫产一健康女婴。

（二）病例分析

纵隔子宫在临床上可导致不孕、反复流产、早产、胎膜早破等与生育相关的危害。其中反复流产是纵隔子宫所致的最常见表现。Homer 等认为，子宫纵隔处的内膜及血流异常不足以支持胚胎种植及进一步发育，是导致复发性流产的主要原因。

1. 本例患者为输卵管因素不孕症同时有复发性流产史及不完全性纵隔子宫和男方染色体异常。子宫输卵管造影提示患者为不全纵隔子宫。同时合并染色体异常及子宫畸形是导致复发性流产的两个因素。血型抗体系统示正常。女方自身抗体及内分泌检查示正常。男方精液检查示正常。

2. 该病例治疗方案经过系统检查可能导致复发性流产的其他因素，尽可能全面的排除了子宫畸形因素及染色体异常之外的可能导致复发性流产的原因，考虑到了引起复发性流产的其他因素。

3. 关于纵隔子宫是否为不孕的影响因素，目前说法不一。有研究比较了纵隔子宫合并不孕的比例与总人群中观察到的不孕情况相似，认为纵隔子宫不是引起不孕的真正原因。多数学者倾向于纵隔子宫不影响受孕，只是影响妊娠结局。但是也有研究发现，对于除外纵隔子宫没有其他不孕原因的不孕症患者实施纵隔切除术后，能够明显提高其受孕率，改善妊娠结局；并且，对纵隔子宫合并不孕的患者，在实施辅助生殖技术之前预防性切除纵隔组织，其受孕率明显高于未接受手术的患者。

国内外有学者认为子宫纵隔其自身并非不孕因素，它可延迟妊娠或导致妊娠结局不良如流产或早产，导致的不孕主要是继发性不孕。它可引起反复流产、早产等不良妊娠结局，其中自然流产是纵隔子宫最常见的并发症。对于合并复发性流产患者才有切除纵隔的手术指征。对于有明确男方因素的不孕症患者，可先行 IVF-ET 治疗暂不行手术。对于原因不明性不孕症，合并有子宫不全纵隔者先行助孕不考虑手术治疗。

另一部分学者认为宫腔镜下切除子宫纵隔是金标准治疗，认为以下情况行宫腔镜下纵隔切除术是合理的：>35 岁的不明原因不孕，任何辅助生育技术无效，腹腔镜或宫腔镜评估不孕时发现子宫纵隔，欲行 ART 治疗和有不良产科史。

目前关于纵隔是否切除的问题在国内外学者中尚未有统一的共识，因此临床工作中要根据患者是否有不良妊娠史以及是否合并其他导致不孕症及其他流产的因素制定个体化的治疗方案。

（韩 婷 刘菲菲）

第三节 宫腔镜下黏膜下子宫肌瘤切除术

一、适应证与禁忌证

（一）适应证

1. 0型黏膜下子宫肌瘤。
2. Ⅰ-Ⅱ型黏膜下子宫肌瘤，肌瘤直径≤5.0cm。
3. 肌壁间肌瘤向宫腔生长，压迫内膜，肌瘤表面覆盖肌层组织≤0.5cm。
4. 子宫限于10孕周妊娠大小，宫腔限于12cm。
5. 各类脱入阴道的子宫或宫颈黏膜下肌瘤。
6. 子宫无癌变。

（二）禁忌证

1. 急性或亚急性生殖道炎症，包括子宫内膜炎、附件炎、盆腔炎。
2. 发热，体温≥37.5℃。
3. 近期子宫损伤修补术后。
4. 子宫腔过窄或子宫颈坚韧难以扩张、镜体难以进入者。
5. 特异性生殖道炎症，包括衣原体感染、生殖器官结核未控制前。
6. 子宫出血过多未控制，出血影响视野难以检出病变。
7. 严重心、肺、肝、肾病变或宫颈癌、子宫内膜癌等不适合妊娠者。
8. 其他不利于手术的全身性疾病。

二、手术的方法与技巧

（一）术前准备

1. 术前查体 术前结合宫腔镜检查及盆腔B超，了解子宫肌瘤的大小、位置、形态及对内膜的观察。

2. 药物预处理 术前可给予GnRH-a类药物进行预处理，以缩小肌瘤体积，减少血液供应，以减少术中出血。

3. 手术时间 一般选择月经前半周期，内膜较薄可减少术中出血。

（二）术中监护

1. B超监护 术中给予B超监护，可清楚看到肌瘤的轮廓及与子宫肌层的界限，可提高手术的准确性及避免子宫穿孔的危险。一般选择腹部探头进行指引，如患者无尿或少尿，可术中给予膀胱内注射生理盐水。

2. 腹腔镜监护 对于多发子宫肌瘤致使子宫变形的患者，其宫腔形态失常，无法准确判断肌瘤与肌层之间的界限，在腹腔镜监测下实施手术更加安全。如发生子宫穿孔等，可于腹腔镜下及时修补。

（三）手术技巧

0 型黏膜下肌瘤：因其完全在宫腔内，可选择以电切环电切其蒂部，使其与子宫分离后，以电切环或在 B 超引导下以卵圆钳取出肌瘤。对于较大的 0 型黏膜下肌瘤，电切环无法跨过肌瘤到达其根部者，可以电切环逆行切割瘤蒂，达到切除子宫肌瘤的目的。

Ⅰ～Ⅱ型黏膜下肌瘤：为了保护残存子宫内膜，可用针状电极划开肌瘤表面的被膜及肌层组织，使灌流液进入到肌瘤包膜内，促使肌瘤组织在包膜内松动，利于切除子宫肌瘤，并利于保护周围内膜及肌层组织。

（四）术后处理及预防复发

子宫肌瘤切除术其创面较大，有发生宫腔粘连的风险。术中可根据创面及出血的情况，放置球囊压迫创面止血，同时可预防粘连。术后可给予应用雌激素，促进子宫内膜生长，促进创面的愈合，预防宫腔粘连。术后 3～6 周可进行宫腔镜二次探查，观察手术创面的愈合情况。

三、注意事项

1. 因肌瘤与肌层分界不清，在术野不清晰情况下，绝对不能进行电切，以防发生误伤。

2. 电切Ⅰ型及Ⅱ型黏膜下肌瘤时，血管较丰富，易引起体液超负荷与低钠血症，如果灌流液出入量的差值在 1000ml 以上，应及时加强监护，适时终止手术。

3. 子宫肌瘤的切除物也需及时送病理组织学诊断。

4. 术中可根据情况，使用宫缩剂，使肌壁间肌瘤突向宫腔，便于切除完整。

5. 对于 0 型黏膜下子宫肌瘤，术后第 1 个月就可以妊娠，Ⅰ～Ⅱ型黏膜下子宫肌瘤需复查看其内膜恢复程度及肌瘤切割深度决定。

四、黏膜下子宫肌瘤宫腔镜下图片（图 3-3-1～图 3-3-5）

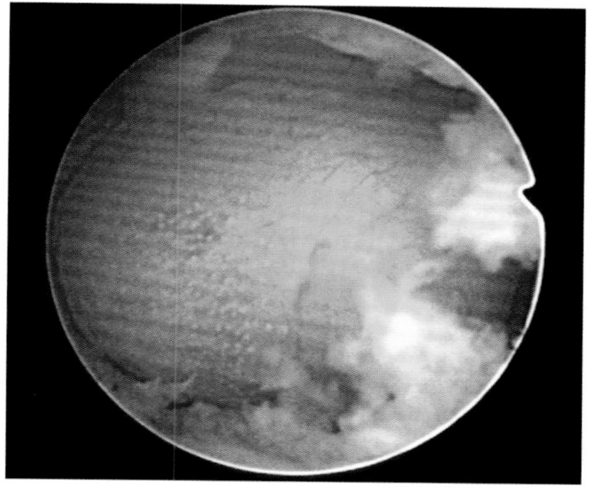

图 3-3-1 0 型黏膜下子宫肌瘤

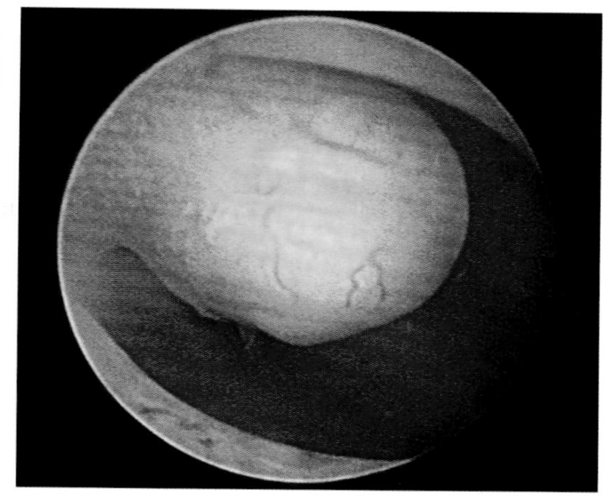

图 3-3-2 0 型黏膜下子宫肌瘤

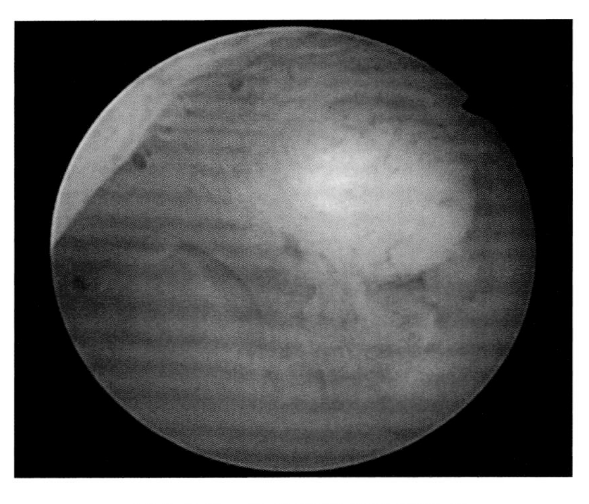

图 3-3-3 Ⅰ型黏膜下子宫肌瘤

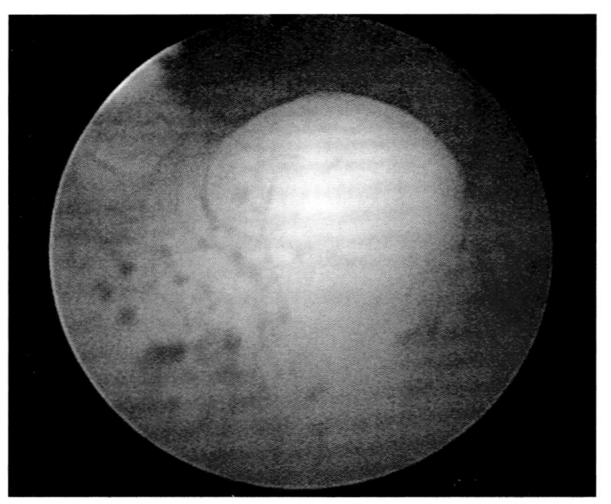

图 3-3-4 Ⅰ型黏膜下子宫肌瘤

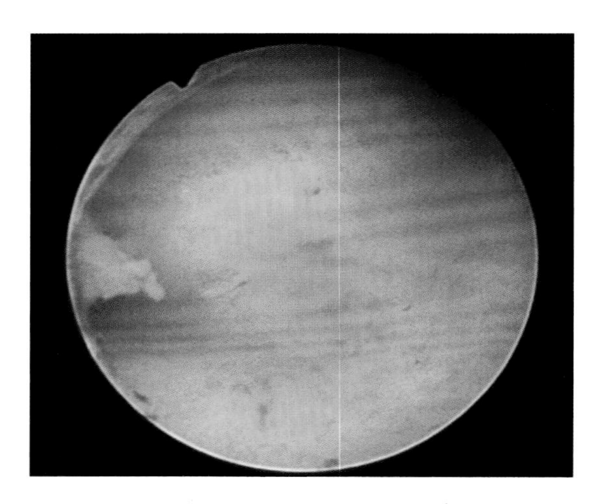

图 3-3-5 为图 3-3-1 术后 1 个月复查图

五、黏膜下子宫肌瘤病例及分析

（一）病例

1. 病史 女方 28 岁，男方 27 岁，结婚 3 年，性生活正常，婚后未避孕未孕 3 年。女方月经规律。

2. 检查 男方精液常规正常。女方在外院行子宫输卵管造影显示双侧输卵管伞端梗阻，宫腔形态大致正常。到生殖中心就诊并进一步的检查。女方妇科检查示未见明显异常。夫妇双方染色体核型正常、血型抗体正常；女方血清 FSH、LH、T、PRL、TSH 水平正常范围，自身抗体正常、血糖正常，阴道 B 超示双侧卵巢及窦卵泡数均正常。在笔者医院行助孕治疗移植一个新鲜胚胎周期未孕。在拟行 CET 前行宫腔镜检查示子宫底部见直径约 1.5cm 的黏膜下子宫肌瘤 1 枚，结合阴道 B 超示超过 1/2 子宫肌瘤突出宫腔。综合病史及辅助检查后诊断：原发性不孕症，黏膜下子宫肌瘤。

3. 治疗 考虑患者在助孕过程中胚胎质量及内膜厚度均为正常范围之内，虽然黏膜下子宫肌瘤较小，但是考虑到位于宫底部有可能胚胎着床部位，故建议行宫腔镜下黏膜下子宫肌瘤切除术后行再次移植冻胚。行黏膜下子宫肌瘤切除术后子宫腔形态大致正常。患者于术后第二个月行宫腔镜检查复查子宫，术中示宫腔恢复良好，大致正常。故给予 CET 助孕治疗。获单胎妊娠，足月顺产一健康女婴。

（二）病情分析

子宫肌瘤性不孕症与肌瘤的位置有关。不孕症妇女子宫肌瘤治疗的指南尚缺乏强有力的证据。浆膜下肌瘤基本不影响受孕和妊娠结局。黏膜下子宫肌瘤因改变宫腔形态及子宫内膜环境，对生育有显著的不利影响，妊娠率显著降低，流产率升高，而对产科结局的影响尚无一致意见。子宫肌层交界带有着较高的雌孕激素受体，并会随着不同月经周期阶段产生节律性的收缩，帮助精子的游走和囊胚的获取；同时，交界带还是胎盘附着生长的重要部位，起源于交界带的黏膜下肌瘤对受孕的负面影响更甚于外部肌层的肌瘤。肌壁间子宫肌瘤与不孕的关系目前尚无统一意见。肌壁间子宫肌瘤对受孕的影响主要与肌瘤是否改变宫腔形态及肌瘤的大小有关。荟萃分析认为肌壁间子宫肌瘤可降低生育力，使流产率升高。2004 年，Oliveira 等研究得出结论：①肌瘤直径<4cm 的未压迫子宫腔的肌壁间肌瘤患者在接受 IVF、ICSI 前无需事先治疗。②肌瘤直径>4cm 的肌壁间肌瘤患者则应引起警惕，可考虑先予治疗，但即使较小肌瘤，距离子宫内膜<5mm 时也影响辅助生殖技术结局。

子宫肌瘤合并不孕症的治疗策略：子宫肌瘤合并不孕症妇女的处理要依据临床表现进行选择。如果不孕夫妇中女方有无症状的子宫肌瘤，应全面评估其他可能导致不孕的原因。如果女方有特异的肌瘤相关症状，如严重的月经量增多、压迫症状，有医学指征者应该进行治疗。黏膜下子宫肌瘤剔除术多数黏膜下子宫肌瘤可以通过宫腔镜手术剔除。对于有生育要求并且宫腔内多发黏膜下子宫肌瘤的患者，特别是肌瘤位于相对位置的子宫肌壁时，可能需要分两次手术剔除，以最大限度减少术后发生宫腔粘连的机会。对于希望保留或保护生育能力的患者，在体积较大的黏膜下子宫肌瘤或多发性黏膜下子宫肌瘤行宫腔镜子宫肌瘤切除后，给予雌激素，以促进子宫内膜再生，降低宫腔粘连的风险。

总结：子宫肌瘤是否与不孕症相关，要参考肌瘤的位置以及是否存在其他导致不孕的因素。浆膜下肌瘤基本不影响受孕和妊娠结局。黏膜下子宫肌瘤对生育有显著的不利影响，显著降低妊娠率，使流产率升高。子宫肌壁间肌瘤可降低生育力，使流产率升高，对受孕的影响主要与肌瘤是否改变宫腔形态及肌瘤的大小有关。对于希望妊娠妇女的黏膜下肌瘤应行宫腔镜手术将其剔除。如果肌瘤直径>4cm、距离内膜<5mm、反复着床失败并且没有找到其他原因，也可行肌瘤剔除术。但手术及方法的选择应基于患者的意愿、病史、完善的检查以及医生的技术。

（韩 婷 张真真）

第四节 宫腔粘连

一、宫腔粘连手术的适应证与禁忌证

（一）适应证

与宫腔粘连有关的月经异常、闭经、流产、不孕等。

（二）禁忌证

1. **急性或亚急性生殖道炎症** 包括子宫内膜炎、附件炎、盆腔炎。

2. **发热** 体温≥37.5℃。

3. 近期子宫损伤修补术后。

4. 子宫腔过窄或子宫颈坚韧难以扩张、镜体难以进入者。

5. 特异性生殖道炎症，包括衣原体感染、生殖器官结核未控制前。

6. 子宫出血过多未控制，出血覆盖视野难以检出病变。

7. 严重心、肺、肝、肾变或宫颈癌、子宫内膜癌等不适合妊娠者。

8. 其他不利于手术的全身性疾病。

二、宫腔粘连的手术方法与技巧

（一）术前准备

1. **术前查体** 术前详细询问病史，根据宫腔镜检查给予宫腔粘连评分。行盆腔B超，了解子宫大小、形态、位置、内膜线形态、内膜厚度等。完善术前相关检查同其他的宫腔病变手术，对于阴道分泌物的检查也要引起重视。美国妇产科医师协会（ACOG）不推荐诊断性或治疗性宫腔镜手术辅助使用抗生素治疗。但是，宫腔手术是有感染风险的操作，宫腔创面的炎性渗出和感染被认为是形成粘连的重要风险因素。因此，术前应排查是否合并生殖道感染并及时治疗，合并生殖道感染时不适合进行宫腔粘连手术。

2. **子宫内膜预处理** 对于内膜较薄患者，可先行给予雌激素进行内膜预处理，观察其内膜形态及厚度，决定手术时机。

3. 行B超引导下宫腔粘连分离术，术前需充盈膀胱。

（二）器械的选择

2015年颁布的《宫腔粘连临床诊疗中国专家共识》中指出：宫腔镜手术目前使用的主要能源形式是高频电，分为单极和双极电路循环，能源的释放及发挥通过能量介入的作用电极（针状、环形）进行粘连瘢痕组织的分离、切除，简单易行。止血效果确切，是中、重度IUA治疗，特别是周边型肌性粘连的分离不可或缺的治疗选择。当然，能量介入在分离、切除粘连瘢痕组织的同时，其组织热效应也不可避免地对周围正常或残留子宫内膜造成损伤及破坏，甚至还有可能大片破坏残留内膜，进一步减少宫腔内膜的余量；不仅如此，重度IUA时大面积手术创面还有可能增加炎性因子及粘连相关因子的渗出，增加术后再粘连及瘢痕形成风险（证据等级Ⅱb或Ⅱc）。目前尚无研究提示TCRA中究竟单极电路循环还是双极电路循环手术疗效更好。理论上讲，双极电路循环可能对组织产生的电热效应更小（证据等级Ⅱc）。理论上来说，双极相对单极对组织的热效应更小些。而剪刀因无能量的介入，可最大程度的保护子宫内膜，但剪刀有时操作困难，如出血较多会导致术野不够清晰，增加手术时间，增加手术风险的发生。宫腔粘连分离器械的选择需根据患者情况及操作者熟练程度来选择。

（三）手术技巧

与其他宫腔手术一样，没有证据表明超声监护或联合腹腔镜手术能够防止子宫穿孔的发生。但是，联合超声和（或）腹腔镜手术时能显著降低子宫穿孔的发生率（推荐等级B）。

重度 IUA 时宫腔解剖学形态遭到严重破坏,大部分子宫内膜缺失使其失去“内膜与结构”的引导,实施粘连瘢痕组织分离、切割时,极易损伤肌层组织,造成子宫穿孔甚至盆腹腔脏器损伤等。因此,术中应酌情选择 B 超或腹腔镜联合监护手术(证据等级Ⅲ)。选择经腹部超声监护简单易行、无创伤,借助宫腔镜灌流介质与膀胱内液体形成的双向透声,可以观察子宫肌层厚度及宫腔的轮廓特征,能够及时发现子宫穿孔。联合腹腔镜监护可在直视下观察子宫的轮廓特征及浆膜层的变化,及时发现子宫表面局部苍白、水肿、浆膜下水泡等子宫穿孔的先兆表现;一旦发生穿孔也可以及时进行穿孔部位的修补,及时发现并处理子宫以外脏器的损伤(证据等级Ⅱc)。

具体的手术操作过程中首先镜下看清宫腔形态、宫腔粘连部位及程度、子宫角及输卵管开口状态,避免盲目操作引起的损伤。手术原则是分离、切除瘢痕组织,恢复宫腔正常形态,减少对残存内膜的损伤。对于轻度膜性粘连,可用宫腔镜镜体尖端钝性分离(推、顶、撕剥),致密粘连针状电极电切或应用剪刀剪除。原则上从中间和薄处开始分离,边缘、致密粘连后处理,直到看到双侧输卵管开口和正常宫腔形态。术中要注意残存内膜的保护及切割深度,避免子宫穿孔的风险。

(四) 术后处理及预防复发

中国专家共识中明确指出雌激素能够促进子宫内膜生长与再生,有助于创面修复。IUA 分离手术后使用雌激素,加或不加孕激素均有助于减少再粘连形成,降低复发概率(推荐等级 A)。临床上雌激素的使用剂量尚不统一。常用的雌激素剂量为戊酸雌二醇 2~4mg/d 或等效激素,可同时联合其他辅助治疗措施(推荐等级 C)。方案选择:①雌-孕激素序贯疗法,雌激素连续用药、后半周期加用孕激素,目前多数研究倾向于此种治疗方案。②单用雌激素疗法,小剂量雌激素连续用药,不加用孕激素。AAGL 指南推荐,IUA 手术后使用结合雌激素 2.5mg/d(相当于戊酸雌二醇 8mg/d)2~3 个周期用于预防再粘连形成(推荐等级 B)。可见,在雌激素剂量选择上并未达成一致。重度 IUA 子宫内膜大面积损伤,大剂量雌激素治疗的益处和风险还不得而知。动物试验表明,高雌激素环境可以加速子宫内膜纤维化过程,促进再粘连形成;生理剂量雌激素更有利于子宫内膜损伤后的修复。

由于雌激素发挥作用必须在有足够残留子宫内膜的基础上,因此,对于子宫内膜破坏严重、宫腔内几乎无正常内膜残存的患者,使用高剂量雌激素和过高的雌激素环境都是无益的。给药途径:激素治疗可以口服、经阴道给药或经皮给药。治疗效果:目前对于雌激素的治疗效果整体是乐观的,但是,相关研究对其提高妊娠率和活产率的结果差异大。荟萃分析发现,IUA 分离手术后不使用雌激素的重度 IUA 患者月经改善率仅 4.3%,单独使用雌激素可使月经改善率达到 22.5%~100.0%,同时使用雌激素和其他辅助措施时月经改善率则为 63.8%~100.0%(证据等级Ⅰ)。

宫内放置节育器是否可以预防再粘连,尚存在争议。可根据粘连部位及形态进行选择,如周围型粘连可选择圆形环或宫形环。宫内放置球囊起到屏障作用,同时可扩展宫腔,分离宫腔残存的粘连,起到预防宫腔粘连复发的可能。透明质酸凝胶为生物可降解性高分子聚糖类生物材料,在预防粘连方面有明显作用。

三、宫腔粘连手术的注意事项

1. 对于中重度粘连,需在 B 超监护下或腹腔镜监护下进行。

2. 宫腔粘连较重者可能一次手术不能完整分离,需再次或多次手术。

3. 对于多次宫腔操作者,需仔细辨认其解剖结构,不要轻易进行电切或剪切,避免发生穿孔。

4. 手术中需注意切割的深度,避免损伤肌层,引起子宫穿孔或大出血。

5. 术中注意患者体位及膨宫压力,严格把握手术时间,减少 TURP 综合征的发生。

6. 术后的宫腔镜二次探查是必要的,可予术后 1~2 个月内进行。宫腔镜二次探查可机械性分离新生的宫腔粘连,对于宫腔形态未恢复者,需进行二次手术。

四、宫腔粘连图例(图 3-4-1~图 3-4-11)

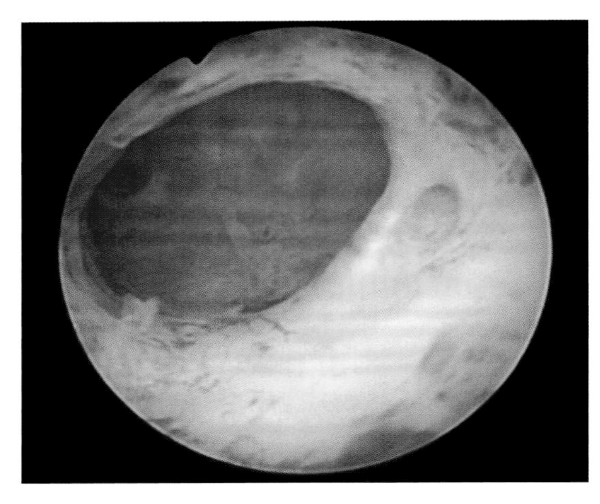

图 3-4-1 宫腔粘连

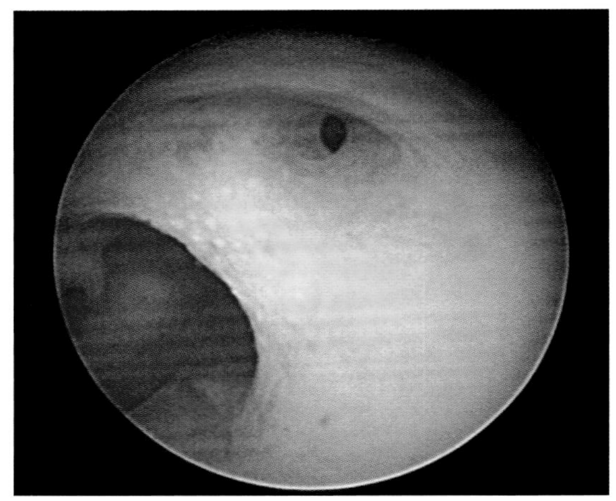

图 3-4-2 宫腔粘连

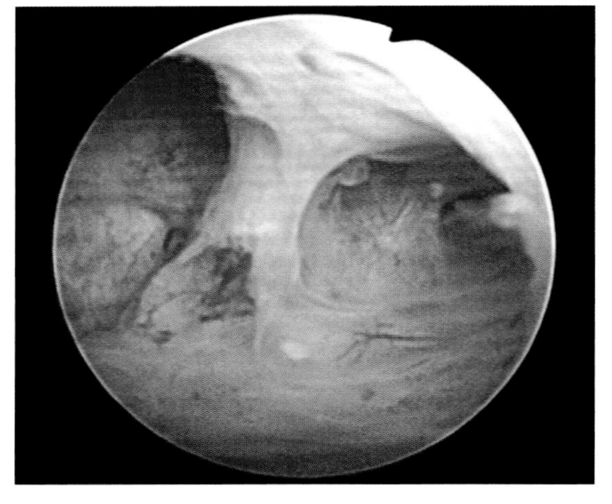

图 3-4-3 宫腔粘连

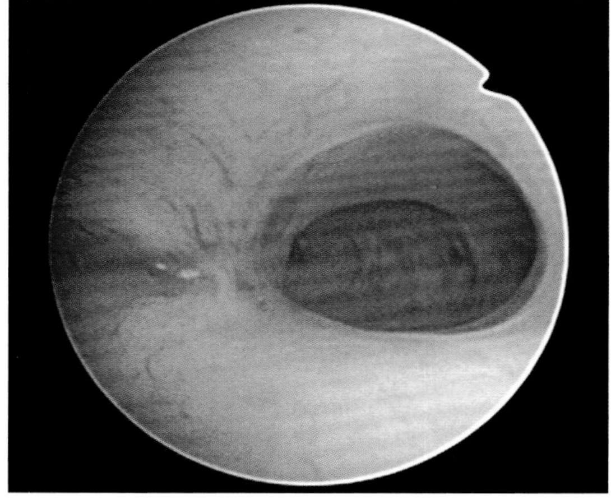

图 3-4-4 宫腔粘连

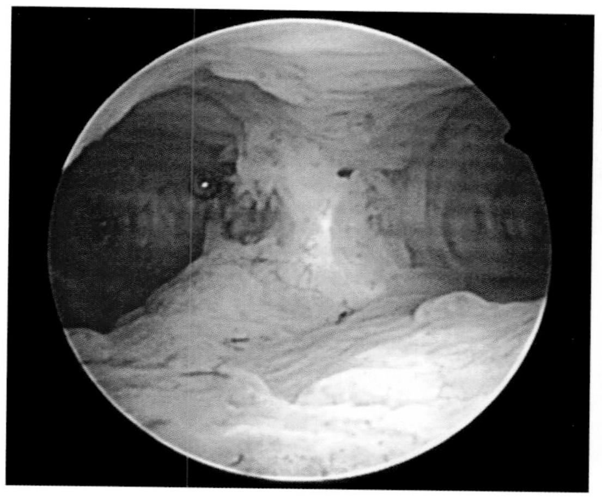

图 3-4-5　宫腔粘连

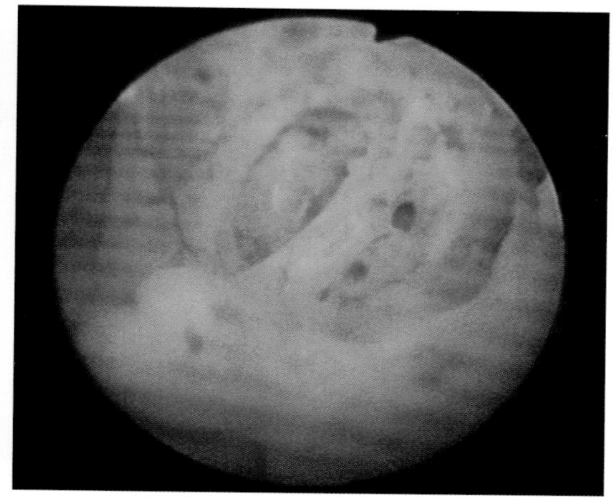

图 3-4-6　宫腔粘连

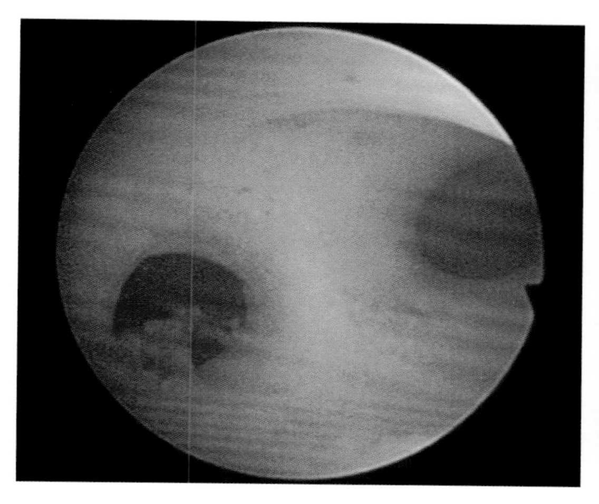

图 3-4-7　宫腔粘连

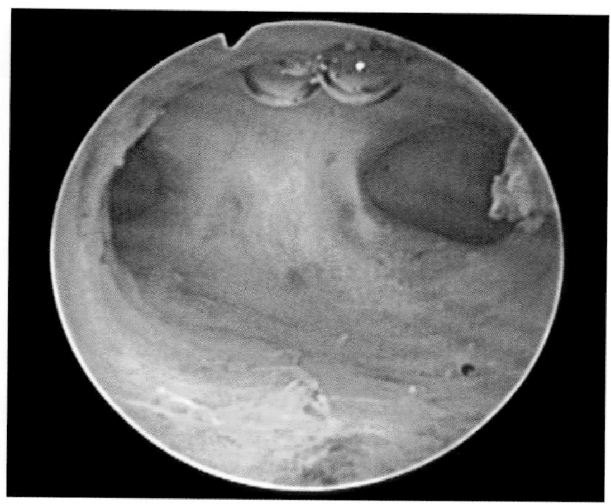

图 3-4-8　宫腔粘连

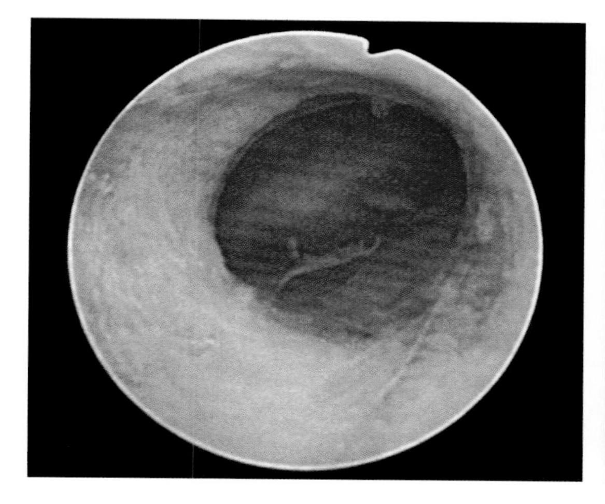

图 3-4-9　宫腔粘连

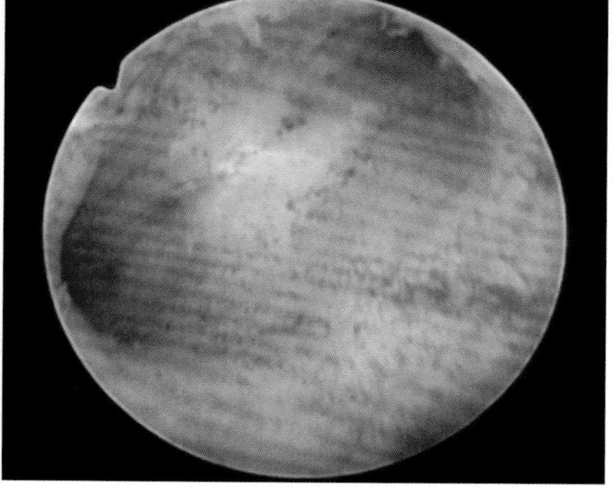

图 3-4-10　为图 3-4-1 患者术后 2 个月复查宫腔镜检查图片

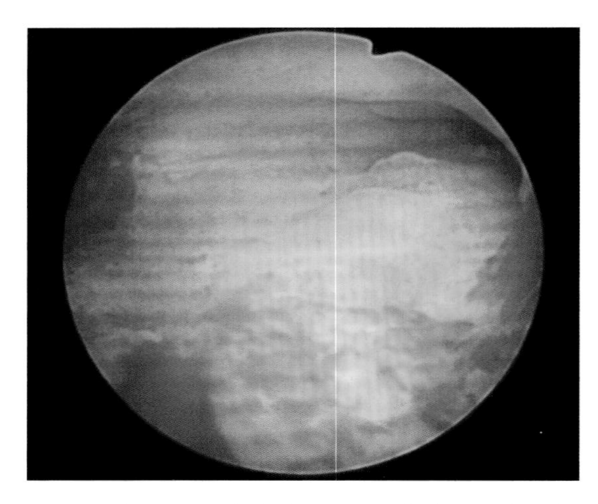

图 3-4-11　为图 3-4-3 患者术后 2 个月复查宫腔镜检查图片

五、宫腔粘连合并不孕症的病例分享

（一）病例

1. 病史　女方 35 岁，男方 36 岁，结婚 8 年，性生活正常，曾于孕 50 天时计划外妊娠行清宫术 2 次，后因孕 70 天 B 超示胚胎停育 2 次，现胚胎停育流产后未避孕未孕 2 年。患者 1 年前曾于外院行宫腔粘连分离术，术后未行复查宫腔镜，术后未避孕未孕 1 年。女方月经规律，月经量在宫腔粘连手术之后仍较胚胎停育之前明显减少。

2. 检查　男方精液常规检查示正常。女方在外院行 B 超检查示内膜厚度最厚为 0.5cm，患者月经量明显减少疑为宫腔粘连。当地行子宫输卵管检查示宫腔显影不全，左侧输卵管显影，右侧输卵管未显影。进一步的检查。女方行宫腔镜检查示宫腔为粘连，右侧输卵管开口可见，左侧宫角部见致密粘连。夫妇双方染色体核型正常、血型抗体正常；女方血清 FSH、LH、T、PRL、TSH 水平正常范围；自身抗体正常；血糖正常；阴道 B 超示双侧卵巢及窦卵泡数均正常。综合病史及辅助检查后诊断：继发性不孕症，宫腔粘连，复发性流产，右侧输卵管梗阻。

3. 治疗　考虑患者为宫腔粘连，复发性流产病史及输卵管因素不孕，建议患者行宫腹联合探查术或者单纯宫腔镜下粘连切除术后行体外受精-胚胎移植（IVF）术两种治疗方案。患者要求行宫腹腔镜下联合探查术。术中行宫腔镜下冷刀分离粘连，术毕宫腔内放置球囊 3 天，3 天后取出球囊，并给予人工周期 2 个月。术后第 2 个月月经第 10 天复查子宫 B 超示内膜为 0.8cm，患者自诉月经量较术前明显增多，复查宫腔镜检查示子宫腔形态大致正常，术中示宫腔恢复良好，大致正常。故嘱其术后第 3 个月可以自然试孕，患者与术后自述月经量明显改善，第 5 个月自然妊娠。获单胎妊娠，足月剖宫产一健康女婴。

（二）手术体会及病情分析

子宫解剖因素是最早发现的导致自然流产的原因，后天性因素主要为宫腔粘连（intrauterine adhesions，IUA）。当子宫内膜遭受到外来创伤则其基底层会发生脱落和相应损伤，遭受损伤的子宫壁会发生粘着，即会产生宫腔粘连。因此宫腔粘连常常发生于存在多次流产、诊刮等宫腔内操作病史的女性中，另有研究表明子宫内膜炎患者也容易合并宫腔粘连。Tsapanos VS 等研究发现 RSA 患者中宫腔粘连出现的比率接近 1/2。宫腔粘连是由于宫腔内膜受损后形成宫腔部分或全部粘连的现象，内膜纤维化和血流灌注减少也是导致胚胎着床困难、早期胚胎血供不足导致患者不孕的重要因素。

2015 年颁布的宫腔粘连临床诊疗中国专家共识指出，IUA 在我国的发病率随着宫腔手术的增加呈逐年增长趋势。多次人工流产、刮宫所致的 IUA 发生率高达 25%～30%。重度 IUA 尚无有效恢复生育功能和月经生理的治疗方法；宫腔镜宫腔粘连分离术（transcervical resectionof adhesion，TCRA）后再粘连率高达 62. 5%，妊娠成功率仅 22. 5%～33. 3%。

由于宫腔粘连使宫腔失去了原有的宫腔形态，增加了术者进行相应操作的困难，因此，宫腔粘连是最为复杂的宫腔镜手术。手术分离粘连会对残余内膜造成进一步的损伤，如果术中操作不当会使宫腔状况更加恶化。因此，宫腔粘连手术的重中之重是保护残存的内膜。本例患者宫腔内残存内膜较少，因此，我们选择了冷刀也就是硬剪进行了手术，尽量减少电损伤对内膜的破坏。

在剪刀剪切的过程中，先以剪刀一侧叶在粘连处打孔，然后犁田样沿着粘连带进行分离，注意深度，如出现出血，表示可能已切至肌层，要及时终止手术，避免穿孔。

宫腔粘连治疗的目的是恢复宫腔的正常大小和形态，促进内膜修复、防止粘连复发，恢复正常的生殖功能。此患者在术后给予雌二醇片人工周期 2 个月促进内膜的修复及增殖，并且在术后第 2 次月经后进行了二次探查，分离了新生的宫腔粘连，在应用雌二醇片的同时应用阿司匹林改善子宫内膜血流，也可起到预防再次粘连的作用，术后复查达到了满意的效果。

2015 年《中华妇产科杂志》刊登的《宫腔粘连临床诊疗中国专家共识解读》专家推荐宫腔粘连的处理是：①轻度 IUA，未合并子宫腔以外的原因和男方因素时，可尝试自然受孕或人工授精；伴有子宫腔以外因素时应及早行辅助生殖技术治疗（推荐等级 C）。②中、重度 IUA 治疗后子宫内膜厚度（增殖晚期）达到 7mm 以上时，可考虑辅助生殖技术治疗（推荐等级 C）。子宫内膜厚度是影响子宫内膜容受性的主要因素。IVF 过程中，子宫内膜厚度>9mm 时临床妊娠率明显增加。研究认为，子宫内膜厚度在增殖晚期达到 7mm 是实施辅助生殖技术的基本条件（证据等级Ⅰ）。

由于中、重度 IUA 患者 TCRA 术后子宫内膜厚度很难达到 7mm，即使宫腔形态恢复正常，已经损伤或破坏的子宫内膜也难以完全修复，鉴于目前研究报道中最薄的妊娠子宫内膜厚度是 3. 7mm，因此，依据子宫内膜厚度实施辅助生殖技术时不能一概而论，应遵循个体化原则。中、重度 IUA 患者 IUA 分离手术后，虽然子宫内膜状态较术前有明显改善，但仍易出现由于反复种植失败或胎盘血液供应异常引起的妊娠期相关并发症。因此，加强孕期监护，动态观察胚胎的生长、发育，及时处理相应的产科并发症尤为重要。

本例患者通过自然妊娠方式得以实现生育的目的。

（韩　婷　刘菲菲）

第五节 单角子宫及宫颈管内疾病

一、单角子宫

目前学者公认的是单角子宫影响妊娠结局的主要发生在早期胚胎着床期及一旦妊娠后特别是接近足月妊娠时的妊娠维持。单角子宫的宫腔形态、容积、子宫肌层及血管形成、宫颈等均可能与正常子宫有所不同,从而导致流产和早产率升高。随着 ART 的发展,子宫畸形不孕症患者行 IVF-ET 治疗的结局引起临床医生的关注,国内、外均有研究提出,子宫畸形患者行 ART 治疗的助孕结局较普通不孕症患者差。单角子宫对妊娠的影响,特别是不孕症患者合并单角子宫并行 ART 助孕时,如何针对其子宫发育特点制定个体化的治疗方案是国内外很多学者所关注的。

考虑子宫畸形患者自然流产和早产率均较高，行 IVF-ET 治疗时应严格控制胚胎移植数量，必要时行单胚胎移植，以减少多胎妊娠的发生。若为三胎及以上妊娠应考虑早期行减胎术，以减少多胎妊娠引起的流产、早产风险。因此在进行 ART 助孕的患者中建议实行单胚移植显著改善单角子宫患者的妊娠结局。选择性单胚胎移植可能帮助单角子宫患者获得更好的妊娠结局。宫腔镜下单角子宫宫腔形态见图 3-5-1、图 3-5-2。

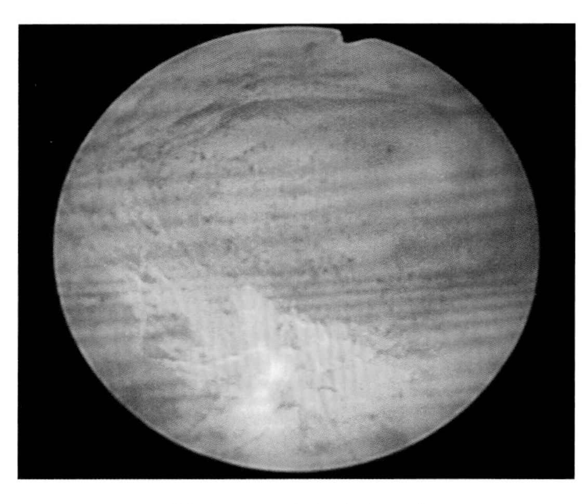

图 3-5-1 左侧单角子宫

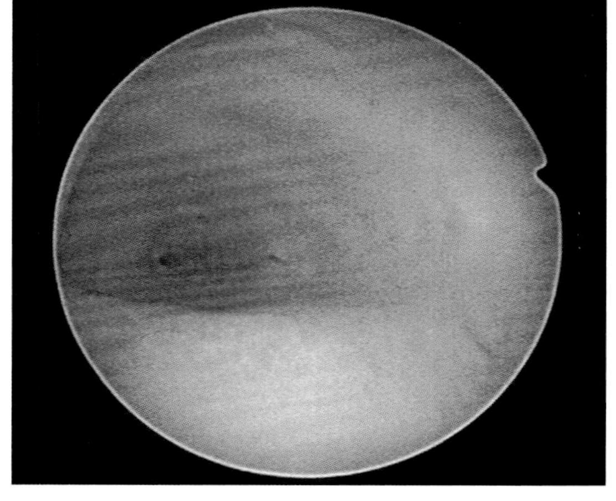

图 3-5-2 右侧单角子宫

二、宫颈管内病变

在进行辅助生育技术助孕的患者中，对于其宫腔内的不同病变受到越来越多学者的关注，并得到了有效的治疗。对于宫颈管内病变的诊断在第 6 版《妇产科学》教材中有明确的论述。宫颈管内常见的良性病变有宫颈管纳氏囊肿和宫颈管息肉(图 3-5-3、图 3-5-4)。

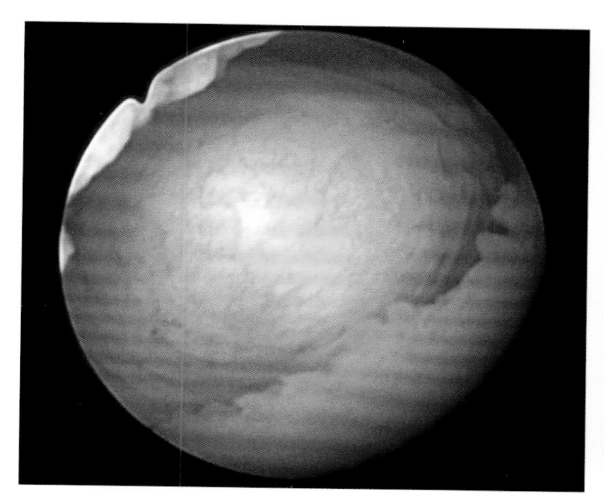

图 3-5-3　宫颈管内纳氏囊肿

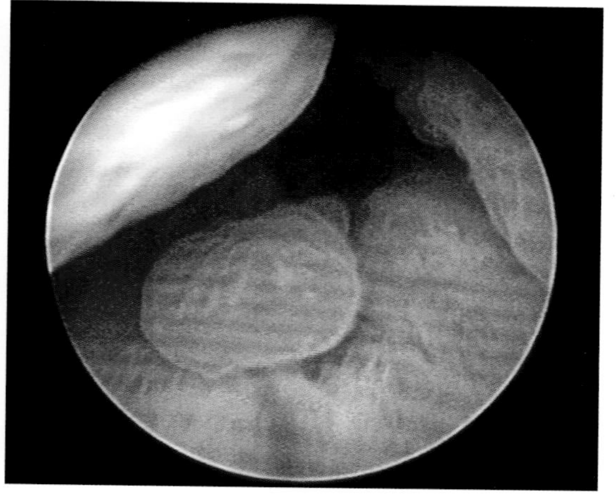

图 3-5-4　宫颈管内息肉

三、宫颈管内病变病例及分析

（一）病例

1. 病史　女方 30 岁，男方 31 岁，结婚 5 年，性生活正常，婚后未避孕未孕 5 年，女方月经规律，15 岁时有化脓性阑尾炎并行开腹阑尾切除术病史。

2. 检查　男方精液常规检查示正常。女方行 B 超检查示子宫卵巢无明显异常。患者于婚后第 3 年于外院行子宫输卵管造影示双侧输卵管梗阻。女方未行宫腔镜检查。夫妇双方染色体核型正常、血型抗体正常；女方血清 FSH、LH、T、PRL、TSH 水平正常范围；自身抗体正常；血糖正常阴道 B 超示双侧卵巢及窦卵泡数均正常。综合患者病史及辅助检查后诊断：原发性不孕症，双侧输卵管梗阻。

3. 治疗　考虑患者为原发性不孕症，输卵管因素不孕，建议患者行宫腹联合探查术或者行体外受精-胚胎移植（IVF）术两种治疗方案。患者要求行 IVF 助孕术。长方案促排卵获卵 11 枚，获第 5 天囊胚 6 枚，行新鲜周期移植 1 枚囊胚未孕，患者移植手术顺利，移植后少量阴道流血 5 天，未孕；后行自然周期移植冷冻囊胎 2 枚，移植过程顺利，术前示内膜厚度形态均正常，移植手术后患者又出现少量阴道流血 4 天，阴道窥视为宫颈口可见新鲜血液，宫颈光滑无异常，本次移植仍失败。第三次移植前行宫腔镜检查示宫颈管内见直径 1.0cm 左右纳氏囊肿，结合阴道 B 超，考虑患者不排除移植过程中移植管刺破纳氏囊肿后引起出血，虽然考虑此因素不一定是胚胎未着床原因，仍考虑为不利因素，故行宫腔镜镜下电切针剥除该纳氏囊肿。术后第二个月患者行再次自然周期移植冷冻囊胚一枚，该患者移植后无明显异常出血，但是遗憾该患者仍未妊娠。

（二）手术体会及病情分析

由于辅助生育技术治疗过程需要通过胚胎移植术，实现胚胎进入宫腔的过程。在移植过程中宫颈管内的息肉或者是宫颈管内囊肿在没有临床症状不易被发现的情况下，有可能会引起移植困难或者是移植失败，这也是需要引起大家关注，并在分析移植失败时需要考虑到的一方面原因。因此对于宫颈管内的病变也应该值得大家关注。

对该类患者手术的特点是绝大多数患者不需要椎管内或者静脉麻醉，行宫腔镜手术电切术或者是行冷刀剪除术均能取得良好的临床治疗效果。宫颈管内的良性病变如宫颈管息肉宫颈管纳氏囊肿或者宫颈管其他赘生物，在手术后若病理无异常第一个月即可以考虑行下一步的助孕治疗。

（韩 婷 张真真）

第六节 宫腔镜下零能量的宫腔粘连分离术

一、适应证与禁忌证

（一）适应证

因宫腔粘连而引起月经异常、痛经、不孕及妊娠失败等。

（二）禁忌证

无明确的绝对禁忌证，相对禁忌证如下：

1. 阴道及盆腔感染。
2. 子宫异常血者。
3. 子宫近期有手术史者。
4. 宫颈过硬，难以扩张者。
5. 宫颈癌。
6. 结核病患者。
7. 血液病患者。
8. 患有内科疾病不能忍受膨宫及宫腔操作者。

二、方法与技巧

1. 器械选择 可选用能够在宫腔镜下操作的各种微型剪刀，以单侧活动关节为优，因其在操作过程中只有剪刀的单侧页面可以张开，能够保持良好的视野。

2. 宫腔镜剪刀分离方法 在连续灌流全景视野内，识别宫腔形态、粘连部位、范围及性质，以微型剪刀自宫腔中央分离粘连，在无血管区进行剪切分离，使宫腔扩大。当宫腔全部闭锁时，应自宫颈内口处进行分离，辨别粘连组织与肌层之间关系，向宫腔内逐层分离，分离出宫角部，直至形成一个新的宫腔。若存在广泛粘连，要警惕子宫穿孔。对于较致密的连续粘连组织，在分离粘连后，应该同时剪除多余的瘢痕，以利于子宫内膜在剥离面的形成。

3. 宫腔镜剪刀分离粘连的优点在于，零能量机械分离粘连，可提供良好的分离标志，特别对于接近肌层的粘连，切割至肌层时可观察到出血，提醒术者停止切割，避免子宫穿孔；广泛粘连时，正常的子宫内膜较少，保留正常子宫内膜很重要，剪刀切除法避免电能或激光切除所致的瘢痕形成和对正常子宫内膜的影响。

三、注意事项

1. 术后辅以雌激素、阿司匹林及泼尼松治疗，加速子宫内膜的修复，改善内膜血液循环,减少炎性介质产生。术后短期多次门诊复查宫腔镜检查,轻度再次宫腔粘连者可予以钝性分离。

2. 预防性应用抗生素:术后常规预防性应用广谱抗生素 3~5 天,还应注意要兼顾厌氧菌及真菌感染。

3. 极为严重的宫腔粘连,术中放置宫内节育器,术后 1 月内复查宫腔镜并取环,根据宫腔粘连复发情况决定是否再次宫腔镜检查。

四、病例分享

患者孔×,35 岁,2 年前因“卵巢功能减退、盆腔炎性疾病后遗症”于本院行 IVF-ET 助孕治疗,“胚胎移植”后因“宫颈妊娠”于本院妇科行“双侧子宫动脉栓塞术”,术后 4 月因“宫腔粘连”于本院妇科行“宫腔镜下宫腔粘连分离术+放环术”,术中采用“环状电极及针状电极分离粘连”,术后给予人工周期治疗 3 个周期后并取环。7 月前再次因“宫腔粘连”于本科行“宫腔镜下宫腔粘连分离术”,术中采用剪刀分离粘连,术后于门诊多次复查宫腔镜检查至子宫内膜形态正常。3 月前再次于本中心行 IVF-ET 治疗,获卵 4 枚,形成 4 枚可移植胚胎,新鲜周期移植 2 枚后单胎妊娠。

五、本例手术体会

1. 宫腔粘连在宫腔镜直视下分离粘连,尽量使用冷剪刀,避免用电能量。

2. 微型剪刀剪开子宫前后壁及两侧宫壁瘢痕组织,剪开至有毛细血管及肌层暴露时即可停止。

3. 强调宫腔镜术后给以雌激素辅助治疗,及时二次探查随访或多次门诊宫腔镜检查(1 次/2~3 周)。

六、手术图例(图 3-6-1~图 3-6-18)

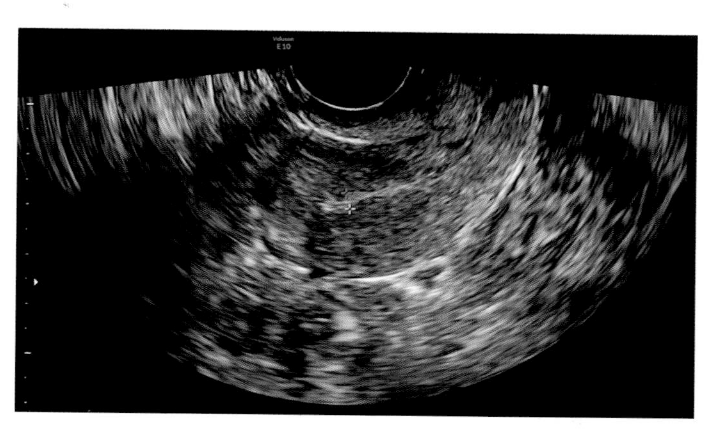

图 3-6-1 经阴道超声检查示:子宫回声不均并厚薄不一,内膜厚 0.3~0.7cm

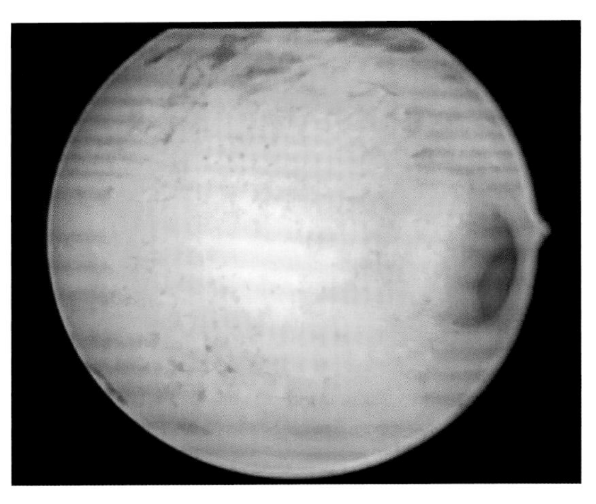

图 3-6-2 宫腔镜检查提示宫腔粘连，右侧宫角被粘连带封闭

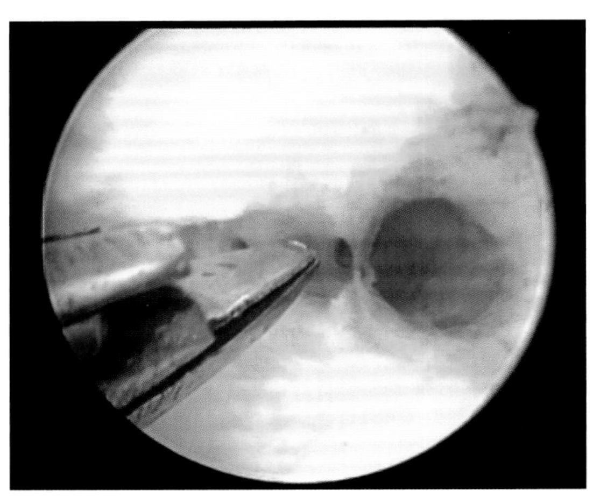

图 3-6-3 微型剪刀剪开右侧宫壁纤维素样粘连带，暴露封闭的右侧宫腔

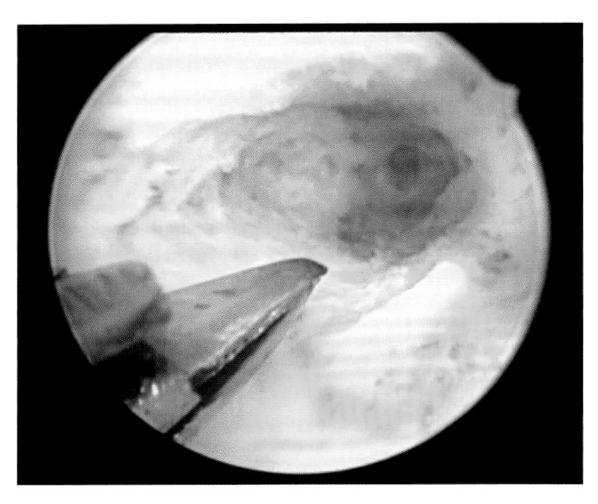

图 3-6-4 微型剪刀剪开右侧宫角纤维素样粘连带

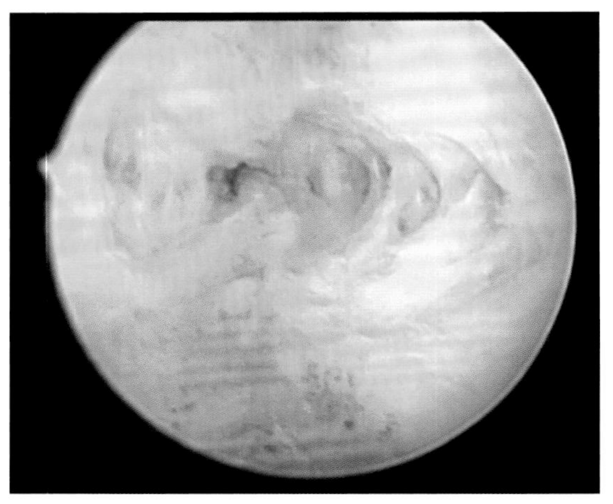

图 3-6-5 微型剪刀剪开右侧宫角纤维素样粘连带，暴露右侧宫角

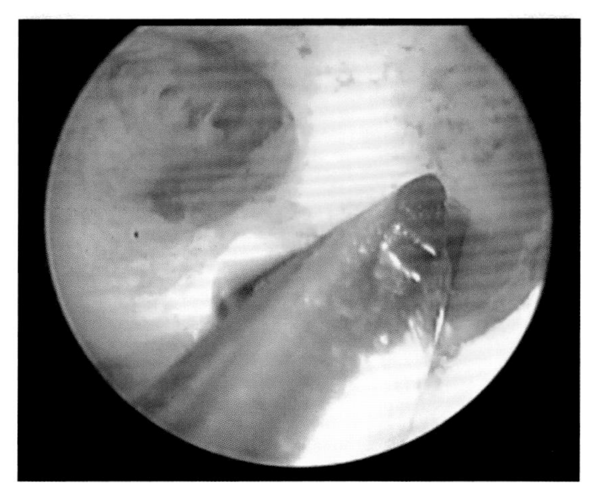

图 3-6-6 微型剪刀剪开宫底纤维素样粘连带

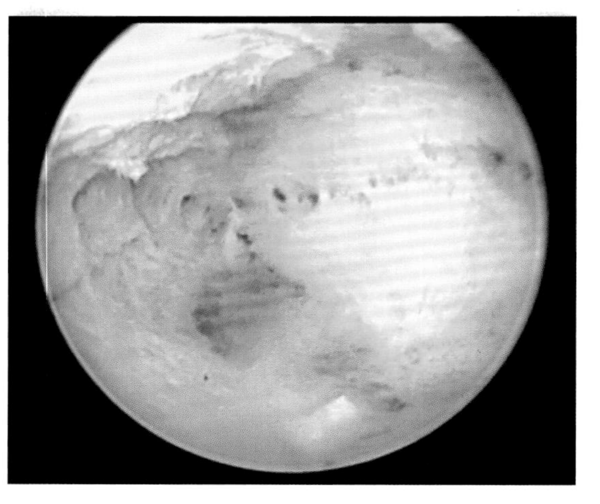

图 3-6-7 微型剪刀剪开宫底纤维素样粘连带，暴露宫底

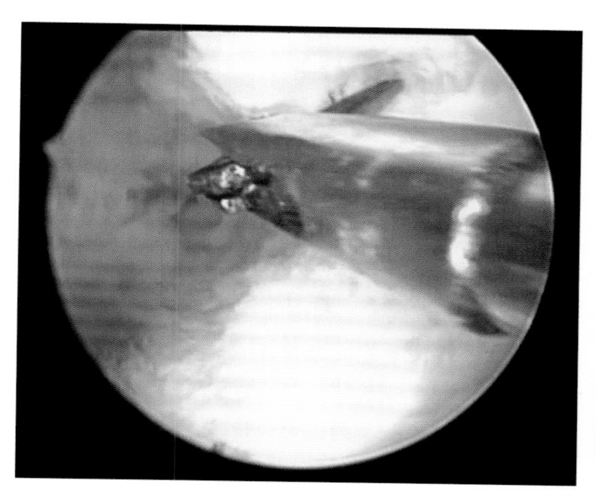

图 3-6-8　微型剪刀剪开宫腔左侧壁纤维素样粘连带

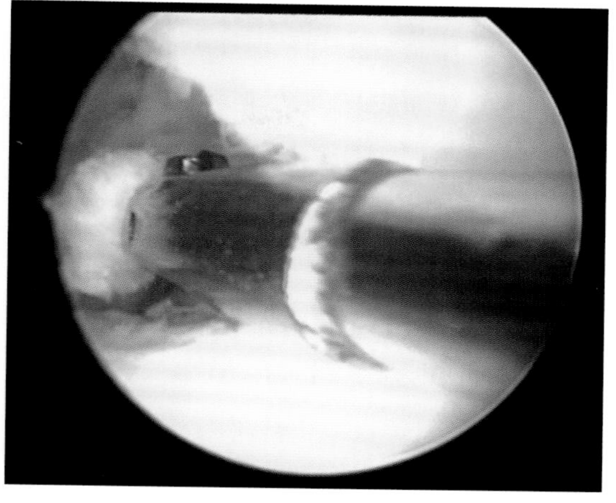

图 3-6-9　微型剪刀剪除子宫左侧壁纤维素样瘢痕组织

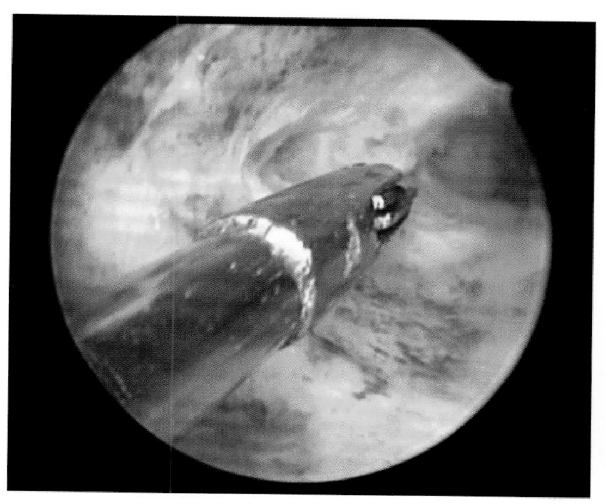

图 3-6-10　微型剪刀剪开宫腔右侧壁纤维素样粘连带

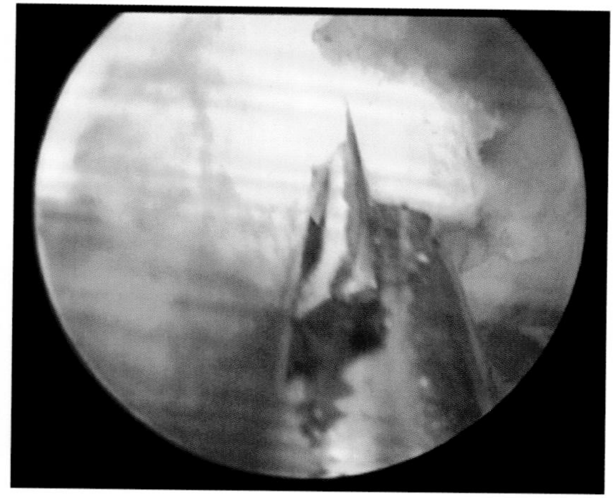

图 3-6-11　微型剪刀剪除宫腔右侧壁纤维素样瘢痕组织

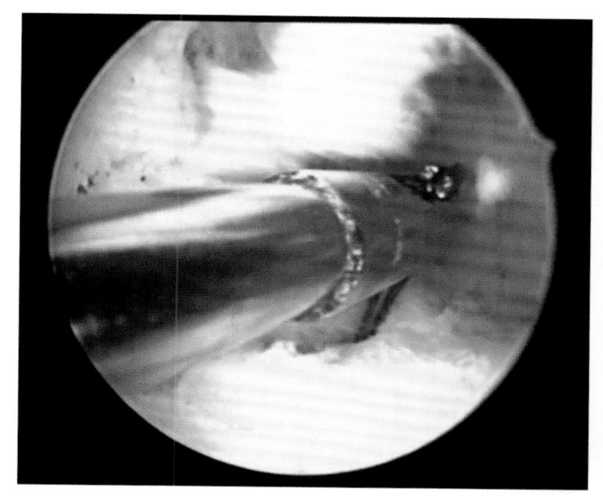

图 3-6-12　微型剪刀剪开子宫后壁纤维瘢痕形成的缩窄部位

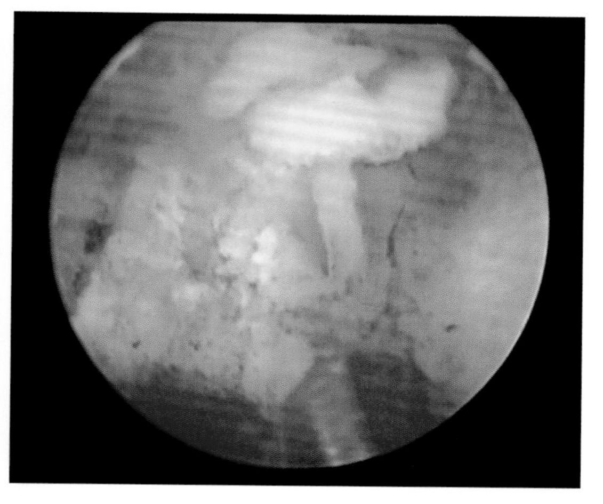

图 3-6-13　微型剪刀“犁地法”剪开子宫后壁内膜纤维素样瘢痕组织并予以去除

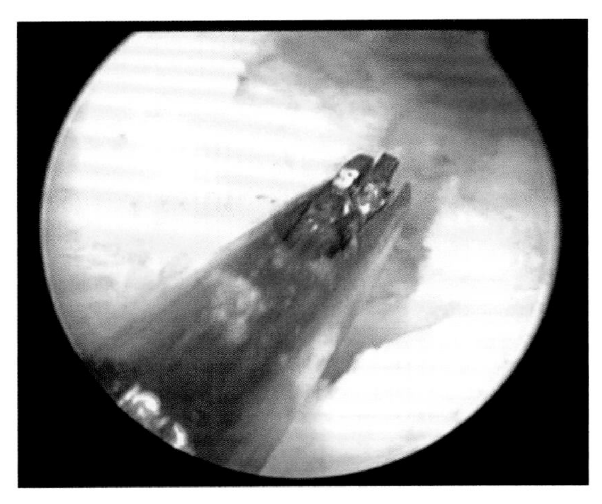

图 3-6-14　微型剪刀间断剪开宫腔下段纤维素样缩窄环

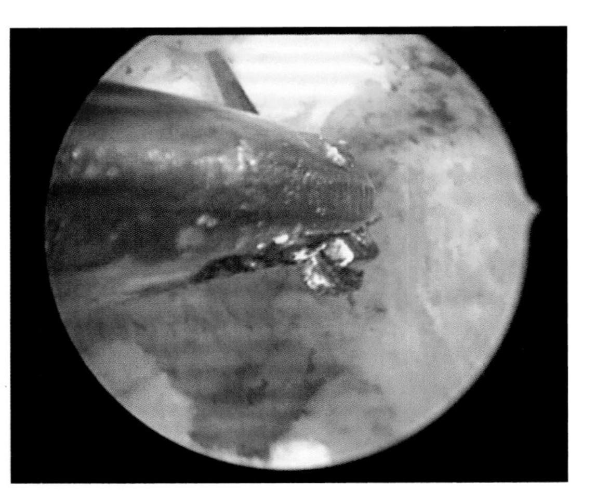

图 3-6-15　微型剪刀剪开子宫前壁瘢痕导致的缩窄部位

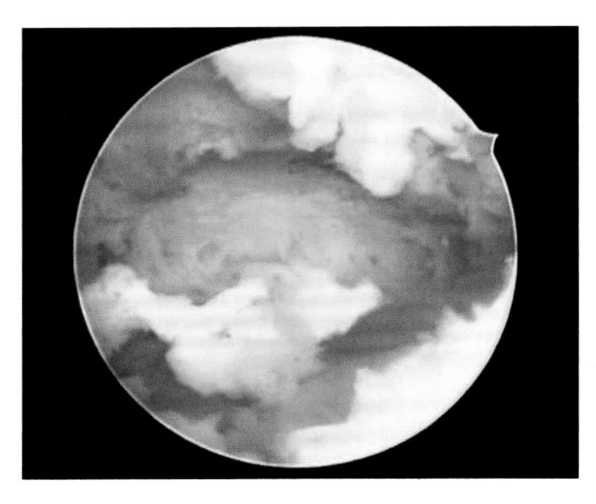

图 3-6-16　宫腔粘连剪刀分离后，宫腔恢复正常大小及形态，宫底部显露，双侧输卵管开口清晰可见

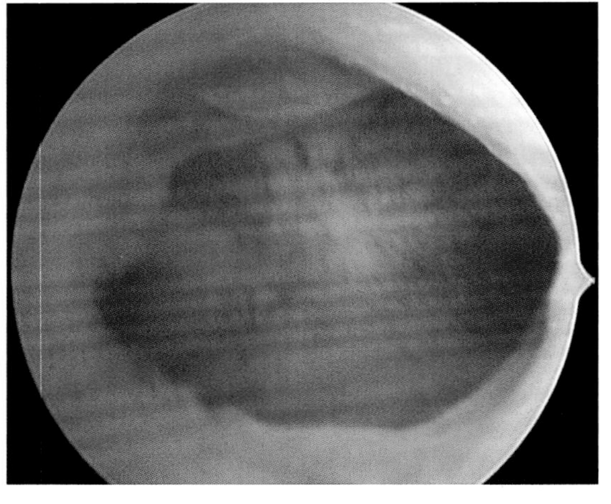

图 3-6-17　术后第一次门诊复查宫腔镜检查：宫腔容积稍小，左侧输卵管开口可见，右侧输卵管开口周围可见膜样粘连，右宫壁内聚，前壁内膜轻度增生不平，前后壁内膜可见片状充血，微型剪刀剪开右侧宫壁粘连带，并给予戊酸雌二醇 2mg Bid 口服及中药灌肠抗炎治疗

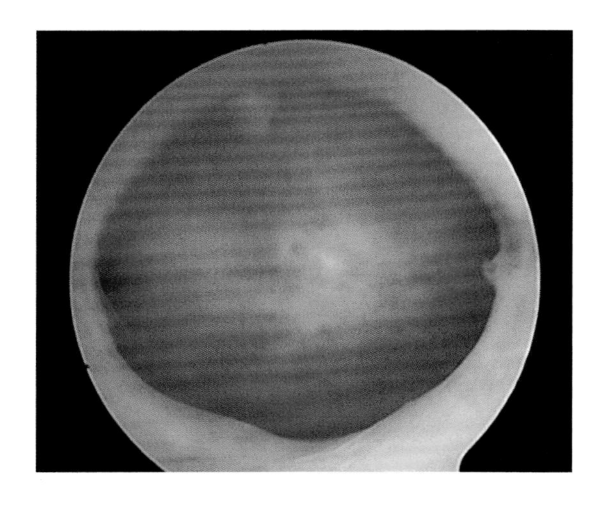

图 3-6-18　术后第二次门诊复查宫腔镜检查：宫腔容积较前明显增大，双侧输卵管开口可见，双侧宫壁稍内聚，微型剪刀剪开双侧宫壁粘连带，并开始进入 IVF 治疗周期

（马　玎　郝翠芳）

第七节　腹腔镜下子宫肌瘤剥除术

一、适应证与禁忌证

（一）适应证

1. 子宫肌瘤合并月经过多或异常出血甚至导致贫血。
2. 子宫肌瘤合并不孕；能确定肌瘤是引起反复流产的原因。
3. 肌瘤压迫泌尿系统、消化系统、神经系统引起症状，药物治疗无效。
4. 子宫肌瘤患者准备妊娠时若肌瘤直径≥4cm 时建议剔除。

（二）禁忌证

1. 绝对禁忌证

（1）严重的心、脑血管疾病及肺功能不全。

（2）严重的凝血功能障碍、血液病。

（3）膈疝。

（4）盆腹腔急性炎症。

（5）子宫肌瘤生长较快、影像学提示有恶性倾向者不适合行子宫肌瘤剔除术。

2. 相对禁忌证

（1）广泛盆腹腔内粘连。

（2）子宫增大超过 12 周妊娠大小。

（3）肌壁间子宫肌瘤体积较大（直径≥10cm）或者数目较多（≥10 个）而要求保留子宫者。

（4）直径<3cm 的多发子宫肌壁间肌瘤：由于腹腔镜手术缺乏手的触摸感觉，不易发现小的、无引起子宫形态改变的肌壁间子宫肌瘤，术时容易遗漏。

对于有相对禁忌证的患者，如果手术者经验丰富、技术娴熟，依然可以选择腹腔镜下肌瘤剥除手术。

二、方法与技巧

（一）探查整个盆腔

了解肌瘤的情况，设计好切口的位置，以最少的创伤剥除多个肌瘤（图 3-7-1、图 3-7-2）

（二）打“水垫”

用穿刺针在子宫肌瘤假包膜周围多点注射垂体后叶素或者缩宫素，既可水压分离，又可促进子宫及血管平滑肌收缩，减少术中出血。缩宫素较少影响血压，相对安全，但作用时间较短；垂体后叶素（生理盐水 60ml 加入垂体后叶素 6U）促进子宫平滑肌收缩时间长，但是会引起血压升高，使用时要注意适应证（图 3-7-3）。

（三）切开子宫肌瘤包膜

以单极电钩在肌瘤最突出的部位切开子宫肌瘤被覆的子宫肌层，深度达瘤核，暴露肌瘤。子宫切口的方向根据术者的操作习惯选择有利于缝合的方向。如为多发肌瘤，较近的肌瘤可考虑在一个切口剥除（图 3-7-4，图 3-7-5）。

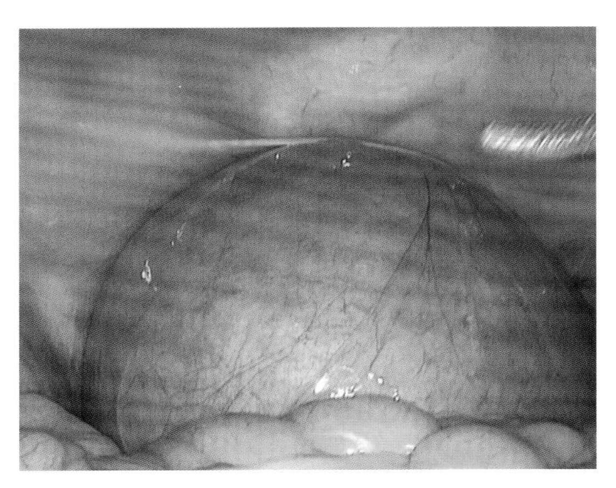

图 3-7-1 探查见子宫明显增大呈球状，前壁凸出明显

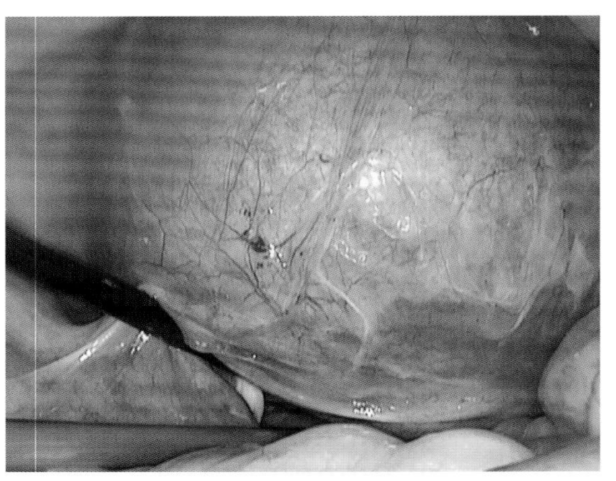

图 3-7-2 进一步探查见肌瘤位于子宫的前壁，表面光滑，与周围组织无粘连。双侧输卵管均被压迫于子宫后方

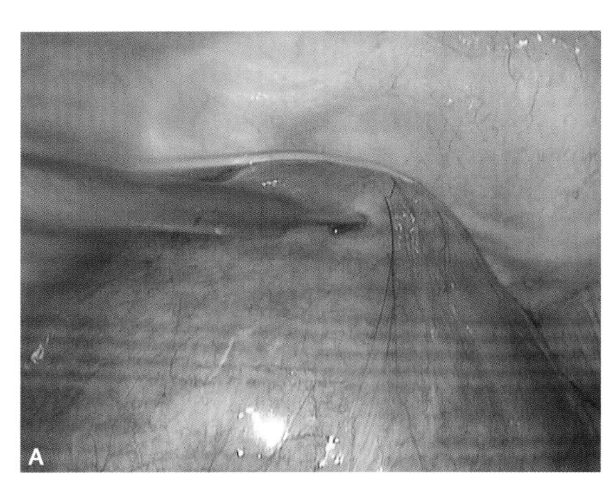

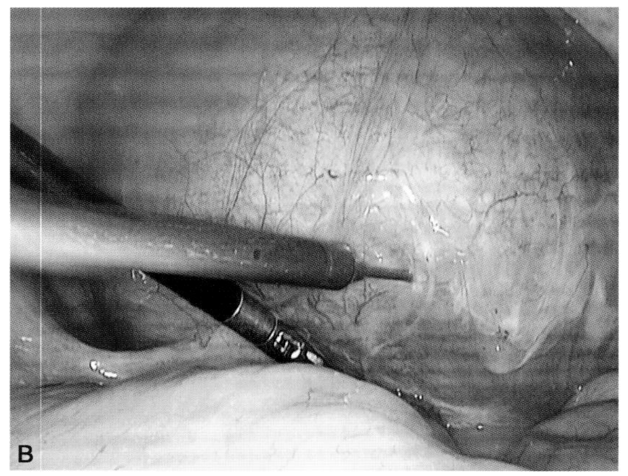

图 3-7-3 用穿刺针在子宫肌瘤假包膜周围多点注射稀释的垂体后叶素致瘤体苍白，血管收缩，减少术中出血。为达到较好的止血效果，注射点最好位于假包膜内，不要穿刺到瘤体内

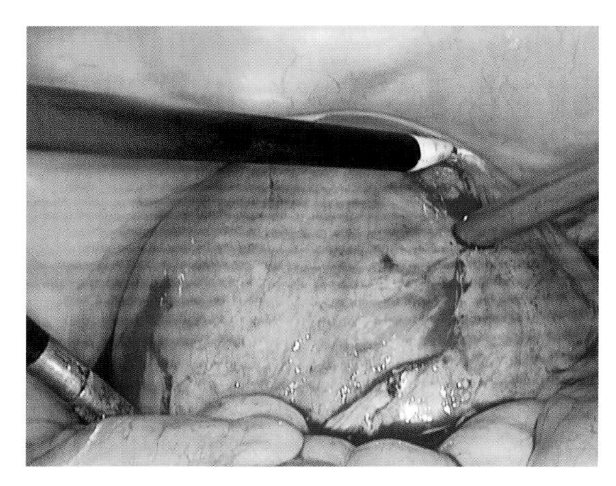

图 3-7-4 选择合适的切口，用单极电凝钩打开肌瘤的包膜。单极电凝钩打开包膜时可能产生较多烟雾，影响视野，助手可用吸引器跟随电凝钩的移动迅速将烟雾吸走

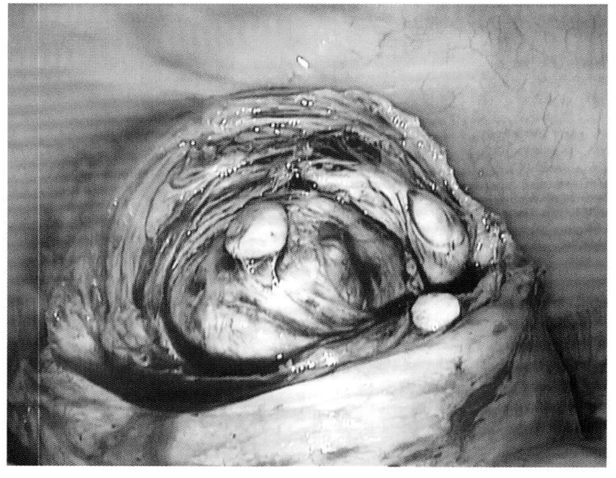

图 3-7-5 打开肌瘤包膜，暴露肌瘤，可见该肌瘤有变性。周边可见多个小的瘤核

（四）剥除肌瘤

当肌瘤表面肌层切开后，肌瘤可突出于切口，以抓钳或者“肌瘤钻”固定肌瘤，行钝性分离子宫肌瘤的假包膜，必要时结合锐性分离。如有出血时，及时给予电凝止血。子宫肌瘤底部是子宫肌瘤主要血液供应途径，在剥离较大肌瘤基底部时，可预先结扎或者电凝血管，然后切断，可以减少出血。

（五）缝合瘤腔

用1-0可吸收线分层缝合瘤腔，可采用连续缝合、间断缝合或者“8”字依次缝合子宫肌层及浆肌层（图3-7-6、图3-7-7）。

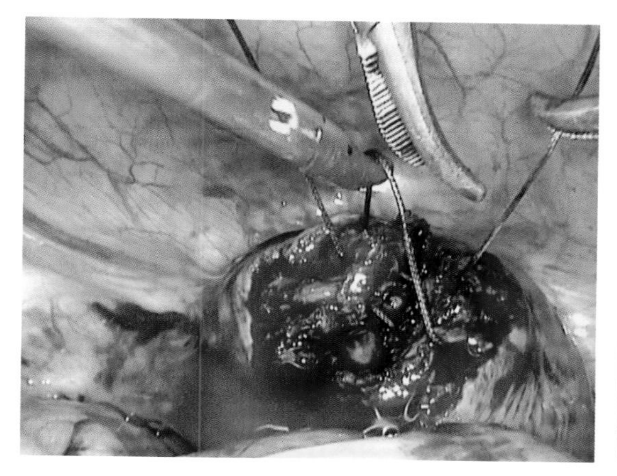

图3-7-6　肌瘤剥除后，探查是否穿透内膜用1-0可吸收线行肌层-肌层缝合。缝合过程中，线要拉紧，缝线达瘤腔底部，不要留死腔。较大的肌瘤，肌层可缝合两层

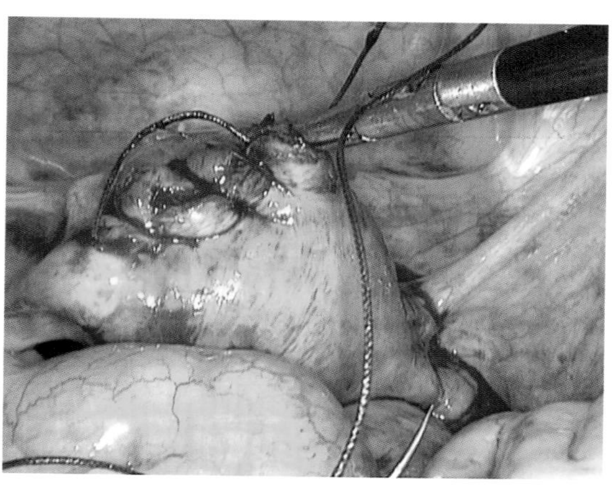

图3-7-7　最后缝合浆肌层，缝线不要太密，以免影响血供而导致切口愈合不良

（六）取出肌瘤

用肌瘤旋切器旋切肌瘤后取出，尽可能的一次性旋切出较多肌瘤组织。助手协助固定好肌瘤，可使用抓钳钳夹肌瘤并向旋切器旋转的相反方向稍用力。旋切时让刀头沿肌瘤表面采用“削苹果皮”的方式进行，尽量一次旋切出较多的肌瘤组织，尽量少的产生肌瘤碎屑（图3-7-8）。如果肌瘤较大，影响操作及手术视野，可在瘤体暴露2/3时，行原位旋切。即先

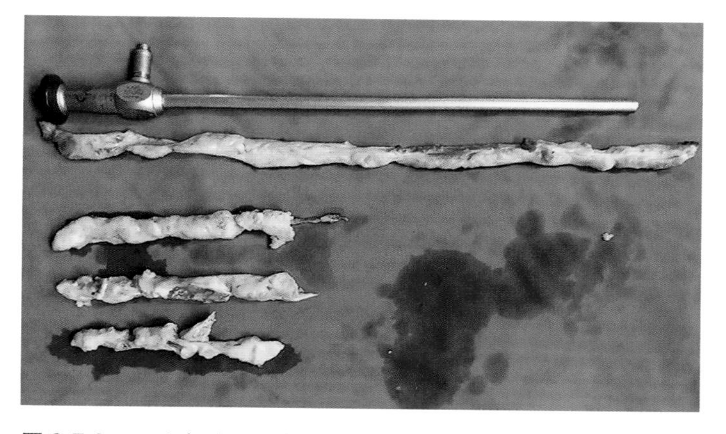

图3-7-8　如果先剥除肌瘤后再行肌瘤旋切，尽量一次旋切出较多的肌瘤组织，尽量少产生肌瘤碎屑

将暴露的瘤体旋切掉，再将剩余的部分在旋切器的牵引下剥离并旋切取出（图 3-7-9，图 3-7-10）。

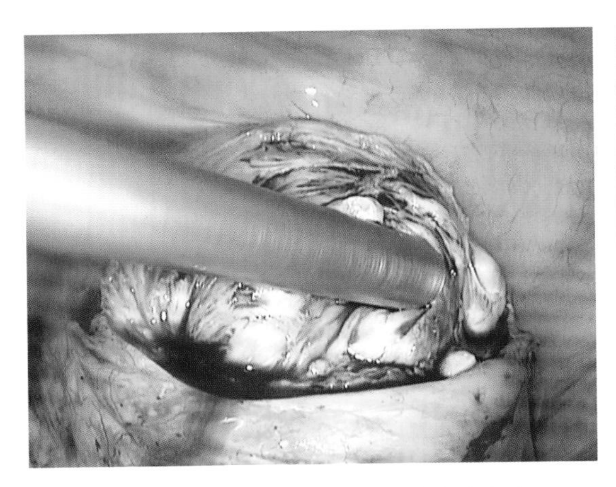

图 3-7-9 该肌瘤较大，直接剥除过程中可能出血较多。因此采用了“原位旋切”，逐步缩小瘤体

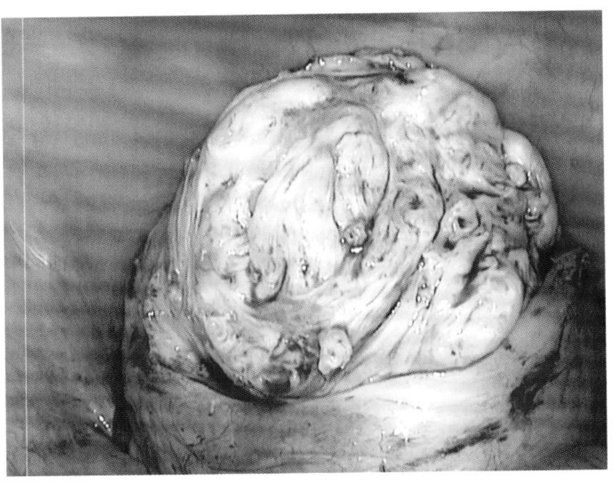

图 3-7-10 在旋切过程中，由于子宫肌层的收缩，瘤体逐步外凸。外凸的瘤体压迫肌层血管，减少了出血。继续旋切至整个肌瘤被取出

（七）检查创面

冲洗盆腔，检查创面有没有出血，特别是针眼有无渗血。检查盆腹腔有无肌瘤旋切残留的组织碎屑（图 3-7-11）。

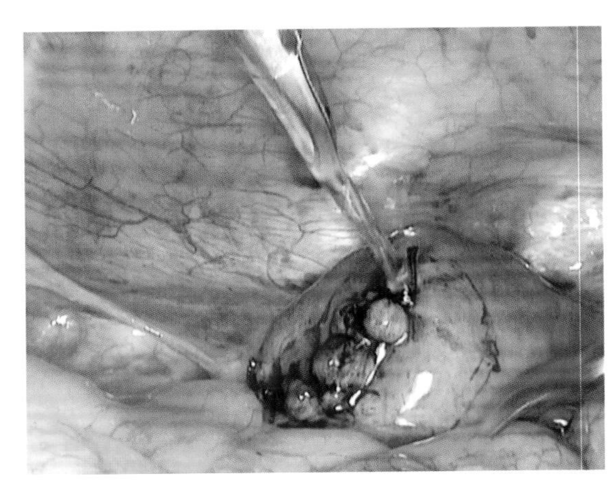

图 3-7-11 缝合完毕，如缝合的针眼少量渗血，可以用电凝止血。充分冲洗盆腹腔，仔细检查有无肌瘤碎屑，小的碎屑冲洗后可被吸引器吸出，较大的碎屑要钳夹取出。检查完毕后，缝合腹壁切口

三、注意事项

1. 术前应充分的准备及评估。通过妇科病史、查体、超声检查（图 3-7-12）及相关的实验室检查可以初步判定子宫大小、肌瘤数目、肌瘤大小、肌瘤分型及定位，肌瘤血流情况，了解手术的难度及风险。更为精准的评估可以行 MRI 检查，进一步了解肌瘤数目、位置、有无变性和恶变以及与周围器官的关系。

2. 对肌瘤较大或者贫血的患者，术前应用促性腺激素释放激素激动剂（GnRHa）或者米非司酮治疗 2~3 个月，可使子宫体积缩小，贫血改善，减少术中出血及输血的机会。如果肌瘤较大，腹腔镜第一穿刺孔的位置可选择在脐上。

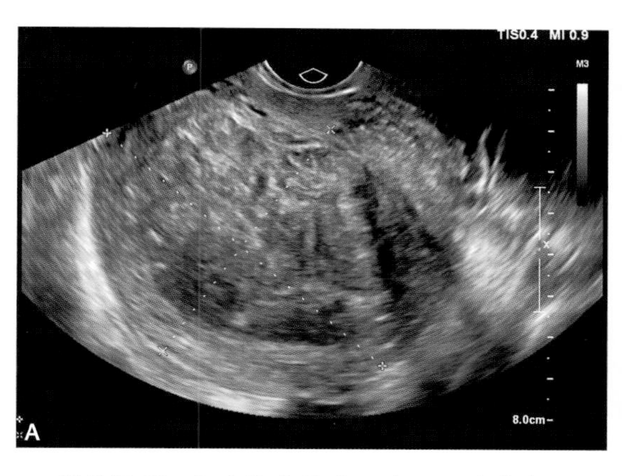

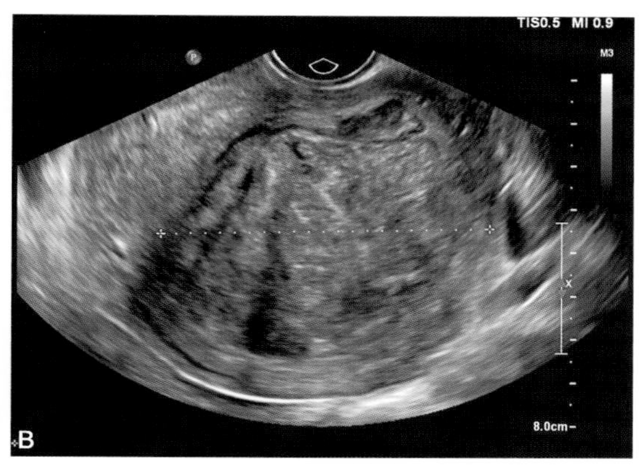

图 3-7-12 超声检查结果，A 提示子宫底部可见近似椭圆形的实性结节，瘤体内部回声不均边界尚清；B 提示为单发肌瘤

3. 切开子宫肌壁时使用最小的能量，单极电切可采用 20~25W，电凝采用 40~50W，避免过多电凝止血，电凝过多可能导致术后组织液化、死腔形成。引起子宫肌层坏死，影响肌层的愈合。术后子宫切口瘢痕愈合差，妊娠后子宫破裂的风险增加。子宫切口的选择应尽可能从 1 个切口取出更多的肌瘤，并避开宫角、输卵管和宫旁等。

4. 将子宫肌瘤暴露于腹腔中，直接行旋切粉碎。该过程可能导致一些细胞、细胞团或碎片脱落污染盆腹腔，种植于大网膜、肠管或者腹膜表面后瘤细胞继续生长。如为子宫肉瘤，则导致肿瘤的播散，导致肿瘤分期上升、预后不良等意外情况发生。为达到不污染腹腔的目的，可以将子宫肌瘤放入取物袋内，使其与腹腔完全隔离后粉碎取出。

5. 缝合子宫切口时应对合整齐不留死腔，深部肌瘤或者特殊部位肌瘤分层缝合，尽量避免穿透子宫腔。如剥除肌瘤过程中穿透了子宫内膜，要单独缝合内膜。距离切口远的肌瘤应该单独剔除、缝合。缝合时应注意不要缝合过紧过密影响术后血供、造成组织坏死。

6. 维持子宫正常形态，在保证手术顺利前提下尽量减少子宫切口长度。

7. **术后避孕** 术后适宜的妊娠时机选择目前仍缺乏大样本临床研究，避孕时间的长短与子宫破裂的关系也无明确结论。国内宋光辉等认为：

（1）浆膜下肌瘤、肌壁间肌瘤距离内膜>5mm 者，可以不避孕。

（2）肌瘤底部距离内膜 3~5mm 者，避孕 3~6 个月。

（3）肌瘤底部贴近内膜或者术中穿透宫腔者，避孕 1 年。

（4）如需 IVF 者可先取卵行全胚冷冻，择期移植，告知患者需避孕 1 年，建议单胚胎移植。

四、病例分享

患者房××，查体发现“子宫肌瘤”6 年，经量增多 2 年，经量约为既往的 2 倍，伴有中度贫血。9 年前曾行“腹腔镜下子宫肌瘤剥除术”。妇科检查提示子宫增大如孕 3 个月样大。B 超示：子宫增大，内膜受压向后壁移位，前壁近宫底部探及低回声团块，大小约 7.7cm×6.6cm，凸向宫腔约 30%，内部回声不均。诊断为子宫肌瘤，行腹腔镜下子宫肌瘤剥除术，术后病理示：子宫平滑肌瘤伴变性。

五、本例手术体会

1. 术中要全面探查盆腔情况，大的肌瘤或者靠近宫角部的肌瘤会对输卵管造成压迫(图 3-7-13)，或者影响输卵管的走行(图 3-7-14)。有的患者可同时伴有盆腔的炎症(图 3-7-15)或者卵巢的粘连(图 3-7-16)；有的子宫肌瘤患者可能还合并有子宫内膜异位症(图 3-7-17，图 3-7-18)，造成输卵管的粘连。以上这些因素均可导致排卵障碍或者配子的运输障碍而导致不孕，术中应一并给予分离粘连，并切除子宫内膜异位病灶。

2. 在子宫肌瘤假包膜注射垂体后叶素致瘤体苍白后，在瘤体的最突出部位做横切口，切开肌瘤浆肌层包膜并分离假包膜，使子宫切口出血少，剥离面渗血少；切开子宫肌壁时应分清解剖层次，遇到血管为避免出血应先凝后切。本例肌瘤较大，在肌瘤突出部位做梭形切口，以缩短肌瘤的剥出时间。患者有生育要求，尽量减少对正常肌层的破坏。

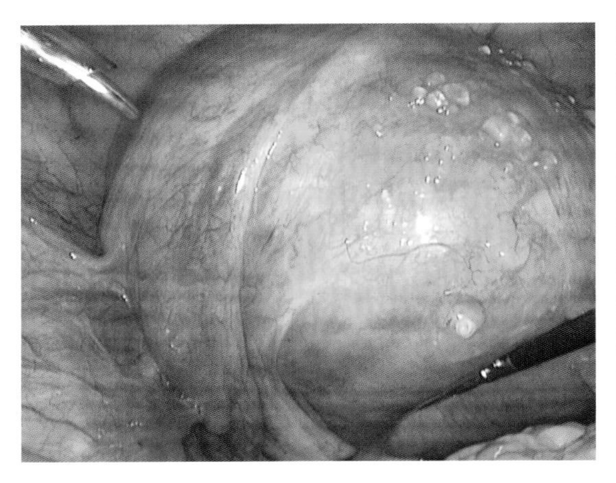

图 3-7-13 子宫肌瘤可通过多种途径导致不孕。如图所示的为另一子宫后壁肌瘤的患者，直径约 10cm，对输卵管造成了压迫，可影响配子的运输

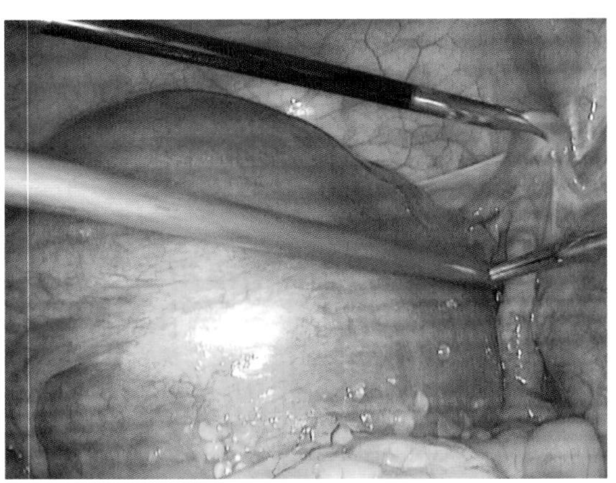

图 3-3-14 因肌瘤较大，造成了右侧输卵管近宫角部的呈直角样扭曲

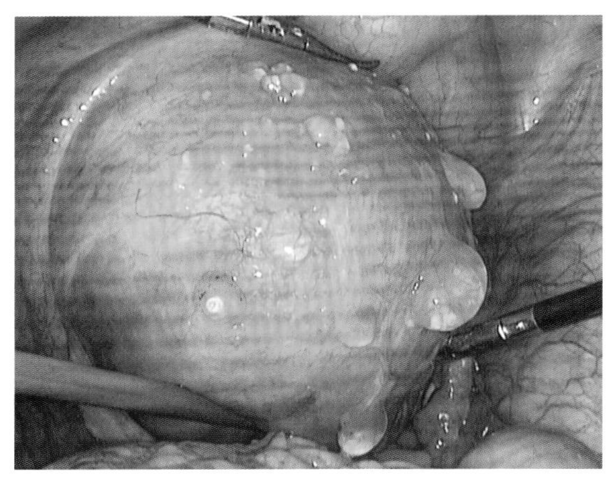

图 3-7-15 并且可以看到子宫表面多发的炎性水泡，可影响盆腔内环境而影响妊娠

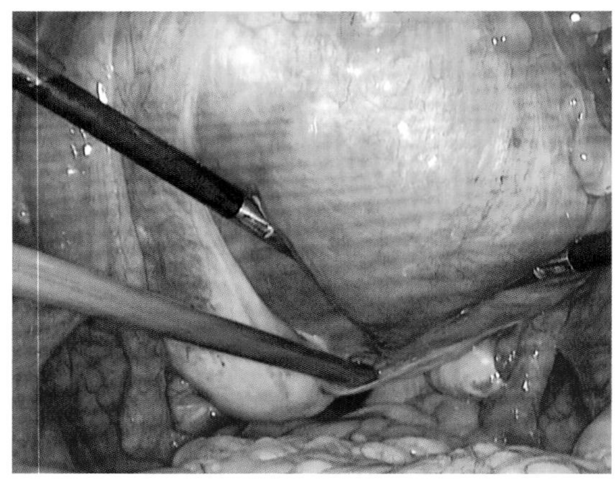

图 3-7-16 子宫肌瘤患者还有可能合并粘连，如图所示，左侧卵巢致密粘连于子宫后壁及盆底腹膜

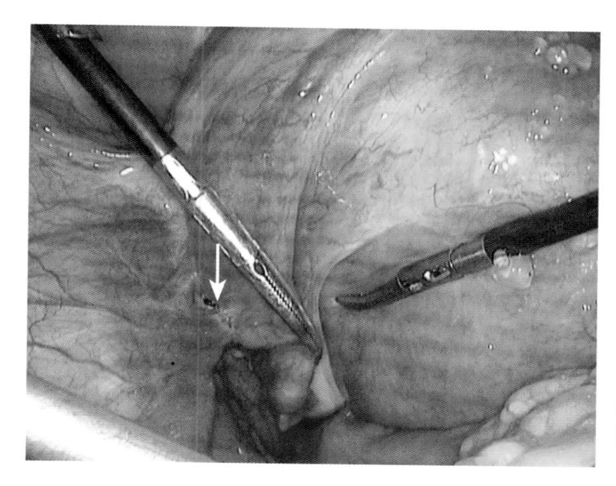

图 3-7-17 子宫肌瘤患者合并子宫内膜异位症，箭头所指之处为子宫内膜异位症病灶，造成了输卵管的粘连

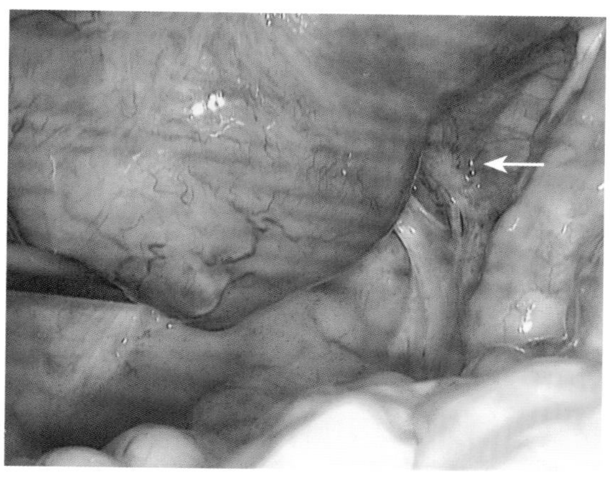

图 3-7-18 子宫肌瘤患者合并子宫内膜异位症，箭头所指之处为近右侧骶韧带处腹膜的片状子宫内膜异位症病灶

3. 该瘤体较大，采用原位旋切，使瘤体逐渐外凸，压迫包膜，减少出血。

4. 彻底缝合瘤腔，本例肌瘤较大，第一层为肌层-肌层缝合，第二层为肌层-浆肌层，第二层在第一层缝合的针间距中缝合，缝合不要过密，以免影响子宫血供，导致切口愈合不良。

六、术后随访

该患者因肌瘤底部贴近内膜，术后建议避孕一年，目前恢复良好，正在避孕中。

（何顺之　陈春林）

第八节　剖宫产子宫瘢痕缺陷修补术

一、形成原因、临床表现和手术适应证

剖宫产子宫瘢痕缺陷：是指剖宫产术后局部切口组织愈合不良，使得子宫壁解剖结构异常，形成穹隆样缺损，局部子宫壁变薄，多位于宫腔下段与宫颈内口之间。

（一）形成原因

1. 子宫切口位置不当。
2. 子宫切口缝合不当。
3. 子宫本身因素，如后位子宫或极度前屈子宫。
4. 子宫切口易感染因素：高危孕妇如胎膜早破、产程异常、前置胎盘、妊娠期糖尿病、妊娠期高血压疾病等。
5. 多次剖宫产。
6. **其他**　如肥胖、贫血、营养不良、子宫切口妊娠。

（二）临床表现

1. **异常子宫出血**　经期延长、经间期阴道流血、性交后阴道流血。
2. 痛经、盆腔痛。
3. **继发性不孕及其发生机制：**

（1）异常子宫出血，改变宫腔内环境；

（2）子宫瘢痕缺陷部位经血与宫腔分泌物蓄积改变宫颈管黏液性质，影响精子通过；

（3）子宫瘢痕缺陷部位持续炎症反应，影响胚胎着床；增加输卵管阻塞性不孕的风险；

（4）子宫瘢痕缺陷可导致宫腔变形，增加胚胎移植难度，降低胚胎着床率。

（三）诊断标准

1. 有剖宫产手术史。

2. 剖宫产术后出现异常子宫出血或慢性盆腔痛。

3. 辅助检查：

（1）子宫输卵管造影：可观察到宫腔下段或峡部与宫腔相通并凸向宫腔外的龛影（图 3-8-1）。

（2）阴道超声检查：子宫前壁下段剖宫产切口处见楔形液性暗区且与宫腔相通，此处子宫肌层变薄（图 3-8-2）。

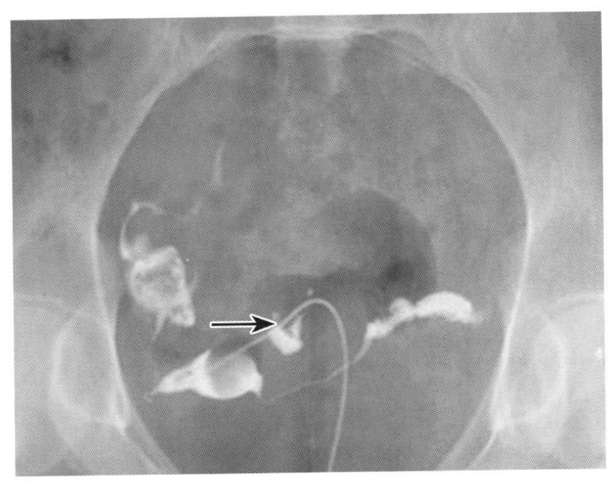

图 3-8-1 子宫输卵管造影显示子宫腔下段与宫颈内口间可见与宫腔相通并凸向宫腔外的龛影

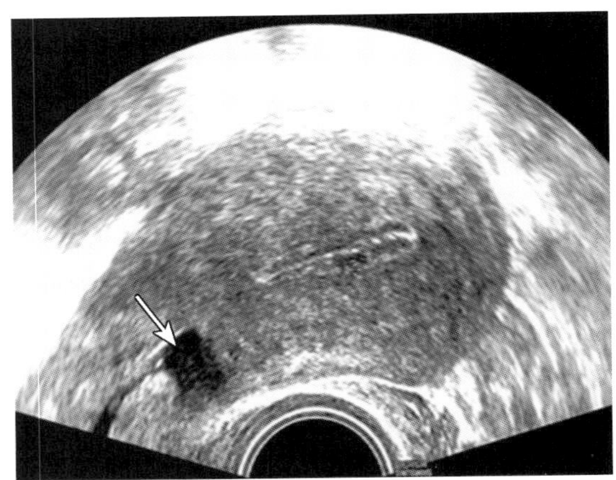

图 3-8-2 阴道超声检查显示剖宫产切口处的楔形液性暗区

（3）宫腔镜检查：镜下见子宫前壁下段剖宫产切口处明显凹陷，凹陷内可见陈旧性积血和生长不良的子宫内膜（图 3-8-3）。

（4）MRI：可充分评估剖宫产瘢痕缺陷的大小、位置以及和膀胱的关系等。

（四）手术适应证

1. 有症状且有生育要求。

2. 有症状无生育要求。

3. 无症状有生育要求，且残留肌层 <3mm。

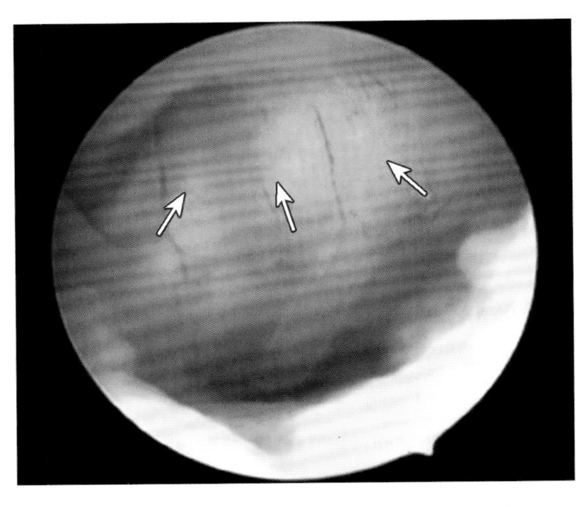

图 3-8-3 宫腔镜直视下的剖宫产子宫瘢痕缺陷，部分凹陷的底部在镜下难以窥见

二、方法与技巧

（一）宫腔镜下剖宫产子宫瘢痕缺陷电切术

1. 麻醉成功后，常规消毒、铺巾，留置导尿管；扩张棒扩张宫颈；

2. 宫腔镜下环状电极切除瘢痕缺陷下缘组织，便于经血排出；
3. 电灼瘢痕缺陷内部的内膜和扩张血管；
4. 电切后，镜下可见子宫瘢痕缺陷底部，电凝创面止血。

（二）宫、腹腔镜联合下剖宫产子宫瘢痕缺陷修补术

1. 明确子宫瘢痕缺陷位置 先行宫腔镜检查，了解子宫瘢痕缺陷的大小、位置。调暗腹腔镜光源，在腹腔镜直视下，通过宫腔镜的透光实验，明确瘢痕薄弱位置和范围（图 3-8-4、图 3-8-5）。

图 3-8-4 通过宫腔镜的透光试验，腹腔镜下可明确瘢痕缺陷位置和范围

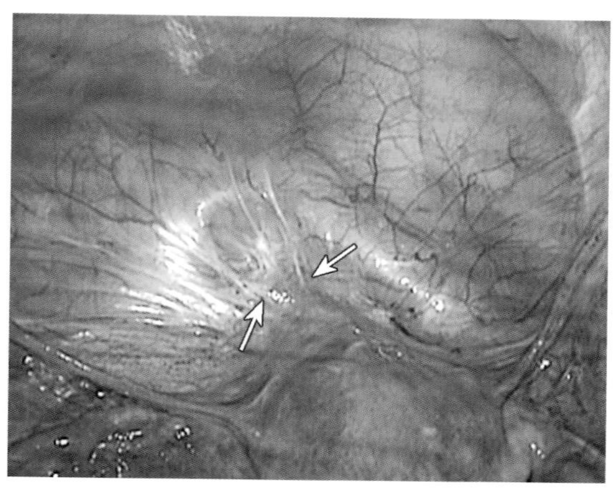

图 3-8-5 腹腔镜下见剖宫产子宫瘢痕致密粘连

2. 腹腔镜下修补子宫瘢痕缺陷 在子宫膀胱反折腹膜处注射稀释后的垂体后叶素（图 3-8-6），腹腔镜下锐性打开膀胱腹膜反折（图 3-8-7），充分下推并游离膀胱（图 3-8-8）。在宫腔镜光源指示下，单极电钩切开瘢痕（图 3-8-9），退出宫腔镜，剪刀彻底剪除瘢痕缺陷处组织（图 3-8-10、图 3-8-11），1-0 可吸收线间断缝合子宫壁，连续缝合浆膜层（图 3-8-12）。

3. 再次置入宫腔镜，评估子宫瘢痕缺陷修补情况（图 3-8-13）。

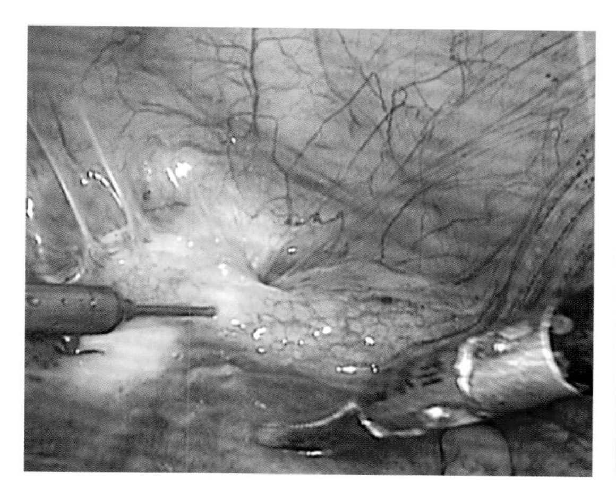

图 3-8-6 子宫膀胱反折腹膜处注射垂体后叶素以水压分离子宫与膀胱，同时促进子宫收缩，减少创面出血

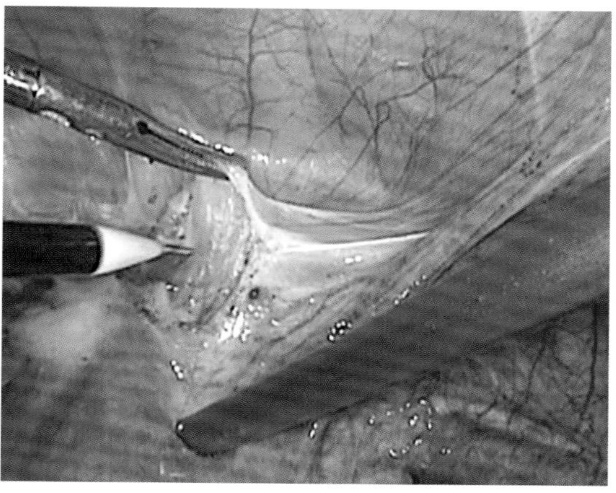

图 3-8-7 单极电钩打开子宫膀胱反折腹膜逐层分离

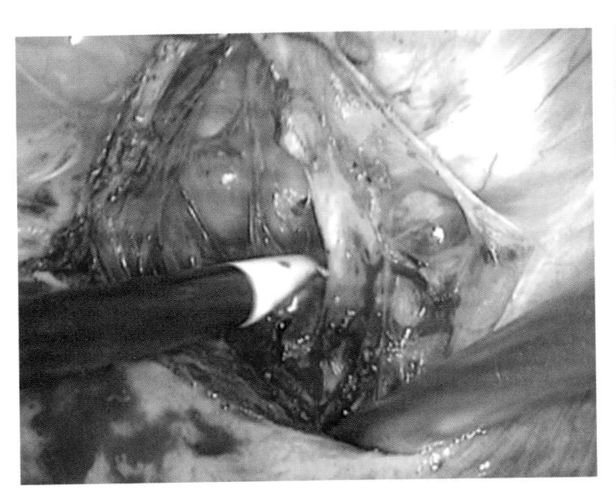

图 3-8-8 充分游离膀胱，避免对膀胱的损伤，暴露子宫切口瘢痕缺陷位置

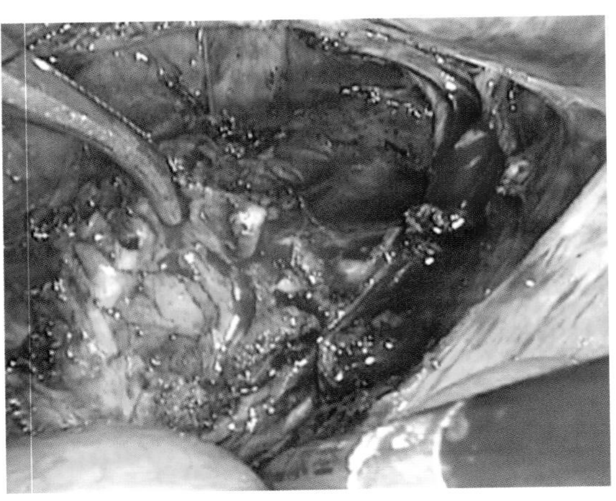

图 3-8-9 在宫腔镜光源指示下，单极电钩切开瘢痕

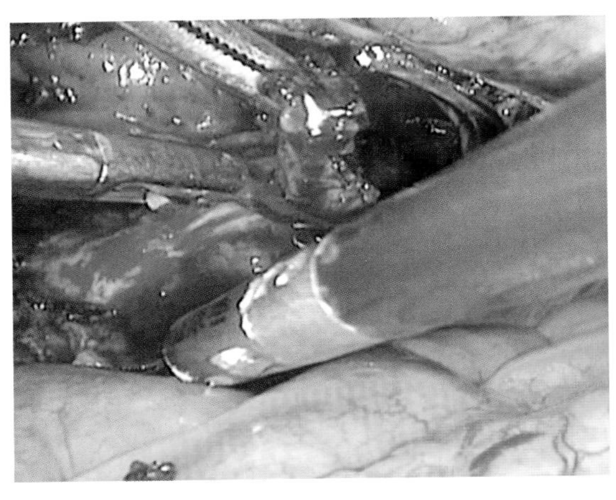

图 3-8-10 彻底剪除瘢痕组织，为保证术后切口愈合，术中尽量使用剪刀，减少电刀的应用

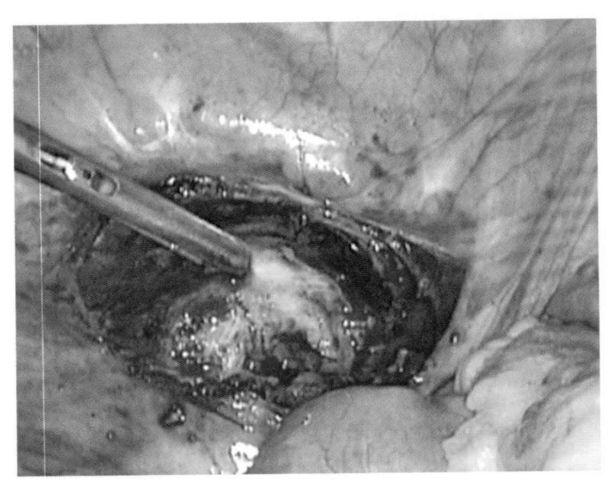

图 3-8-11 修整切口，剪除部分较薄的切缘组织使剥离面呈楔形，利于切口的对合

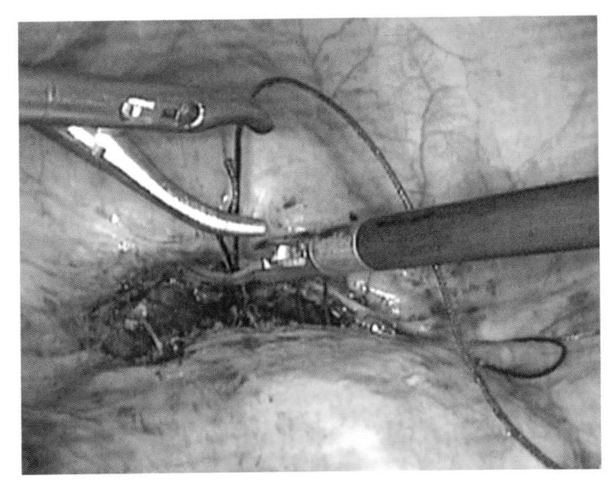

图 3-8-12 1-0 可吸收线连续缝合浆膜层。术中若发现子宫位置极度前屈或后屈则行子宫韧带悬吊术，纠正子宫位置，利于术后切口愈合

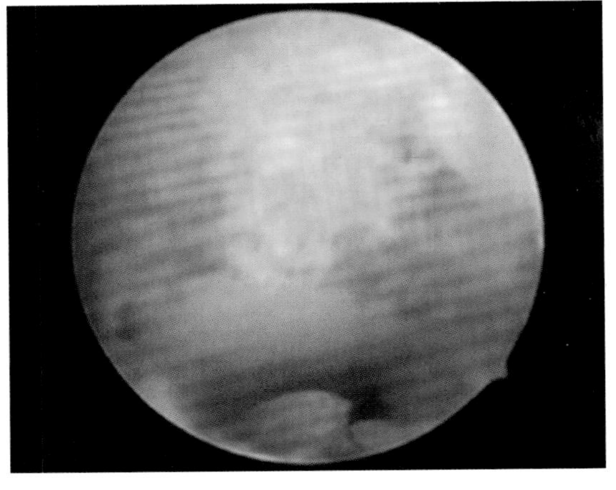

图 3-8-13 再次置入宫腔镜评估，确保切口缝合整齐且无残留缺陷

三、注意事项

1. 子宫瘢痕部位粘连致密，分离粘连时避免损伤膀胱、输尿管、子宫动脉。

2. 彻底切除盆腔内的粘连组织，改善盆腔内环境。若子宫位置极度前屈或后屈则行子宫韧带悬吊术，纠正子宫位置，利于术后瘢痕愈合。

3. 切除输卵管周围的粘连带，探查输卵管黏膜有无"桥状"粘连，并予以分离，恢复输卵管正常解剖位置及"拾卵"功能；仔细探查盆腔有无子宫内膜异位病灶等并去除，增加术后受孕概率（图 3-8-14）。

4. 为利于切口组织的愈合，术中尽量采用剪刀剪除瘢痕组织，减少电刀的使用；对于切口上、下切缘厚薄不均时，剪除部分较薄处组织使剥离面呈楔形，利于切口对合及术后愈合。

5. 缝合技巧特别关键，要求全层缝合，保证切口对齐；每次缝合后暂不打结，待全程缝合后统一打结，以利于切口的缝合对位（图 3-8-15）。

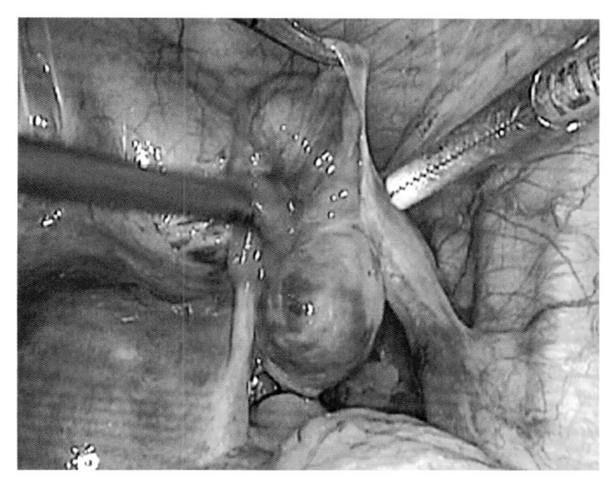

图 3-8-14　探查输卵管周围及管腔内黏膜缺陷与膀胱部位有无粘连，并予以分离，恢复输卵管正常解剖位置及"拾卵"功能；同时，仔细探查盆腔内有无子宫内膜异位症病灶并予以电灼

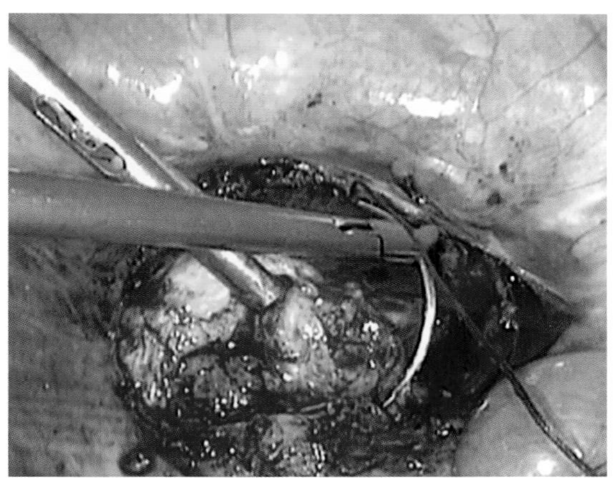

图 3-8-15　可吸收线间断缝合子宫肌层，每次缝合后暂不打结，全程缝合后统一打结，使切口对合良好

6. 缝合后一定要宫腔镜下再评估，确保切口缝合整齐且无残留缺陷。

四、本例手术体会

1. 分离并下推子宫膀胱反折腹膜时，充分游离膀胱至关重要，一方面可以避免损伤膀胱，另一方面可充分暴露子宫切口瘢痕缺陷位置。术中在子宫膀胱反折腹膜处注射垂体后叶素可水压分离子宫膀胱，同时促进子宫收缩，减少创面出血。

2. 宫腔镜在子宫瘢痕缺陷修补术中起重要作用：通过宫腔镜的光源指示作用，可以明确子宫瘢痕缺陷部位；修补术完毕后再次通过宫腔镜检查可明确手术切口有无缺陷。

3. 间断缝合子宫壁切口时，每次缝合后暂不打结，全程缝合后再依次打结，可保证缝合切口整齐。

五、术后随访

术后1、3、6、12个月随访,患者阴道不规则流血症状消失,阴道超声检查提示:子宫下段瘢痕处液性暗区消失,子宫瘢痕切口愈合良好(图3-8-16)。

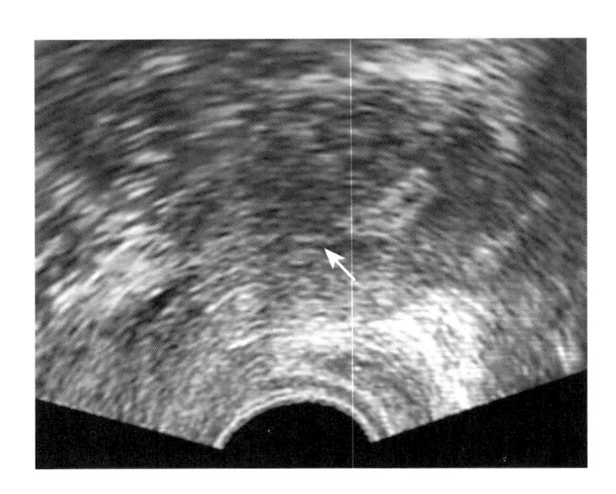

图3-8-16 术后随访:B超检查提示原剖宫产切口处楔形液性暗区消失

(赵冬梅 陈春林)

第九节 宫颈机能不全

宫颈机能不全(cervical incompetence,cervical insufficiency)以往又称宫颈内口关闭不全,是指孕中期或孕晚期发生无痛性宫颈扩张、胎膜早破或者轻微的宫缩引起胎儿娩出而导致终止妊娠,是引起妊娠中晚期反复流产和早产的主要原因。

一、宫颈功能不全的病因

目前对宫颈机能不全的病因及其病理生理仍认识不足。事实表明,流产时宫颈机械性扩张,分娩、引产造成的宫颈裂伤,宫颈锥切术、宫颈环形电切除术(loop electrosurgical excision procedure,LEEP)等导致的宫颈括约肌功能的完整性受损均为宫颈功能不全的高危因素。另外,宫颈组织结构缺陷和孕期宫内持续增长的压力亦是导致宫颈功能不全的高危因素。其他病因还有先天性米勒管发育不全、宫颈胶原与弹力蛋白缺乏以及宫内己烯雌酚暴露等。

二、宫颈机能不全的诊断

目前仍缺乏客观和明确的诊断标准。

宫颈机能不全的诊断主要依据以下三方面:妊娠中期反复自然流产或早产病史、孕中期的宫颈内口宽度和宫颈管长度的超声标志、非孕期的试验性诊断。

1. 病史 有不明原因晚期流产、早产,或者未足月胎膜早破史,且分娩前或者破膜前无明显宫缩,无痛性宫颈扩张,羊膜囊突出,继而胎膜破裂,随之胎儿胎盘娩出,娩出胎儿有生命迹象但不能存活。病史是诊断宫颈功能不全的最重要的依据。

2. 超声检查 经阴道超声是目前较为可靠的诊断方法。孕中期宫颈长度和宫颈缩短等超声标志进行诊断。宫颈短通常是作为早产的标志,而不是宫颈功能不全的特殊标志。几乎所有孕妇的早期或中期妊娠的早期宫颈长度是正常的,在妊娠晚期宫颈进行性缩短,宫颈缩短或漏斗形成常见于孕 18~22 周。宫颈长度开始测量的时间应是 14~16 周,宫颈长度的临界值为 2.5cm。怀疑有宫颈机能不全的孕妇,可于 14~16 周开始,间隔 2 周连续监测宫颈的变化情况。

3. 非孕期的试验性诊断 非孕期,宫颈扩张棒探查宫颈管时,宫颈内口可顺利通过 8 号扩张棒。非孕期超声测量宫颈内口颈管宽径>0.6cm,或宫颈长度<2.5cm。子宫输卵管造影检查证实子宫峡部漏斗区呈管状扩大(图 3-9-2)。子宫输卵管造影诊断宫颈功能不全是一个不切实际的操作,临床医生很少采用。这些方法都没有经过严格的科学验证,主观性较大,诊断还需结合病史和孕期超声检查。

总之,关于宫颈机能不全的诊断,目前无公认的诊断标准,病史是最重要的诊断依据,超声测量宫颈长度及宫颈扩张棒探查宫颈宽度可以作为诊断宫颈机能不全的补充检查。

三、宫颈机能不全的治疗

(一) 非手术治疗

包括限制活动、卧床休息、骨盆支持器等,其在治疗宫颈机能不全方面的有效性均未得到证实,因而并不推荐选择应用。另一种非手术治疗方法是阴道子宫托,用于治疗宫颈机能不全高风险患者,其疗效也有待于进一步研究证实。

(二) 手术治疗

目前宫颈环扎术是治疗宫颈机能不全的唯一术式和有效方法。其治疗目的是尽可能加强宫颈管的张力,阻止子宫下段延伸和宫颈口扩张,协助宫颈内口承担妊娠后期胎儿及胎儿附属物的重力,维持妊娠至足月。

手术方式包括经阴道和经腹的宫颈环扎术。

1. 经阴道宫颈环扎术 标准的阴式宫颈环扎术包括 Shirodkar 术式和改良的 Mc Donald 术式,一般于孕 14~18 周进行,经阴道缝合宫颈并扎紧。

(1) Shirodkar 手术需要游离膀胱,经阴道用不吸收缝合线于子宫主韧带上方缝合宫颈内口并扎紧,为高位宫颈环扎术式,手术结束时黏膜重新覆盖结扎处。

于膀胱横沟稍下方横行切开子宫颈黏膜 2cm,适当上推膀胱。同样于子宫颈后唇作小切口,适当上推直肠。用大圆针 10 号丝线,从子宫颈前唇切口右侧黏膜下进针,环绕右半侧子宫颈,自子宫颈后唇切口穿出。同样环绕缝合左侧子宫颈,最后,针线从子宫颈前唇切口的左侧穿出,两线端双重打结,缝合阴道前后壁黏膜,保留 2~3cm 的尾线于切口外,以便分娩时拆除。

(2) Mc Donald 手术不游离膀胱,用不可吸收的缝合线环绕宫颈阴道连接处荷包缝合,方法比较简单。不需要切开宫颈黏膜,将宫颈前唇向下方牵引,大圆针 10 号丝线,分别于子宫颈 4 个象限,穿过宫颈黏膜下层环绕缝合紧缩子宫颈内口,环绕结扎后子宫颈以容指尖为度。保留 2~3cm 的尾线,以便分娩时拆除。

目前资料尚不能确定其中任何一种缝合方法和手术技巧优于另一种方式。

2. 经腹宫颈环扎术 该术式是针对由于宫颈功能不全具有环扎术指征而由于解剖局限性无法施术患者的补救治疗，例如宫颈切除术后、宫颈过短或曾经阴道环扎失败导致孕中期妊娠丢失者。

经腹环扎术可以通过开腹手术或腹腔镜来完成，主要根据医生的经验和患者的意愿来进行选择手术方式。经腹环扎术通常在早孕晚期、中孕早期（孕10~14周）或者非孕期施术。环扎部位在主韧带和子宫骶骨韧带上方，能确保环扎带位于子宫颈内口水平。

手术方法是于宫颈内口水平，子宫动脉分支之间的无血管区（相当于子宫动脉内侧与宫体之间的间隙内），用环扎带环绕子宫颈，确保环扎于宫颈内口水平。缺点：①需经历两次开腹手术，要全部剖宫产分娩。②手术区靠近输尿管处的血管密集区，易于出血和损伤。

20世纪初聚丙烯环扎带问世，目前多用环扎带代替缝线进行宫颈环扎。缝线或环扎带能够在妊娠期保留至剖宫产。如果需要再次妊娠，剖宫产时缝线或环扎带不必取出。目前尚没有证据表明开腹宫颈环扎术和腹腔镜宫颈环扎术哪一种更优越。但是，近年来随着腹腔镜技术的逐渐成熟，腹腔镜技术越来越多地替代了传统的妇科开腹手术，目前更倾向于腹腔镜下宫颈环扎术。以下重点介绍腹腔镜下宫颈环扎术。

四、腹腔镜下宫颈环扎术

（一）适应证

有2次或者2次以上的晚期流产或者早产史，诊断为宫颈功能不全的患者。

（二）手术时机

通常在早孕晚期、中孕早期（孕10~14周）或者非孕期施术。最佳时间是妊娠8~12周，因为妊娠后子宫的增大会使腹腔镜手术的环扎更困难。推荐孕前腹腔镜宫颈环扎术。

（三）手术步骤及技巧

腹腔镜探查盆腔后，打开子宫膀胱反折腹膜，下推膀胱，分离宫颈管周围组织，暴露出子宫血管及子宫峡部，于两侧宫颈峡部、子宫动脉内侧，宫颈浅肌层内由前向后进针，在子宫动脉与宫骶韧带之间的位置出针穿出聚丙烯环扎带（Mersilene），宫腔镜检查排除聚丙烯环扎带位于宫颈管内，腹腔镜下双侧环扎带收紧于宫颈后方打结5~6个结（或者穿过阴道壁打结于阴道后穹隆）。注意调整环扎带的松紧度，以6号扩张棒能通过宫颈管但稍有阻力为宜。

（四）注意事项

1. 对于孕前预防性环扎，术前应排除阴道炎，并进行宫颈分泌物培养。

2. 注意宫腔镜检查排除环扎带位于宫颈管内。

3. 术后3~5天行阴道超声检查，确定环扎带是否位于子宫峡部。

4. 宫颈功能不全环扎术后的患者，接受辅助生殖时，强烈建议单胚胎移植，以避免多胎妊娠情况下行减胎术。

五、改良的孕前“极简式”腹腔镜下宫颈环扎术

腹腔镜探查盆腔，放置举宫器，需注意宫腔内探棒长度小于探宫腔深度约1cm，根据宫颈的直径选择举宫杯型号，以举宫杯恰好扣住宫颈为最佳，上推举宫器举起子宫；充分暴露

宫体与宫颈连接处(子宫峡部),宫颈与峡部连接处位于举宫杯上缘。使用5mm宽的聚丙烯宫颈环扎带,将环扎带两端弯针扳直,由脐轮上方10mm穿刺戳卡置入腹腔。不需要打开膀胱反折腹膜及下推膀胱,不分离宫旁血管,将子宫置于水平位,于举宫杯上缘水平(相当于宫颈内口水平)自子宫峡部两侧,宫旁血管与子宫峡部之间进针,穿过子宫峡部浅肌层,由前向后进针。将子宫置于前屈位,于骶韧带上方1.5cm水平子宫血管与宫骶韧带之间出针,拔针时牵拉带出环扎带。同法处理对侧,调整位于宫颈前壁的环扎带。取出举宫杯,行宫腔镜检查,确保环扎带未穿透宫颈管,于子宫峡部后方打4~5个外科结(或者于宫骶韧带附着宫颈部位下方进针穿过阴道壁到阴道后穹隆,打结于阴道后穹隆),拉紧环扎带并打结,修剪环扎带。

特点及优势:举宫杯的顶举使宫体和宫颈连接部即子宫峡部解剖清晰显示,准确定位宫颈峡部穿刺点的位置,直接进行穿刺,避免了打开膀胱反折腹膜、下推膀胱及分离宫旁组织。

六、宫颈机能不全诊治过程中的思考

(一) 手术时机的选择——孕前或孕期环扎

宫颈的环扎可在孕前或孕期进行。目前,仍以孕期经阴道环扎为主。经阴道环扎失败的患者,可以考虑经腹或者腹腔镜下宫颈环扎术。以下情况宫颈环扎需在孕期进行。首先,宫颈机能不全是在孕期诊断的:①孕中期发现宫颈扩张,需行紧急宫颈环扎术;②当诊断不确定时,应通过连续经阴道B超监测宫颈的长度来判断,B超测量如果宫颈长度小于25mm,应考虑宫颈环扎。如果宫颈长度小于15mm,宫颈环扎手术应立即进行。其次,计划孕前环扎的患者,但在实施宫颈环扎术前妊娠,这时必须孕期环扎。对于已经明确宫颈功能不全的患者,以孕前实施宫颈环扎术为主,且首选腹腔镜。

(二) 手术方式的选择

有经阴道、腹腔镜和开腹手术三种手术方式。

环扎方式的选择取决于术者的经验和偏好。目前为止,大多数的宫颈环扎,尤其是首次手术,一般选择经阴道环扎术。

当宫颈过短或瘢痕子宫颈时,经阴道的环扎方式就不太适合。这时,应选择腹腔镜或开腹的环扎方式(经腹子宫颈环扎)。经腹的方式一般在经阴道环扎失败后选择,可以防止孕中期流产或早产。但是,经腹环扎(腹腔镜或开腹)的一个重要缺点就是需要开腹去除环扎带和剖宫取胎。

开腹环扎方式曾是经阴道环扎的唯一替代选择,然而随着腹腔镜手术的普及,腹腔镜宫颈环扎手术,已逐渐成为经阴道环扎的首选替代方法。腹腔镜环扎将逐渐取代开腹环扎方式,只有在孕中期的环扎仍需开腹进行。我们目前采用改良的孕前"极简式"腹腔镜下宫颈环扎术,将环扎带打结于阴道内,避免了开腹去除环扎带和剖宫取胎。

总之,孕前环扎首选腹腔镜宫颈环扎术,孕期根据不同的时期及病情的需要,可选择经阴道、开腹及腹腔镜。经阴道环扎术可在中期妊娠的任何时间进行,一般在14~18周;腹腔镜宫颈环扎术最佳时间是妊娠8~12周;开腹宫颈环扎术仅适用于中期妊娠需要宫颈环扎的患者,开腹手术时间选择在孕早期或孕中期的早期,但尽量避免在妊娠16周后进行。

七、典型病例分享

简要病例资料：
患者×××，女，28岁。
1. 2次自然流产，分别为孕22周和孕23周；
2. 非孕期阴道超声提示宫颈管长约2.3cm；
3. 非孕期，宫颈扩张棒探查宫颈管时，宫颈内口可顺利通过8号扩张棒。
诊断：宫颈机能不全
手术方式：腹腔镜下宫颈环扎术
附子宫输卵管造影图像（图3-9-1、图3-9-2）：

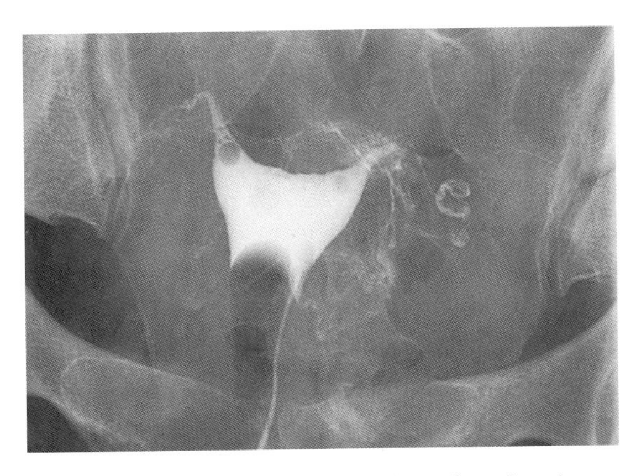

图3-9-1 子宫输卵管造影提示宫颈内口松弛球囊下移至宫颈内口水平

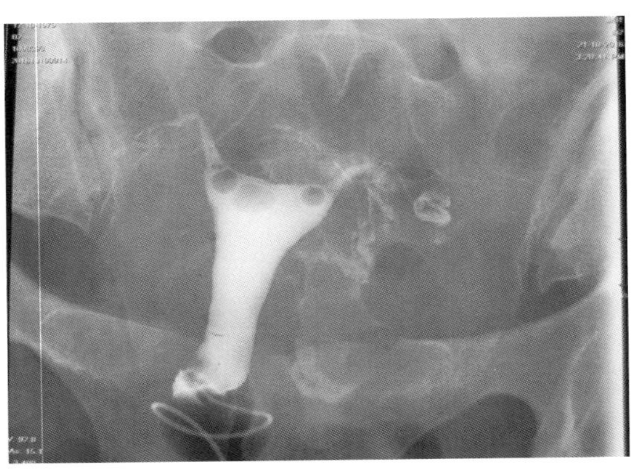

图3-9-2 子宫输卵管造影提示球囊在压力下脱出宫颈外口，子宫峡部漏斗区呈管状扩大，宫颈管管腔增宽

八、手术图例及解读（图3-9-3~图3-9-12）

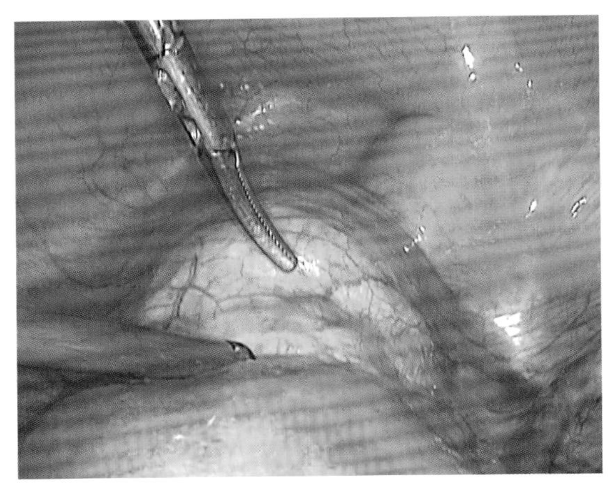

图3-9-3 放置举宫器，根据宫颈的直径选择举宫杯型号，以举宫杯恰好扣住宫颈为最佳，上推举宫器举起子宫；充分暴露宫体与宫颈连接处（子宫峡部）。宫颈与峡部连接处位于举宫杯上缘

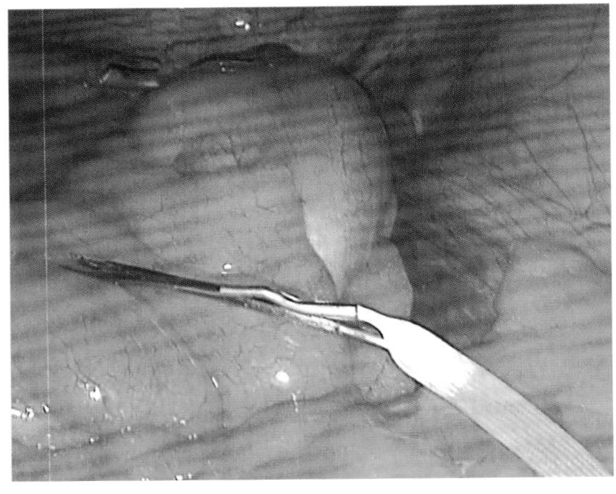

图3-9-4 使用5mm宽的宫颈环扎带（Mersilene），将环扎带两端弯针扳直，由脐轮上方10mm穿刺戳卡置入腹腔

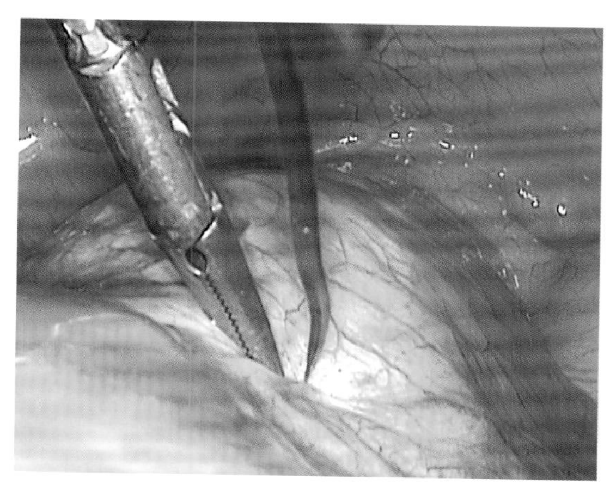

图 3-9-5　不需要打开膀胱反折腹膜及下推膀胱，不分离宫旁血管，自子宫峡部两侧，宫旁血管与子宫峡部之间进针，穿过子宫峡部浅肌层，由前向后进针

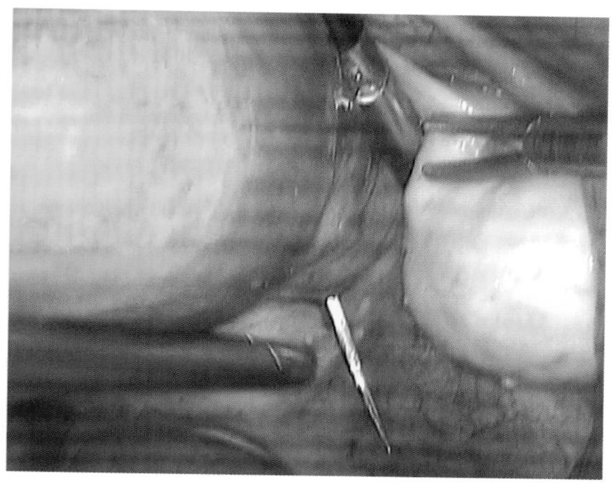

图 3-9-6　由前向后进针，于骶韧带上方 1.5cm 水平子宫血管与宫骶韧带之间出针，拔针时牵拉带出环扎带

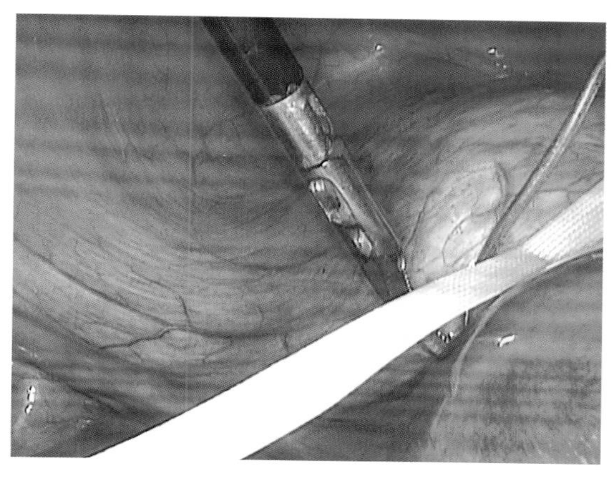

图 3-9-7　处理对侧：不需要打开膀胱反折腹膜及下推膀胱，不分离宫旁血管，自子宫峡部两侧，宫旁血管与子宫峡部之间进针，穿过子宫峡部浅肌层，由前向后进针

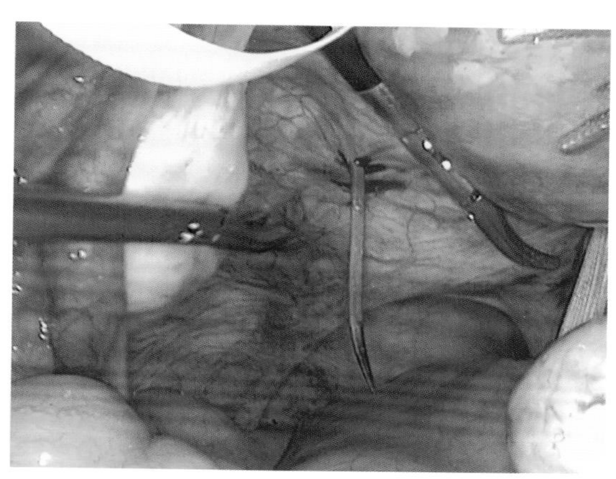

图 3-9-8　处理对侧：由前向后进针，于骶韧带上方 1.5cm 水平子宫血管与宫骶韧带之间出针，拔针时牵拉带出环扎带

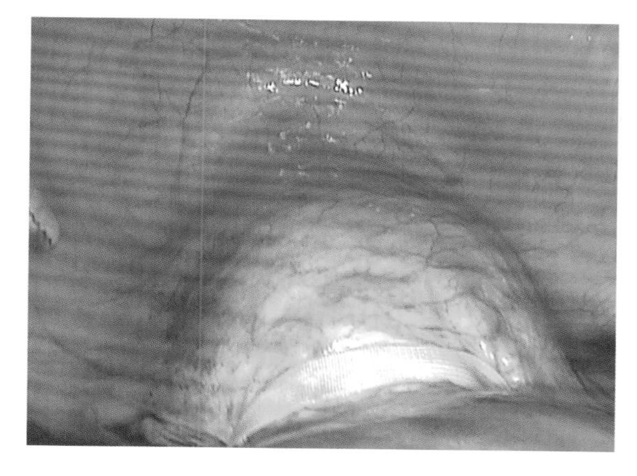

图 3-9-9　调整位于宫颈前壁的环扎带

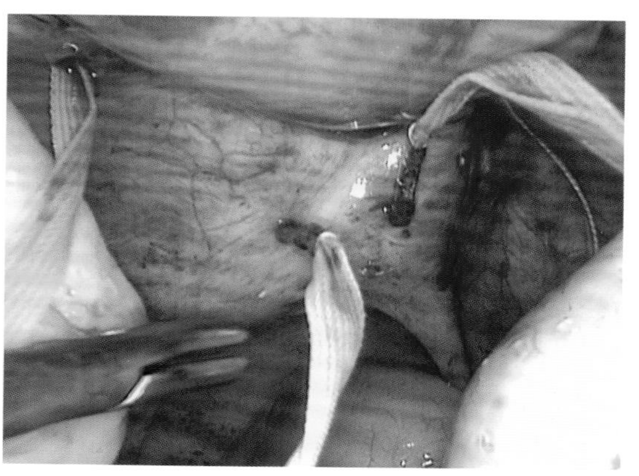

图 3-9-10　于宫骶韧带附着宫颈部位下方进针穿过阴道壁到阴道后穹隆

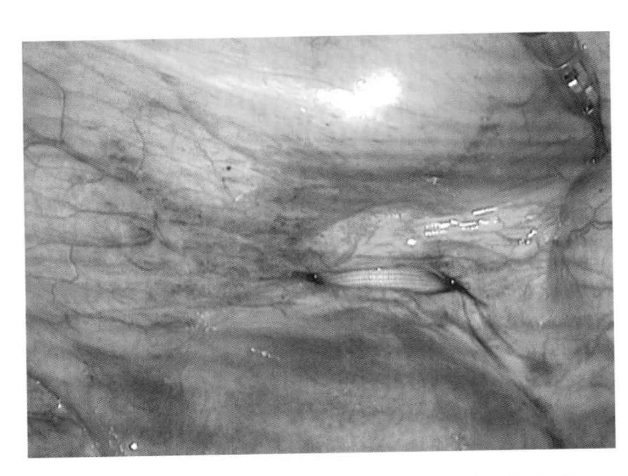

图 3-9-11 于阴道内收紧宫颈环扎带后显示的腹腔内子宫前部的环扎带

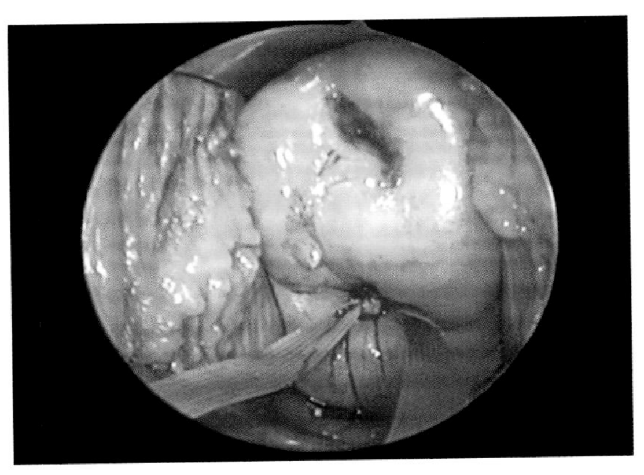

图 3-9-12 于阴道内收紧宫颈环扎带，打结于阴道后穹隆，其紧张度为宫颈管内通过 6 号以下扩张棒

（王梅梅 包洪初）

第十节 薄型子宫内膜手术治疗

薄型子宫内膜是指子宫内膜厚度低于能够获得妊娠的厚度，其病因包括宫腔粘连、宫腔操作、急慢性感染史、结核病灶、先天性子宫发育异常等涉及内分泌、年龄、药物、手术等多种因素。目前薄型子宫内膜的定义尚无统一的标准。在 IVF 周期中，子宫内膜厚度<6mm，妊娠的可能性极低，胚胎植入的关键前提是子宫内膜厚度至少要达到 7mm。因此，在辅助生殖技术中，人绒毛膜促性腺激素（hCG）日或给予黄体支持当天，超声下子宫内膜厚度<7mm，即可认为是薄型子宫内膜。

薄型子宫内膜宫腔镜检查特点是宫腔形态大致正常，仅宫腔形态向心性缩小。在辅助生殖治疗过程常常遇到一些患者使用雌激素治疗仍不能使子宫内膜正常生长，超声检查仅仅表现为子宫内膜薄，由于超声往往难以准确显示发生在两侧子宫角、宫底、后壁的宫腔粘连，薄型子宫内膜往往是一种既易漏诊而又特殊的宫腔粘连。

薄型子宫内膜的宫腔粘连带位于子宫底或侧壁，或位于宫角使宫角闭塞、输卵管隐窝消失，手术难度大，我们尝试使用轻创扩容的手术方式处理广泛的周围型宫腔粘连，剪除粘连带和瘢痕，保护正常内膜，恢复宫腔形态，增加宫腔容积。该手术方式对正常内膜损伤较小且不易形成瘢痕组织，有助于子宫内膜细胞向损伤部位迁移、增殖进而修复损伤内膜，改善子宫内膜的功能，提高妊娠率。宫腔镜术后还要继续给予雌激素刺激子宫内膜生长，目前该治疗方案对于因薄型内膜而不能妊娠的患者已取得满意的疗效。

一、适应证与禁忌证

（一）适应证

因子宫内膜薄（多次观察最厚<7mm）而不孕及妊娠失败等。

（二）禁忌证

无明确的绝对禁忌证，相对禁忌证如下：

1. 阴道及盆腔感染。
2. 子宫异常血者。
3. 子宫近期有手术史者。
4. 宫颈过硬,难以扩张者。
5. 宫颈癌患者。
6. 结核病患者。
7. 血液病患者。
8. 患有内科疾病不能忍受膨宫及宫腔操作患者。

二、方法与技巧

1. **器械选择**　尽量使用“冷兵器”,即微型剪刀、扩张棒及球囊等。

2. **宫腔镜剪刀分离方法**　多数患者就诊是以恢复生育能力为主要目的,故保护内膜,扩大宫腔容积尤为重要。宫腔镜直视下可以见到宫腔容积缩小,尤其近宫颈内口部位狭窄。采用微型宫腔镜剪刀以“犁地法”间断划开宫腔四壁的狭窄部位,尽可能剪除瘢痕,以见到明显细小血管及肌层为止。此方法的优点是保护正常的内膜,恢复宫腔的正常形态,增加宫腔的容积。

3. 对于宫底部可疑瘢痕组织,需要同时剪除。

三、注意事项

1. 术后辅以雌激素、阿司匹林及泼尼松治疗,加速子宫内膜的修复,改善内膜血液循环。一般不需要宫腔镜二次探查随访。

2. **预防性应用抗生素**　术后常规预防性应用广谱抗生素3~5天,还应注意要兼顾厌氧菌及真菌感染。

四、病例分享

患者汝××,44岁,6年前因“不孕症”于本院行“腹腔镜下盆腔子宫内膜异位病灶电灼术+宫腔镜检查术+输卵管通液术”,术中宫腔镜检查仅见右侧宫角部较深,余未见异常,双侧输卵管通液均通畅。2年前于外院行体外受精-胚胎移植(IVF-ET)助孕治疗2个周期,均未孕。1年前于本院行IVF-ET助孕治疗1个周期,获卵2枚,形成2枚可移植胚胎,新鲜周期因“子宫内膜不同步”未移植。促排卵过程中妇科超声检测子宫内膜0.7cm,内见多个小无回声,7个月前入院行“宫腔镜下宫腔粘连分离术”,术后3月融胚周期移植2枚胚胎后单胎妊娠。

五、本例手术体会

1. 薄型内膜在宫腔镜直视下分离粘连,尽量使用冷兵器,避免用电能量。

2. 微型剪刀剪开宫腔狭窄部位并剪除宫壁瘢痕组织,剪至有毛细血管暴露时即可停止。

3. 强调宫腔镜术后给以雌激素辅助治疗。

六、手术图例(图 3-10-1～图 3-10-17)

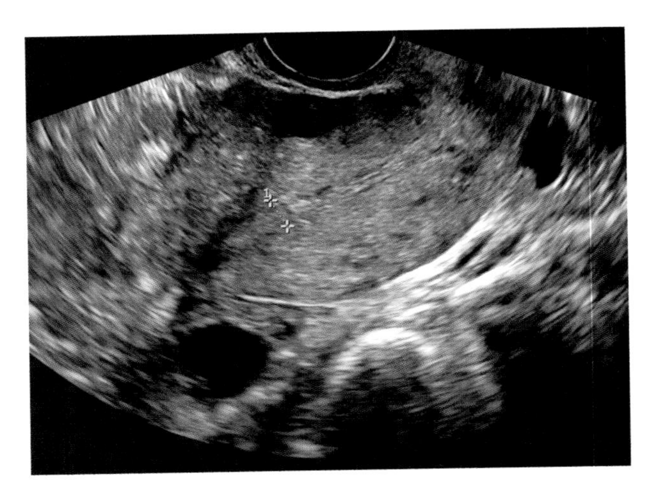

图 3-10-1 薄型内膜超声图像,经阴道超声检查示子宫内膜厚 0.6cm,上段内膜回声欠连续

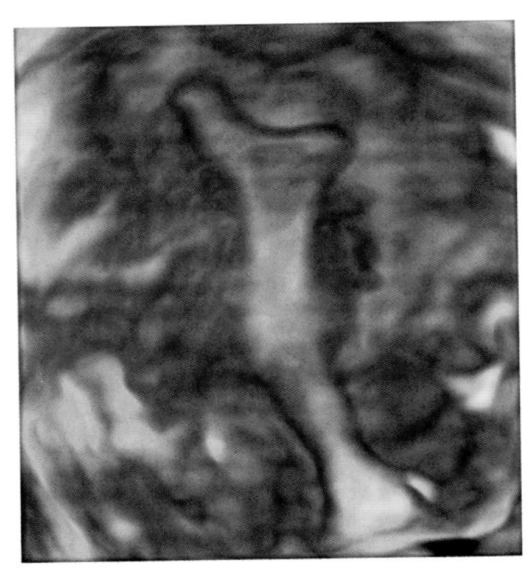

图 3-10-2 薄型内膜三维超声图像:双侧宫角圆顿,宫腔呈窄桶状

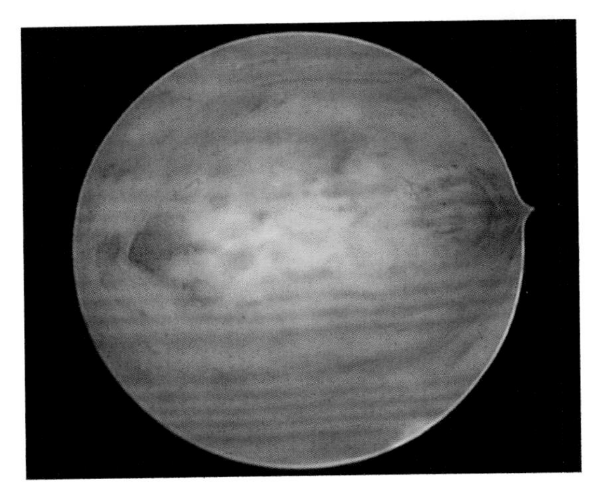

图 3-10-3 术前薄型内膜宫腔镜图像:宫腔形态大致正常,宫腔向心性缩小,容积狭小,双侧宫角较深

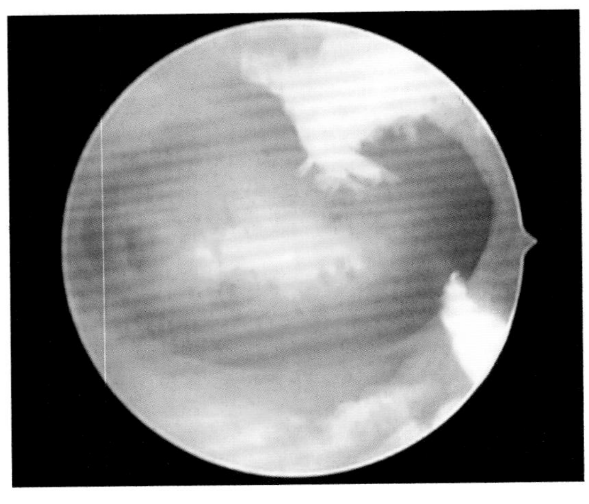

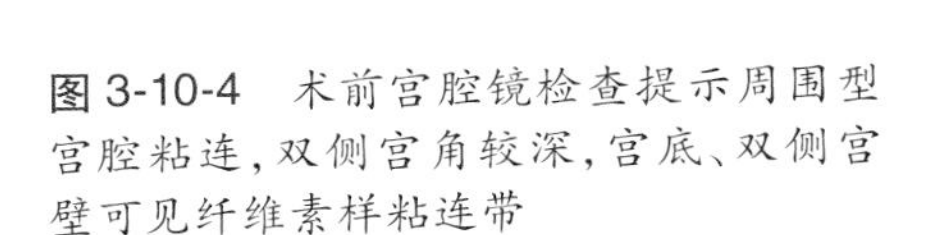

图 3-10-4 术前宫腔镜检查提示周围型宫腔粘连,双侧宫角较深,宫底、双侧宫壁可见纤维素样粘连带

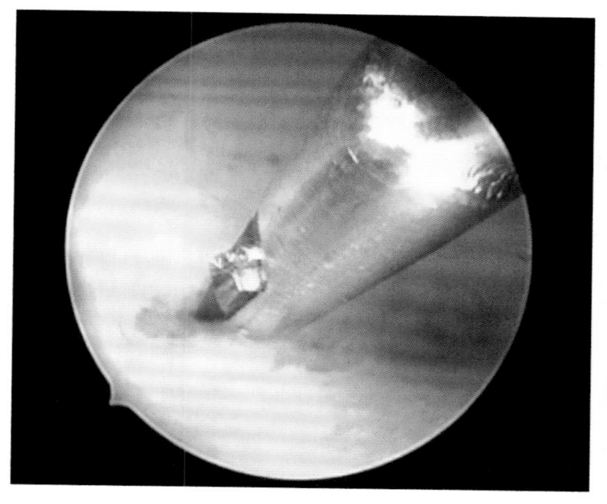

图 3-10-5　微型剪刀剪开宫底纤维素样粘连带，暴露宫底

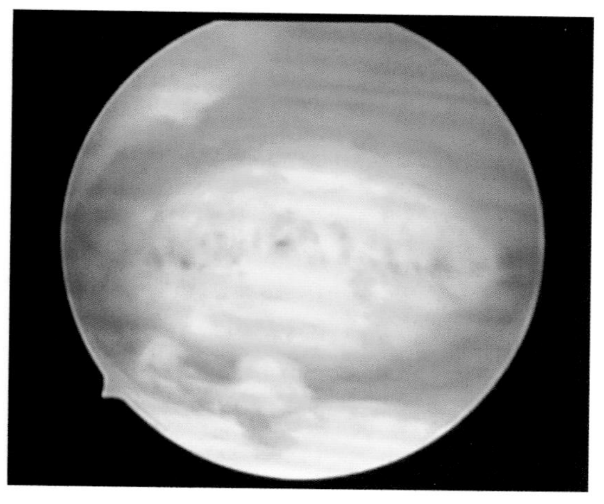

图 3-10-6　微型剪刀剪开宫底纤维素样粘连带

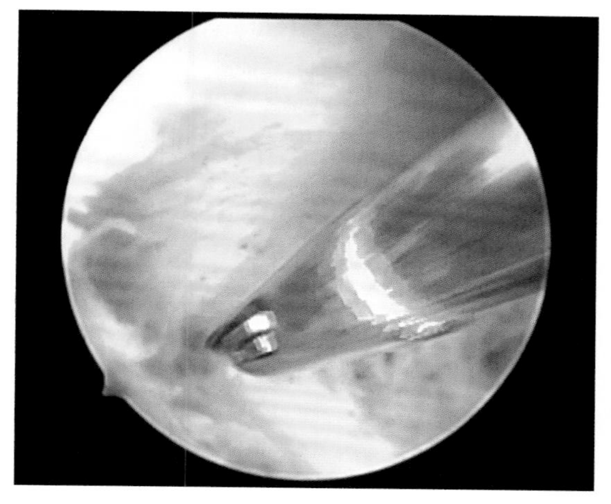

图 3-10-7　微型剪刀剪开右侧宫角纤维素样粘连带

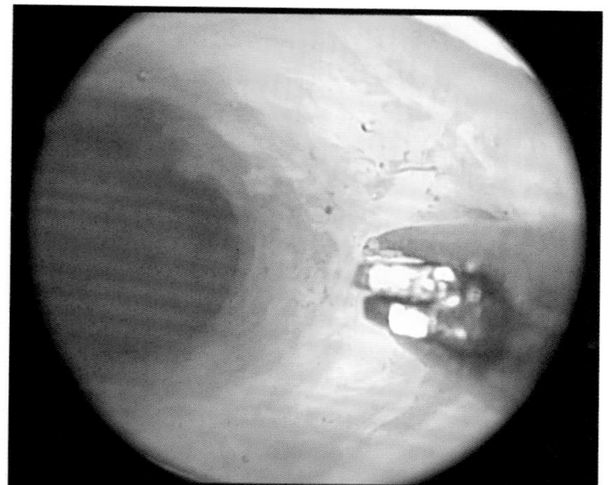

图 3-10-8　微型剪刀剪开宫腔左侧壁纤维素样粘连带

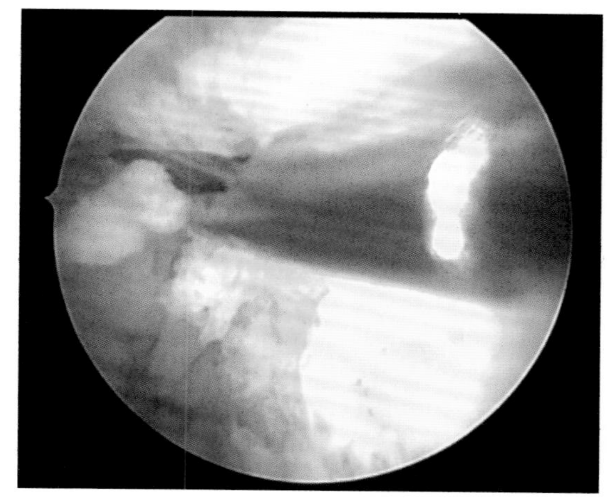

图 3-10-9　微型剪刀剪除宫腔右侧壁纤维素样粘连带

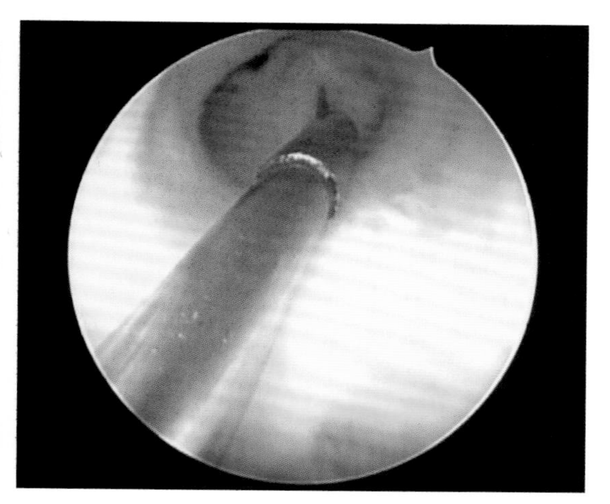

图 3-10-10　微型剪刀可将较大的瘢痕组织带出宫颈内口

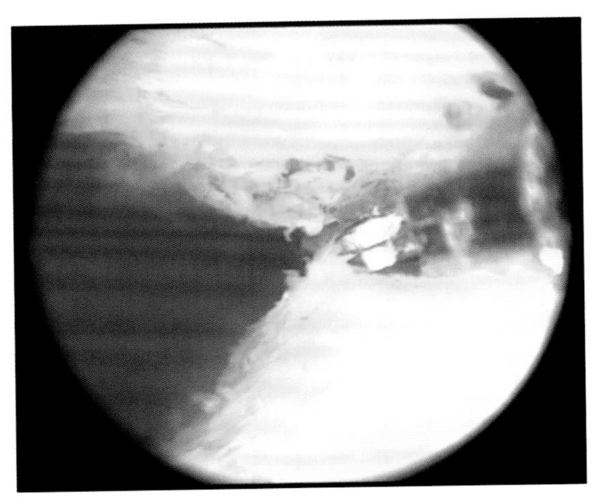

图 3-10-11 左侧宫壁的瘢痕组织剪开至有毛细血管暴露即可停止

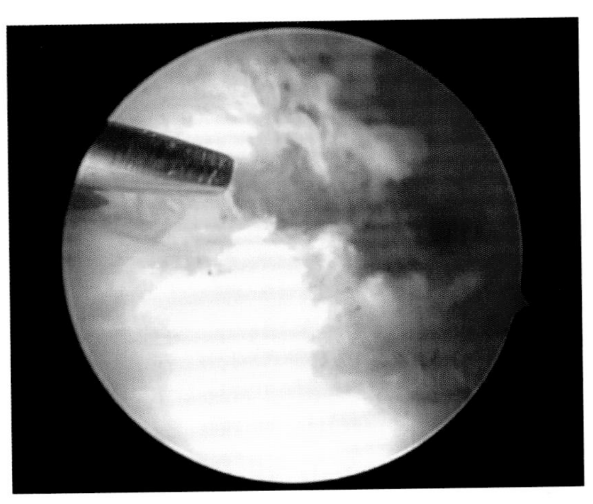

图 3-10-12 微型剪刀剪开宫腔右侧壁纤维素样粘连带

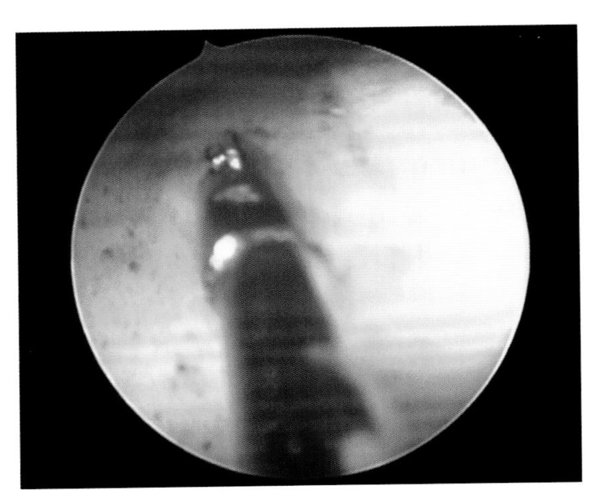

图 3-10-13 微型剪刀剪开子宫后壁内膜瘢痕组织

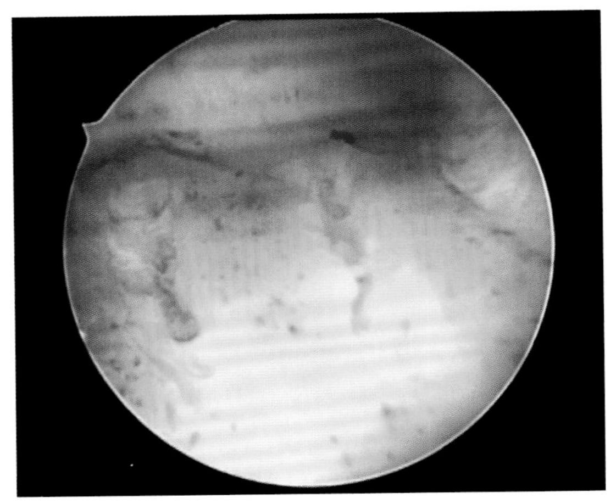

图 3-10-14 微型剪刀"犁地法"剪开子宫后壁内膜纤维素样瘢痕组织

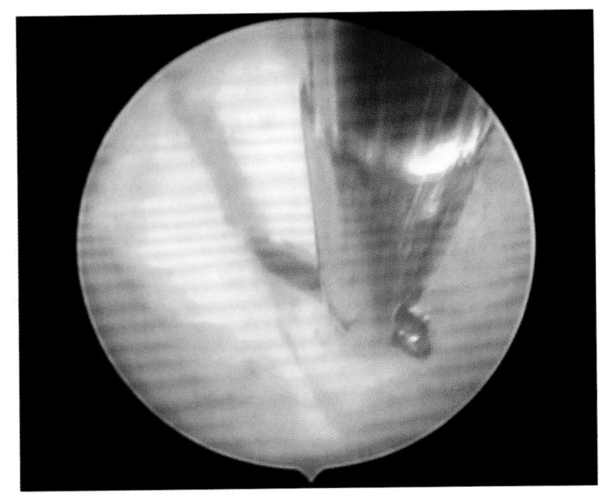

图 3-10-15 微型剪刀剪开子宫前壁内膜瘢痕组织

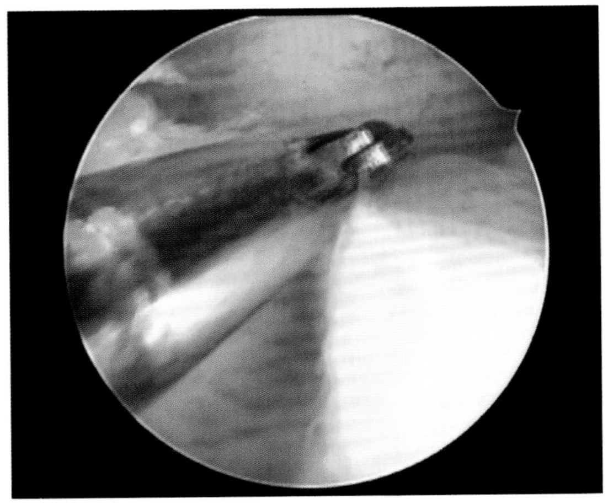

图 3-10-16 微型剪刀剪开宫腔下段瘢痕缩窄环

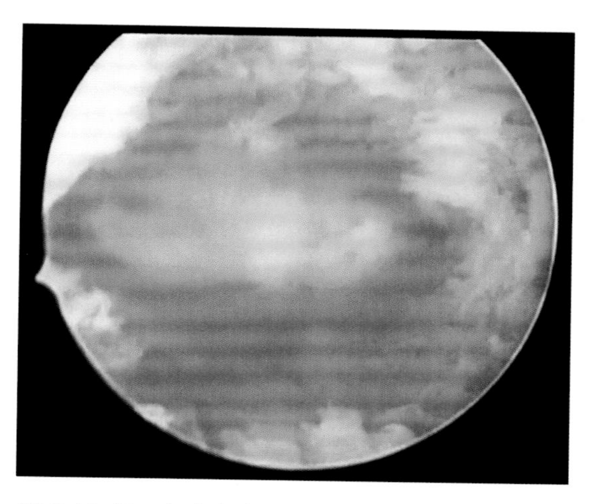

图 3-10-17　术毕宫底、双侧宫壁及前后壁纤维素样粘连带均被剪开，宫腔容积扩大

（马　玎　郝翠芳）

第十一节　宫腔镜检查及手术的并发症及防治

一、子宫穿孔

在所有宫腔镜手术中，子宫穿孔并发症的发生率最高（0.76%～2%）。引起子宫穿孔的高危因素包括宫颈狭窄、宫颈手术史、子宫过度屈曲、宫腔过小及手术者经验不足等。子宫穿孔一旦发生，必须立即终止一切操作，严密观察患者的生命体征。无活动性出血及脏器损伤时，可使用缩宫素及抗生素、观察。穿孔范围大、可能伤及血管或有脏器损伤时，应立即腹腔镜或开腹探查并进行相应处理。

二、出血

多见于粗暴扩张宫颈管后，损伤局部血管而发生，出血影响手术视野。常规宫腔手术术后出血一般不多，多在 1 周后干净。若出现子宫穿孔、动静脉瘘、胎盘植入、宫颈妊娠、剖宫产瘢痕妊娠和凝血功能障碍等则可能出现大量宫腔出血。

一般宫颈出血点不易止血，因宫颈收缩作用差，宫颈出血可采用浸有垂体后叶素稀释液（30ml 生理盐水+20U 垂体后叶素）的纱布填塞止血，具有刺激宫缩作用，术后 8～12 小时取出。子宫肌层深部的血管被切开，电凝止血困难时可放置 Foley 导尿管，剪掉前端仅留球囊，囊内注水。正常子宫腔的容积是 5～10ml，对于较大子宫的严重出血可注入 15～30ml。有子宫肌瘤的患者则需要 30～60ml。因球囊膨胀后与子宫壁紧密接触，子宫壁受力均匀，压迫止血，多能奏效。一般球囊放置 12～24 小时即可充分止血。注意同时应予抗生素预防感染。

三、过度水化综合征

宫腔镜手术中由于膨宫压力和灌流介质的作用，灌流液大量吸收引起体液超负荷和

(或)稀释性低钠血症而引起一系列临床症状,其发生率为0.1%~0.2%,如诊治不及时可致死亡,是宫腔镜手术中严重并发症之一。单极电切使用非电解质灌流液,大量快速吸收导致体液超负荷及稀释性低钠血症。双极电切使用生理盐水灌流,大量快速吸收仍有血容量过多,水中毒的危险。手术时间过长,膨宫压力过高和血窦开放、切断小动脉是TURP综合征的危险因素。

主要临床表现为低血钠以及血容量剧烈增加的表现如脑水肿、肺水肿等,大部分患者出现于手术完毕到术后数小时之间,一旦发现应立即测定电解质,静脉注射利尿剂、3%~5%的高渗氯化钠液及地塞米松等。

四、气体栓塞

静脉栓塞的气体来源为室内空气和组织气化。气体可能经过宫腔创面开放的血管进入静脉循环,导致气体栓塞。一旦空气进入静脉循环,右心泡沫血阻碍血流,使肺动脉压上升。早期表现为呼气末 CO_2 压力下降,最后循环衰竭,心搏骤停。早期症状如呼气末 $PaCO_2$ 下降、心动过缓、PO_2 下降,心前区闻及大水轮音等:继之血流阻力增加、心输出量减少,出现发绀、低血压、呼吸急促、心肺功能衰竭而死亡。立即停止操作、正压吸氧、纠正心肺功能衰竭。同时,输入生理盐水促进血液循环,放置中心静脉导管,监测心肺动脉压。

(韩 婷 张真真)

参考文献

1. Tallini G, Vanni R, Manfioletti G, et al. HMGI-C and HMGI (Y) immunoreactivity correlates with cytogenetic abnormalities in lipomas, pulmonary chondroid hamartomas, endometrial polyps, and uterine leiomyomas and is compatible with rearrangement of the HMGI-C and HMGI (Y) genes. Laboratory investigation, 2000, 80(3): 359-369.
2. Onalan R, Onalan G, Tonguc E, et al. Body mass index is an independent risk factor for the development of endometrial polyps in patients undergoing in vitro fertilization. Fertility and sterility, 2009, 91(4): 1056-1060.
3. Peng X, Li T, Xia E, et al. A comparison of oestrogen receptor and progesterone receptor expression in endometrial polyps and endometrium of premenopausal women. Journal of Obstetrics & Gynecology, 2009, 29(4): 340-346.
4. Taylor L J, Jackson T L, Reid J G, et al. The differential expression of oestrogen receptors, progesterone receptors, Bcl-2 and Ki67 in endometrial polyps. BJOG: An International Journal of Obstetrics & Gynaecology, 2003, 110(9): 794-798.
5. Xuebing P, TinChiu L, Enlan X, et al. Is endometrial polyp formation associated with increased expression of vascular endothelial growth factor and transforming growth factor-beta1? European Journal of Obstetrics & Gynecology and Reproductive Biology, 2011, 159(1): 198-203.
6. Hu J, Yuan R. The expression levels of stem cell markers importin13, c-kit, CD146, and telomerase are decreased in endometrial polyps. Medical science monitor: international medical journal of experimental and clinical research, 2011, 17(8): BR221-227.
7. Indraccolo U, Di Iorio R, Matteo M, et al. The pathogenesis of endometrial polyps: a systematic semi-quantitative review. Eur J Gynaecol Oncol, 2013, 34(1): 5-22.
8. Kilicdag E B, Haydardedeoglu B, Cok T, et al. Polycystic ovary syndrome and increased polyp numbers as risk factors for malignant transformation of endometrial polyps in premenopausal women. International Journal of Gynecology & Obstetrics, 2011, 112(3): 200-203.

9. 郭丽娜. 妇科疾病诊断病理学. 北京:人民卫生出版社,2008,62-63.
10. Yanaihara A,Yorimitsu T,Motoyama H,et al. Location of endometrial polyp and pregnancy rate in infertility patients. Fertility and sterility,2008,90(1): 180-182.
11. Yanaihara A,Yorimitsu T,Motoyama H,et al. Location of endometrial polyp and pregnancy rate in infertility patients[J]. Fertility and sterility,2008,90(1): 180-182.
12. Grimbizis GF,Di Spiezio Sardo A,Saravelos SH,et al. The Thes-saloniki ESHRE/ESGE consensus on diagnosis of female genitalanomalies. Hum Reprod,2016,31(1):2-7.
13. Homer HA,Li TC,Cooke ID. The septate uterus:a review of man-agement and reproductive outcome. Fertil Steril,2000,73(1):1-14.
14. 夏恩兰. 宫腔镜学及图谱. 郑州:河南科学技术出版社,2009.
15. Lourdel E,Cabry-Goubet R,Merviel P,et al. Septate uterus:role of hysteroscopic metroplasty. Gynecol Obstet Fertl,2007,35(9):811-818.
16. SunkaraS,KhairyM,El-ToukhyT etal. The effect of intramuralfibroids without uterinecavity involvement on the outcome of IVF treatment:asystematic review and metaanalysis. HumRe-prod,2010,25(2):418-429.
17. KlatskyP,TranN,CaugheyA,etal. Fibroids and reproductive outcomes:asystematic review from conception to delivery. Am JObstet Gynecol,2008,198(4):357-366.
18. ShastriSM,SchattmanG,RatushnyV,etal. Effects of uterineleiomyomaon outcomes of invitrofertilization(IVF) and intracy-toplasmic sperm injection(ICSI). FertilSteril,2005,84(Suppl1):S154.
19. 中华医学会妇产科学分会. 宫腔粘连临床诊疗中国专家共识. 中华妇产科杂志,2015,50(12):881-887.
20. Yasmin,NasirA,NooraniKJ. Hysteroscopic management of Ash-erman's syndrome J PakMed Assoc,2007,57(6):553-555.
21. FernandezH,FadheelaAN. Fertility after treatment of Asherman's syndrome. J MinimInvasive Gynecol,2006,13(5):398-402.
22. Sugiura-Ogasawara M,Ozaki Y,Katano K,et al. Uterine anomaly and recurrent pregnancy loss. Semin REProd Med,2011,29(6):514-521.
23. Zhang Y,Zhao YY,Qiao J. Obstetric outcome of women with uterine anomalies in China. Chin Med J,2010,123(4):418-22.
24. Chan YY,Jayaprakasan K,Zamora J,et al. The prevalence of congenital uterine anomalies in unselected and high-risk populations:a systematic review. Hum Reprod Update,2011,17(6):761-71.
25. 乐杰. 妇产科学. 第6版. 北京:人民卫生出版社,2004:266-295.
26. 徐瑾,李卫红,陈国斌. 宫腔镜下微型剪刀分离手术治疗不同程度宫腔粘连的疗效分析. 微创医学,2017,12(5):625-627,644.
27. 明芳. 小剂量阿司匹林对宫腔粘连分离术后子宫内膜及疗效的影响. 临床医药文献电子杂志,2017,4(73):14453-14454.
28. Kandil M,Rezk M,Al-Halaby A,et al. Impact of Ultrasound-Guided Transvaginal Ovarian Needle Drilling Versus Laparoscopic Ovarian Drilling on Ovarian Reserve and Pregnancy Rate in Polycystic Ovary Syndrome:A Randomized Clinical Trial. J Minim Invasive Gynecol,2018,S1553-4650(18):30138-30139.
29. Chi Y,He P,Lei L,et al. Transdermal estrogen gel and oral aspirin combination therapy improves fertility prognosis via the promotion of endometrial receptivity in moderate to severe intrauterine adhesion. Mol Med Rep,2018.
30. Xu W,Zhang Y,Yang Y,Zhang S,Lin X. Effect of early second-look hysteroscopy on reproductive outcomes after hysteroscopic adhesiolysis in patients with intrauterine adhesion,a retrospective study in China. Int J Surg,2018,50:49-54.

31. 周应芳等,子宫肌瘤的诊治中国专家共识,中华妇产科杂志,2017,52(12):793-800.
32. 宋光辉,张松英,李百加等,腹腔镜下子宫肌瘤剔除术后妊娠结局及相关因素分析,中华医学杂志,2013,93(35):2816-2819.
33. 魏燕,高金芳,钱桂兰等.剖宫产子宫切口憩室的相关问题.中华围产医学杂志,2015,18(11):867-869.
34. Abacjew-Chmylko A,Wydra DG,Olszewska H. Hysteroscopy in the treatment of uterine cesarean section scar diverticulum:A systematic review. Adv Med Sci,2017,62(2):230-239.
35. 姚敏,汪希鹏.剖宫产术后子宫切口疤痕憩室的诊治.现代妇产科进展,2013,22(11):928-931.
36. ACOG Practice Bulletin No. 142:Cerclage for the management of cervical insufficiency. Obstet Gynecol,2014,123:372-379.
37. 赵玉婷,黄晓武,夏恩兰,等.孕前"极简式"腹腔镜下宫颈环扎术的临床应用.国际妇产科学杂志,2016,43(6):634-637.
38. 夏恩兰.《ACOG宫颈环扎术治疗宫颈机能不全指南》解读.国际妇产科学杂志,2016,43(6):652-656.
39. 夏恩兰,译.宫腔镜手术并发症的预防:临床实践指南(法国).国际妇产科学杂志,2014,41(5):575-577.
40. Mazzon I,Favilli A,Cocco P,et al. Does cold loop hysteroscopic myomectomy reduce intrauterine adhesions? A retrospectivestudy. Fertil Steril,2014,101(1):294-298.

第四章

影像介入治疗的临床应用

第四章

影像介入治疗的临床应用

第一节　多胎妊娠减胎术

一次妊娠宫腔内同时有两个或两个以上的胎儿时称为多胎妊娠。多胎妊娠是人类妊娠中的一种特殊现象，以双胎多见，三胎少见，四胎及四胎以上妊娠罕见，三胎及以上的妊娠称为高序多胎妊娠。随着促排卵药物的应用，尤其是辅助生殖技术的发展，多胎妊娠的发生率也随之增加。

一、多胎妊娠的危害

多胎妊娠的孕产妇其并发症及流产率、围产儿发病率、死亡率均增加。

1. 胎儿和新生儿的风险　多胎妊娠增加了胎儿和新生儿的发病率和死亡率的风险，如流产、早产、胎儿宫内发育迟缓、低体重儿、极低体重儿、脑瘫、新生儿呼吸窘迫综合征等。

2. 母体的风险　母体的并发症包括：妊娠剧吐、妊娠期糖尿病、高血压、贫血、剖宫产等。

除此之外，多胎妊娠显著增加经济负担，早产儿的后期诊治费用、新生儿的特殊护理费用、家庭负担、医疗支出和父母的压力显著增加，导致一系列的家庭和社会的负担增加。

二、减胎的意义及风险

因多胎妊娠存在诸多的母儿并发症，为改善妊娠结局和避免一系列的社会及家庭的经济负担，一旦发生多胎妊娠，可通过减胎术来减少多胎妊娠。

减胎手术的风险：出血、感染、流产和早产、凝血功能障碍。

三、目标胎儿的选择

孕早期多胎妊娠首先需确定多胎妊娠的绒毛膜数和羊膜囊数，综合双胎的膜性、妊娠囊的位置、胚胎发育的一致性等因素选择：

1. 选择有利于操作的妊娠囊，如最靠近阴道壁的妊娠囊；

2. 选择含有最小胚体的妊娠囊；

3. 选择靠近宫颈的妊娠囊；

4. 对于孕早期多胎妊娠含有单卵双胎的高序多胎妊娠者，因单绒毛膜双胎出现一胎异常的风险要明显高于双绒毛膜双胎，因此，原则上建议当宫内一胎囊为单绒毛膜单胎，另一胎囊为单绒毛膜双胎时，首选对单绒毛膜双胎行减胎术，保留单绒毛膜单胎，以减少产科及围产期并发症。

四、多胎妊娠减胎的技巧及注意事项

（一）方法与技巧

减胎方法的选择主要根据减胎时的妊娠周数及绒毛膜性。孕早期的减胎术多采用经阴道途径，孕中期则多采用经腹壁。前者适用于7～10周的多胎妊娠，也可用于个别11～12周的多胎妊娠；后者适用于15周以后的妊娠，个别用于12～15周的多胎妊娠。

1. 经阴道减胎术：

（1）术前排空膀胱，取截石位，手术过程按无菌要求操作，碘伏消毒外阴、阴道、宫颈后生理盐水擦净阴道残液，在阴道B超探头上套无菌橡胶套，安装穿刺导架，常规扫描盆腔，确切记录子宫及各妊娠囊位置及其相互关系，选择拟减灭的妊娠囊。

（2）选择16～18G穿刺针，在阴道B超引导下，由阴道穹隆部缓慢进针，进针过程沿穿刺引导线对准胎心搏动明显位置，进一步将针尖刺入胚体的胎心搏动点，转动针尖可见胚体联动证实已刺入胚体。

（3）减灭胚胎方法，根据减灭胚体及胚胎的操作过程，分为以下三种方法：

1）抽吸胚胎法：对于孕7～8周者，确定穿刺针尖位于胚胎内后，负压抽吸，若穿刺针管内无任何吸出物，进一步证实针尖位于胚胎内，迅速增加负压，抽吸可见胚胎组织突然消失，穿刺针管内有吸出物，并见有白色组织样物混于其中，提示胚胎组织已被吸出，尽量不吸出羊水。将吸出物置于显微镜下观察，可见胚胎的体节结构，表明胚胎已解体且部分或全部被吸出。

2）机械破坏法：对于孕8～9周者，稍大的胚胎难以在负压下被吸出，可采用反复穿刺胚胎心脏、并抽吸胎心的机械破坏方法，直到胎心搏动停止。

3）氯化钾（KCl）胎心搏动区注射法：对于孕9～12周者，由于胚胎较大，可在针尖进入胎心搏动区时，回抽无液体或少许血液，然后注射0.6～2ml 10% KCl，超声显示胎心搏动消失，5～10分钟后再次观察确认无复跳，提示减胎成功。

4）胚体旋转法：对于胎儿组织较大难以抽吸者，我们中心采用本法进行减胎。以18G单腔穿刺针，接20ml注射器，穿刺针腔内充满生理盐水，沿超声穿刺引导线进针，穿过阴道壁及子宫壁刺入胚体后，助手用20ml注射器抽吸胚胎组织，尽量不抽羊水，感觉到有阻力后维持负压，使胎体吸附于穿刺针尖端，穿刺针带动胎体联动顺时针或逆时针连续捻动10周或者感觉到捻动穿刺针有阻力时停止，保持5～10分钟（此时冻结超声），使连接胎体的脐带内血管扭转闭锁，胎体缺乏血液供应，胎心可因缺血缺氧而停跳，达到灭活胚胎的目的。

（二）注意事项

1. 先兆流产者慎行减胎术。

2. 减胎前注意排除泌尿生殖道的急性炎症。

3. 三胎妊娠中含有单绒毛膜双胎者，首选对单绒毛膜双胎进行减胎术，保留单绒毛膜单胎，以减少产科及围产期并发症。

4. 减少反复穿刺的次数，避免所减妊娠囊从宫壁剥离及减少感染机会。

5. 因减胎术实施时间越早，流产率越低，并且操作简单，并发症少，因此孕早期减胎优于孕中期。

6. 术后酌情预防感染治疗。

五、图例(图 4-1-1～图 4-1-6)

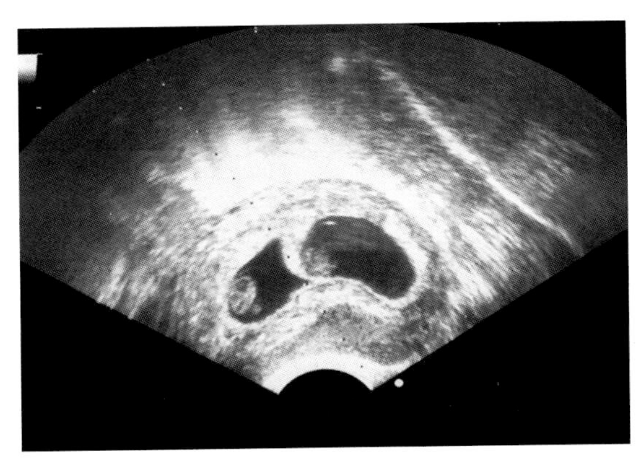

图 4-1-1 双绒毛膜双羊膜囊双胎

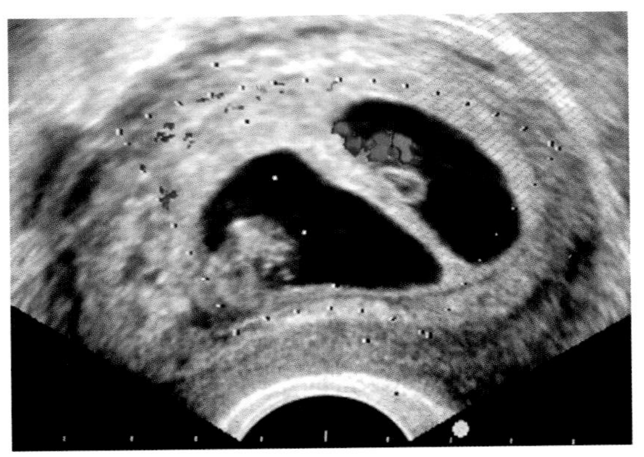

图 4-1-2 减胎后的 B 超图，CDFI：减灭的胚胎未见血流信号，保留的胚胎可见血流信号

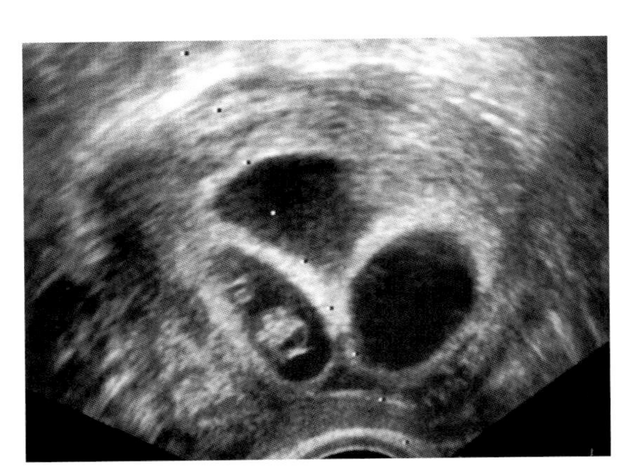

图 4-1-3 三胎妊娠经阴道 B 超图

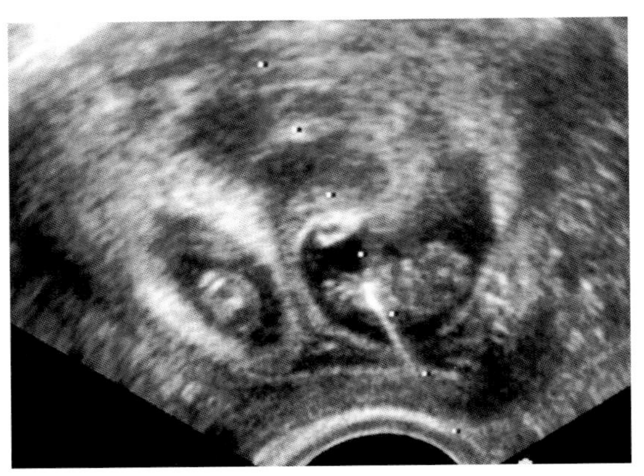

图 4-1-4 穿刺针沿针导线穿刺被减灭的胚胎

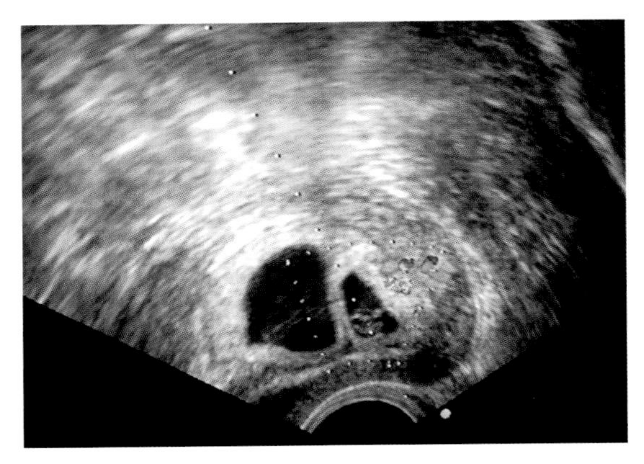

图 4-1-5 同样位置选择双胎中含有最小胚体的妊娠囊

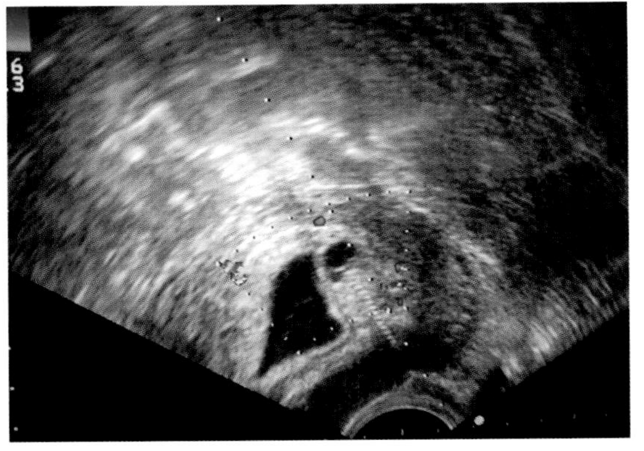

图 4-1-6 减灭较小的胚胎

（王梅梅 郝翠芳）

第二节　异位妊娠的超声介入治疗

异位妊娠是妇产科常见的急腹症。随着阴道超声的广泛应用，早期异位妊娠的诊断更加准确，超声介入治疗成为可能。超声引导下介入治疗是介于手术和非手术之间的一种微创治疗，也较放射介入法和腹腔镜法更具可操作性，而且无放射性损害。与其他非保守疗法相比，其优点是操作简单有效、比较快速、用药量小、药物不良反应少等。较腹腔镜手术更加微创，住院费用也明显减少、住院时间长于腹腔镜手术治疗，但比甲氨蝶呤（MTX）保守治疗短，其治疗效果明显优于单用 MTX 保守治疗。

在超声引导下，可经阴道穹隆穿刺，直接将甲氨蝶呤等杀胚胎药物注入异位妊娠的病灶中，以期杀灭胚胎组织。输卵管妊娠、宫颈妊娠及肌壁间妊娠可行介入治疗。操作不需要麻醉，穿刺虽有出血风险但是有 B 超监护发生率低、能及时发现。但是也具有穿刺治疗后 hCG 下降较慢，不能完全避免妊娠灶破裂及手术等可能性。术前应充分告知患者各种手术方法的优缺点，尊重患者的知情选择的权利，以取得好的治疗效果。

一、适应证与禁忌证

（一）适应证

1. 患者有不同程度的停经史、轻度腹部坠胀不适或疼痛，有或无不规则少量阴道出血，血 β-hCG 超过正常。

2. **B 超检查**　子宫内膜居中，宫腔内无妊娠囊，一侧附件区或子宫间质部有肿块，直径<3cm，子宫直肠陷凹无积血或液性暗区<3cm。

3. 生命体征平稳，无晕厥及休克等急性内出血征象。

4. 肝肾功能正常，白细胞≥4.0×10^9/L，血小板≥80×10^9/L。

5. 患者要求行保守治疗，并签署知情同意书。

（二）禁忌证

1. 严重的内科疾病如活动性肺结核、肝肾功能异常及白细胞减少等。

2. 生殖器炎症急性发作者。

3. 活动性出血者。

4. 有发热者。

二、方法与技巧

1. 患者排空膀胱，取膀胱截石位，常规消毒铺无菌巾后，阴道超声显示清楚患者子宫及附件，明确异位妊娠病灶的位置（图 4-2-1），使用 17G 双腔穿刺针，在超声引导下避开阴道壁及子宫旁血管，选择好路线进针。

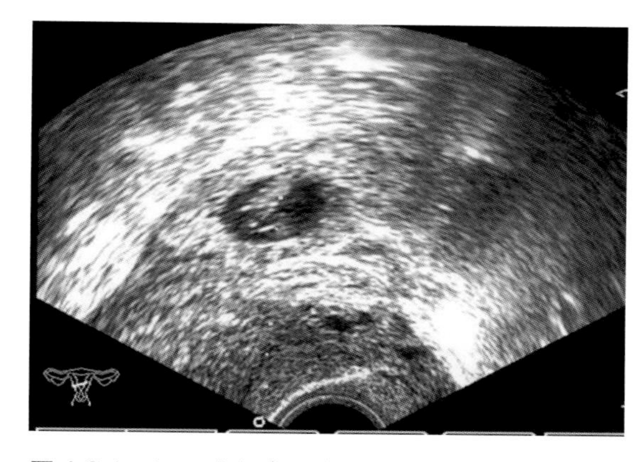

图 4-2-1　经阴道超声检查见左侧附件区可见不均质包块，内可见胚芽及胎心搏动

2. 当确认穿刺针进入孕囊后，从双腔穿刺针的一个腔内抽吸囊液，在尽量抽吸囊液后，见胎心搏动消失或孕囊明

显塌陷，夹闭连接该腔的引流管，根据孕囊大小及负压抽吸液体量，从另一腔内适当注射 1~2ml 甲氨蝶呤溶液（含甲氨蝶呤 50mg）。

3. 穿刺针留置 1 分钟左右，观察无异常后撤针。消毒阴道检查穿刺点有无出血，如穿刺点有出血，用宫颈钳钳夹出血点，阴道内可塞纱布压迫穿刺孔止血，2 小时后取出。

三、术后病情监测及处理

1. 术后卧床休息 3~5 天，观察血压、脉搏、有无急性腹痛、阴道出血和药物的毒副反应等。1 个月内避免剧烈运动。如有腹痛加重、盆腔液体增多、肛门坠胀感、血红蛋白进行性下降等内出血表现，需行急诊手术切除病灶（图 4-2-2）。

2. 术后可不予抗生素预防感染，有感染征象者可用口服或静脉抗生素治疗。

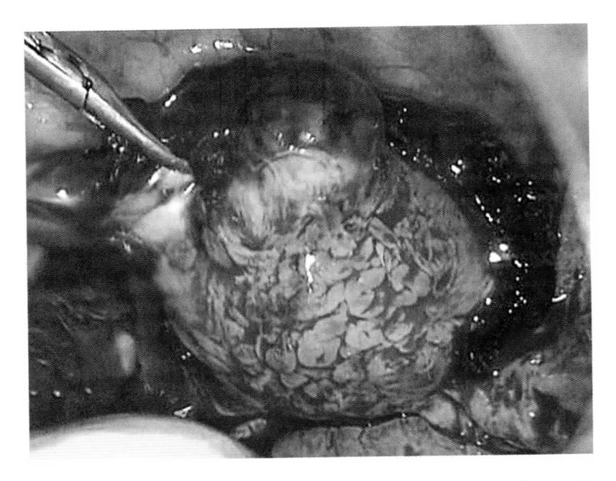

图 4-2-2 肌壁间妊娠介入治疗后 1 周，β-hCG 无明显下降，患者突发腹痛，行超声检查可见盆腔积液明显增多，急诊手术腹腔镜下见子宫底部紫蓝色病灶，表面可见破裂口，行腹腔镜下异位病灶切除术

3. 每 4~7 天检测血 β-hCG 1 次，直到降至正常。术前血清 β-hCG 水平越高治疗后下降正常所需时间越长。绝大多数患者介入治疗后 3~7 天监测血清 β-hCG 水平明显上升，但患者并没有腹痛等症状加重表现，可能是介入治疗后甲氨蝶呤在较短时间内杀灭滋养细胞，破坏后的滋养细胞内大量的 β-hCG 释放入血液循环，使血清 β-hCG 短时间内明显升高，但多在 1 周内达顶峰后快速下降，表明治疗效果显著。

4. 1 个月内每周 1 次超声检查，以后每个月 1 次，观察包块大小、回声有无改变，彩色多普勒检测包块内血流有无变化，盆腔内积血有无增多或减少等，并作记录。阴道超声检测盆腔内异位妊娠病灶发现，在术后 1~3 个月内，病灶大多无明显改变，术后 3 个月后病灶方有明显变小。术后超声检查的意义在于结合腹痛、阴道流血等症状判断是否发生异位妊娠破裂等并发症，对短期内病情的转归价值不大。

5. 部分患者介入治疗后，有较明显的局部疼痛，尤其是肌壁间妊娠，可能注射药物导致子宫收缩引发腹痛，可给予沙丁胺醇等药物口服抑制宫缩，逐渐缓解者，不需特殊处理。

四、并发症及注意事项

1. 甲氨蝶呤对消化道黏膜上皮、肝细胞、血细胞等均有抑制作用，部分患者会有恶心、呕吐、口腔溃疡、白细胞低等不良反应。但局部用药可提高局部药物浓度，增加疗效，减少药物的全身不良反应。

2. 术后异位妊娠破裂：术后异位病灶继续增大或因剧烈运动导致异位病灶与周围相粘连器官位置变化发生撕裂性出血，表现为腹痛、里急后重、盆腔积液等内出血症状，应急诊行手术治疗。

3. 持续性宫外孕：对于孕囊较术前明显增大，注药 7 天后 β-hCG 无明显下降的病例，可以肌注 MTX 50mg 1 次，以促进胚胎死亡。如果术后 10 天后，β-hCG 水平持续升高，考虑介入治疗失败，应行手术治疗，切除异位病灶。

五、术后随访

腹腔镜术前 1 天检查血 β-hCG 11975mIU/ml，术后第 1 天复查血 β-hCG 5126mIU/ml，术后第 3 天 β-hCG 1102mIU/ml，术后 4 天出院。门诊复查 hCG 降至正常。

（王昕荣　包洪初）

参考文献

1. 胡琳莉，黄国宁，孙海翔，等. 多胎妊娠减胎术操作规范（2016）. 生殖医学杂志，2017，26（3）：193-198.
2. 王梅梅，包洪初，郝翠芳，等. 阴道超声引导下胚体旋转法减胎术的临床应用. 生殖医学杂志，2013，22（6）：446-448.
3. 吕娜，包洪初，刘荣娟. 超声介入甲氨蝶呤治疗孕囊型异位妊娠. 中国生育健康杂志，2008，19（4）：222-223.
4. 刘颂华，方燕春. 阴道超声引导下甲氨蝶呤介入治疗未破型异位妊娠 67 例分析. 海峡药学，2013，25（2）：97-99.
5. 孟晓涛，赵莉萍，陈浩，等. 经阴道超声引导介入治疗与宫颈注射治疗未破裂型异位妊娠的对比研究. 中国医学影像学杂志，2011，19（5）：329-332.

第五章

男性不育的生殖外科治疗

第五章

男性不育的生殖外科治疗

第一节　显微镜下精索静脉结扎术

一、适应证与禁忌证

（一）适应证

1. 夫妇不育，女方生育力正常或女方不育但可以治疗，男方精索静脉曲张伴精液异常。

2. 重度精索静脉曲张患者。

3. 双侧精索静脉曲张患者。

4. 轻、中度精索静脉曲张伴精液质量异常或症状明显（如坠胀、疼痛）或睾丸缩小、质地变软者。

5. 青少年患者只限于严重精索静脉曲张、症状明显（持续疼痛）或同侧睾丸发育迟缓、体积缩小者（差异超过 2ml 或体积的 20%）。

（二）禁忌证

1. 全身并发症无法耐受手术者。

2. 急性生殖系统炎症或慢性生殖系统炎症急性发作者。

二、方法与技巧

1. 提出精索，分离保护输精管及伴行血管　腹股沟外环下做 2.5cm 左右长切口（图 5-1-1）。应用阑尾钳分离并提出精索（图 5-1-2），切开提睾肌及精索外、内筋膜（图 5-1-3、图 5-1-4），分离输精管及伴行血管予以保护。

2. 显微镜下结扎静脉保留动脉及淋巴管　显微镜下分离静脉（图 5-1-5），应用 4-0 丝线双重结扎，中间部分切断（图 5-1-6），保留所有可见动脉（图 5-1-7）、淋巴管及神经（图 5-1-8），结扎所有可见静脉。提睾肌静脉如有扩张予以结扎。

3. 还纳精索缝合切口　检查无漏扎静脉后，应用 5-0 可吸收线缝合提睾肌筋膜，还纳精索，逐层关闭切口。

三、注意事项

1. 精索静脉结扎术后水肿是较常见的并发症，淋巴管损伤或被结扎是引起水肿的主要原因，因此术中尽量避免损伤及结扎淋巴管。

2. 术中如难以辨别动脉，可应用罂粟碱或利多卡因滴注观察，有条件者可以术中应用多普勒检测以防止误扎动脉。

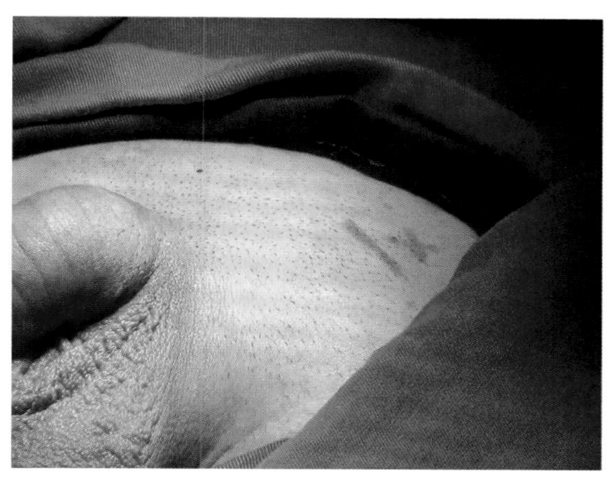

图 5-1-1　腹股沟管外环下切口

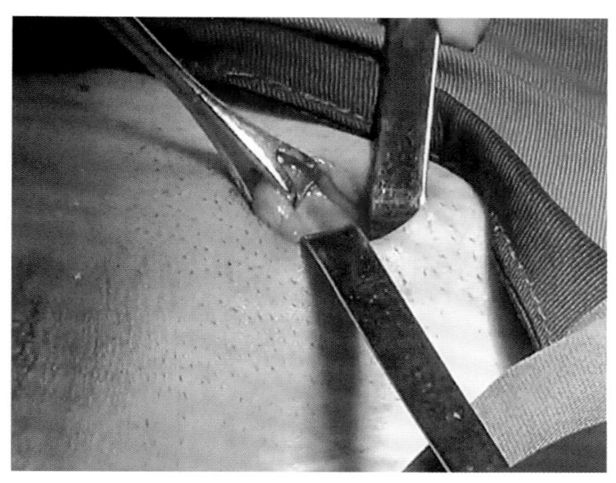

图 5-1-2　应用阑尾钳提出精索

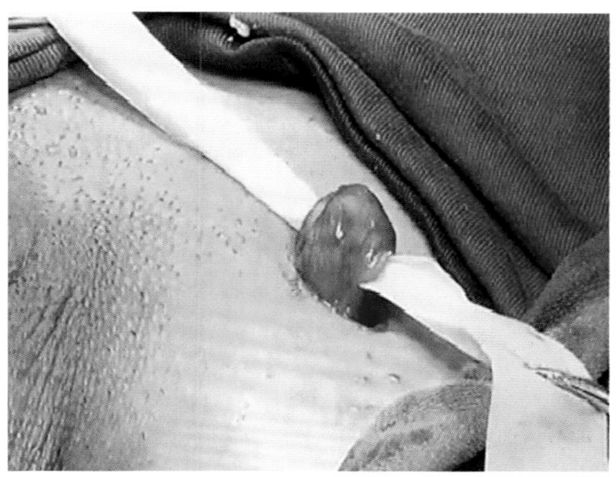

图 5-1-3　腹股沟外环下切口提出精索，精索下垫乳胶片

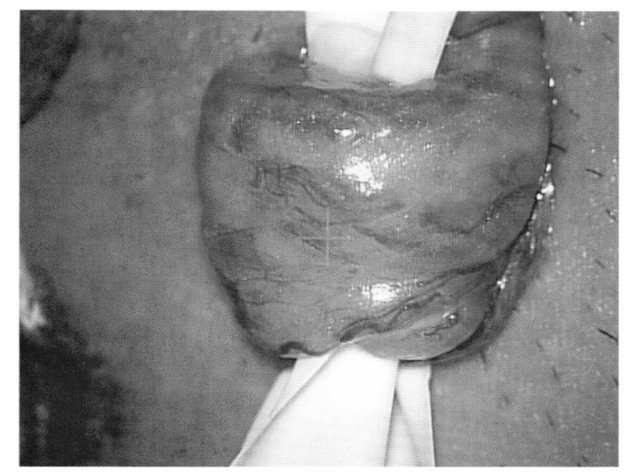

图 5-1-4　打开精索外筋膜、提睾肌及内筋膜，暴露精索内组织，同时分离输精管及伴行血管，乳胶片隔离予以保护

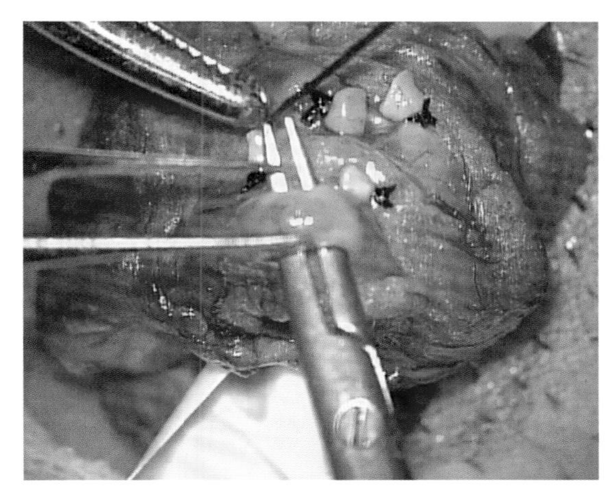

图 5-1-5　显微镜下找见静脉

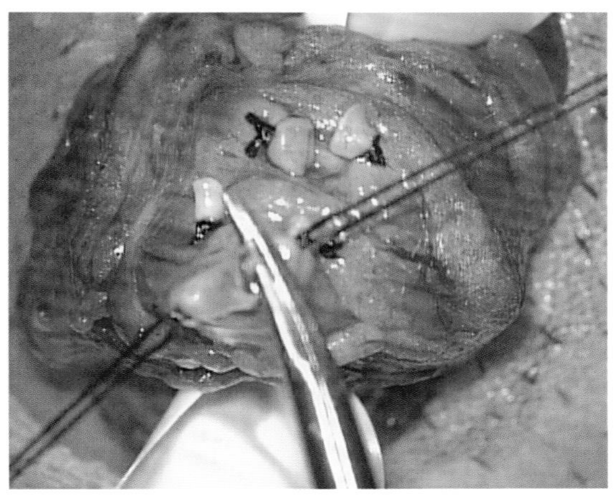

图 5-1-6　将静脉提起，应用 4-0 丝线结扎静脉，并于结扎线中间间断静脉

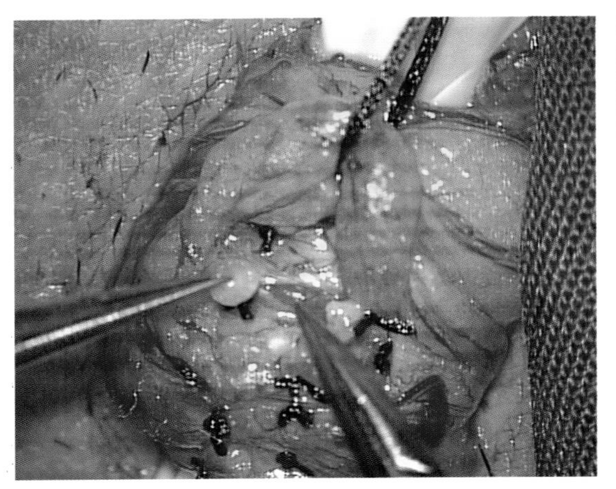

图 5-1-7 术中找见动脉予以保留，显微镜下见动脉颜色较鲜红，并有波动。挑起动脉可见动脉内脉冲样波动血流

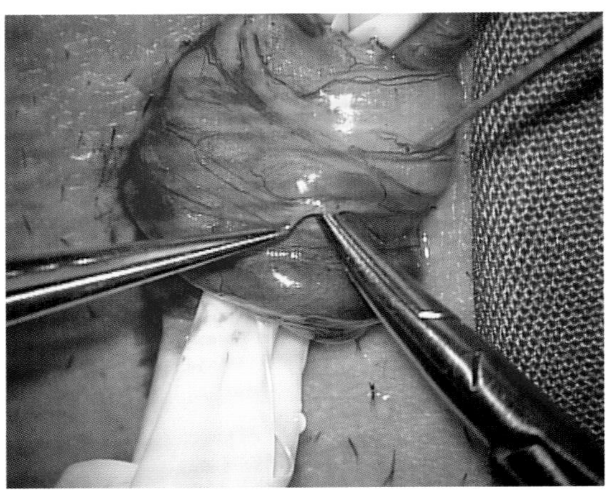

图 5-1-8 显微镜下见透亮粗大的淋巴管，镜下可见的淋巴管均予以保留，避免损伤

四、本例手术体会

1. 打开提睾肌、精索外筋膜及精索内筋膜后，可在显微镜下观察动脉波动位置，如牵引精索的橡皮条过紧可造成动脉波动微弱，显微镜下观察较困难。术中适当提高患者血压，有利于观察精索内动脉波动。

2. 精索内动脉常被多支小静脉包绕，故分离静脉束时应高度警惕其内可能包绕动脉，耐心仔细分离可减少误伤动脉可能。

五、术后随访

本例患者因左侧重度精索静脉曲张伴少弱精子症入院，入院前已口服药物治疗数月，多次复查精液无明显变化。术后 3 个月复查精液提示精子浓度正常，精子活力较前好转，给予改善精子活力药物治疗，术后 5 个月时复查精子浓度及活力均正常，目前配偶尚未怀孕。

（崔元庆）

第二节 无精子症的诊断与治疗

无精子症是男性不育症中较常见的病因之一。临床上通过至少 3 次精液检查均未见到精子，同时，需要排除不射精和逆行射精后方可确诊为无精子症。无精子症通常分为非梗阻性无精子症（non obstructive azoospermia）和梗阻性无精子症（obstructive azoospermia）。

梗阻性无精子症患者中有部分可通过手术实现输精管道再通，因各种原因无法手术重建输精管道时，可通过附睾或睾丸取精，获取足够数量的精子用于助孕治疗。对于非梗阻性无精子症患者，以往都是建议使用供精助孕治疗，近年来开展的睾丸显微取精术提高了非梗阻性无精子症患者获取精子的概率。

一、附睾穿刺术

（一）适应证与禁忌证

1. 适应证

（1）无精子症患者睾丸体积正常，附睾头部较饱满；性激素结果大致正常，遗传学检查无异常；超声提示附睾淤积（图 5-2-1）；考虑生精功能正常的患者。

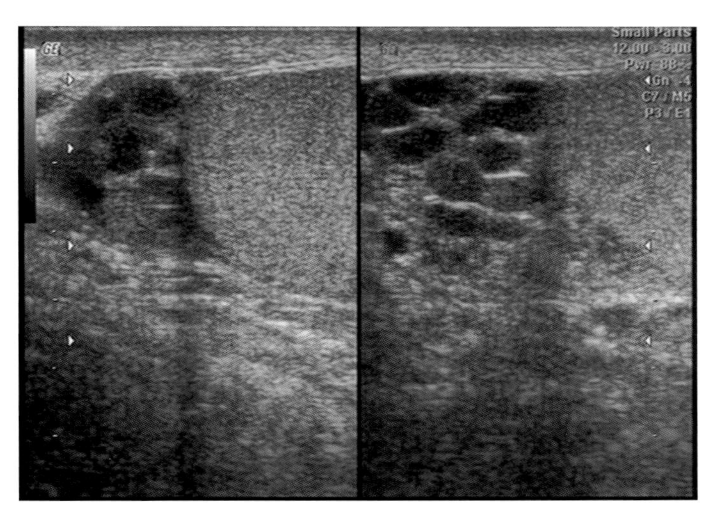

图 5-2-1　超声提示附睾淤积

（2）睾丸体积正常，输精管缺如或超声提示精囊腺发育不良患者。

（3）输精管结扎术后患者。

（4）因糖尿病、脊髓损伤等造成的不射精症患者。

2. 禁忌证

（1）急性生殖系统炎症或阴囊皮肤感染患者。

（2）凝血功能异常患者。

（3）存在严重遗传性疾病不适于生育的患者。

（4）体格检查或超声提示附睾缺如的患者。

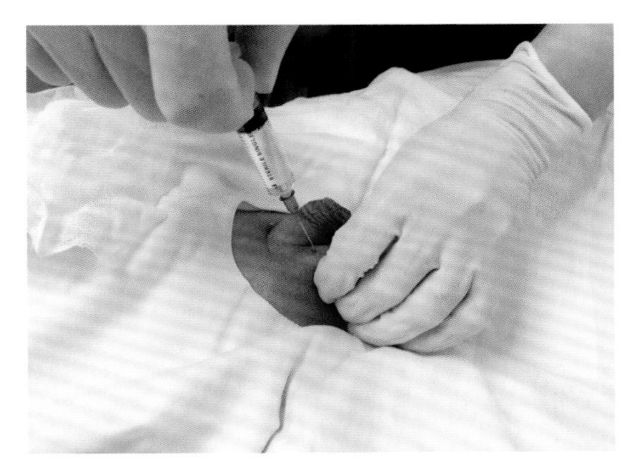

图 5-2-2　固定精索，应用利多卡因行精索阻滞麻醉

（二）方法与技巧

1. 经阴囊皮肤固定精索阻滞麻醉　应用拇指及示指、中指找到精索，使精索贴紧阴囊皮肤并固定，应用 5ml 注射器穿刺精索，穿刺过程出现落空感时提示已穿入精索，回吸无出血，注入 1%利多卡因 2ml（图 5-2-2）。

2. 固定附睾穿刺取精　固定附睾并使附睾尽量贴近阴囊皮肤，应用 5 号头皮针穿刺附睾（图 5-2-3），见注射针头连接管有乳白色液体出现时（图 5-2-4），保持适量负压拔出针头，穿刺结束。

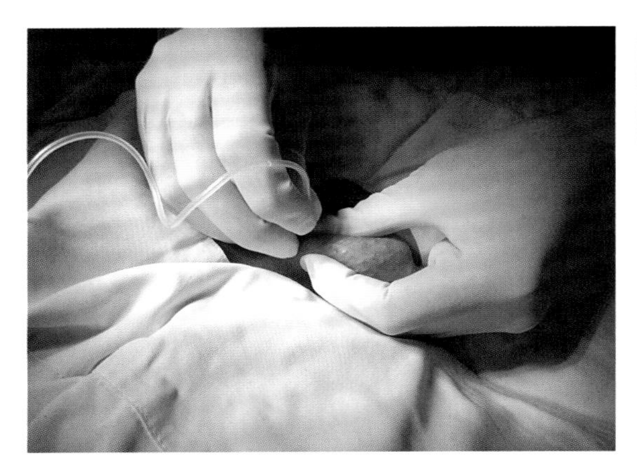

图 5-2-3 固定睾丸及附睾，应用 5#注射针头穿刺附睾

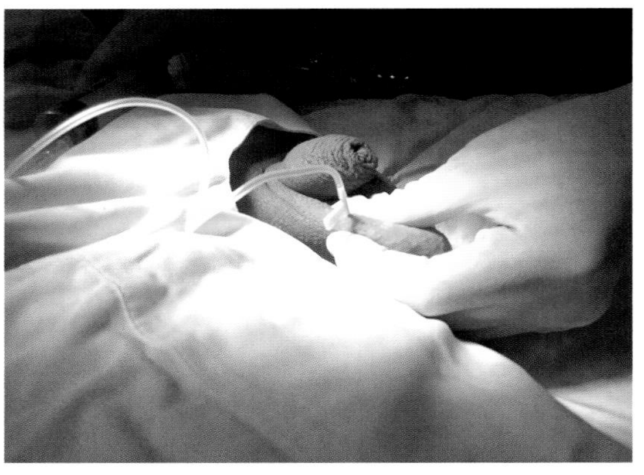

图 5-2-4 注射针头连接管中可见少许乳白色液体

（三）注意事项

1. 行精索阻滞麻醉时，穿刺过程出现落空感时，即停止进针，避免刺穿精索影响麻醉效果，注入药物前回吸如有出血，立即拔出注射针，局部压迫止血，更换穿刺位置麻醉。

2. 穿刺附睾时尽量减少反复穿刺进出针，以减少附睾损伤并减少出血概率，穿刺过程中尽量不使用注射器负压抽吸。

（四）本例手术体会

1. 本例患者既往有附睾炎病史，体格检查发现睾丸体积正常，附睾头部饱满，附睾尾部触及明显硬结，故高度怀疑附睾尾部梗阻，行附睾穿刺检查可见活动精子，证实术前初步诊断正确。详细的病史询问、体格检查及辅助检查可提高穿刺前的初步诊断准确概率。

2. 固定睾丸并使附睾头部尽量贴近阴囊皮肤，有利于穿刺针准确刺入附睾头，本例患者体型肥胖，阴囊壁厚，不易固定附睾头部，穿刺进针过程中用固定附睾的手指感知穿刺针头的位置，引导穿刺针头准确刺入附睾头，提高了穿刺获取精子概率。

二、睾丸穿刺活检术

睾丸活检手术常用的手术方式有：穿刺活检术、切开活检术两种。穿刺活检术操作简单、快速、不需要缝合，但是获取组织较少。切开活检术操作时间长、需要缝合切口，但该手术方式获取组织较多。两种手术方式各有利弊。

（一）适应证与禁忌证

1. 适应证

（1）无精子症患者睾丸体积正常或偏小（图 5-2-5），性激素结果大致正常或 FSH、LH 升高等怀疑生精功能异常的患者。

（2）梗阻性无精子症行 ICSI 助孕，附睾穿刺取精失败者。

（3）梗阻性无精子症有输精管道重建意愿者。

（4）睾丸微石症者穿刺用以排除侵袭钱的睾丸内皮肿瘤。睾丸生殖细胞癌诊断明确，用以排除对侧睾丸有无病变。

2. 禁忌证

（1）急性生殖系统炎症或阴囊皮肤感染未能控制患者。

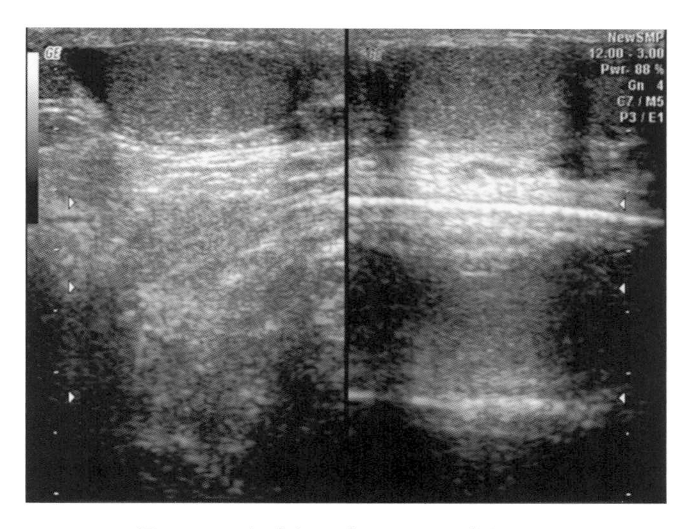

图 5-2-5　超声提示睾丸体积正常或偏小

（2）凝血功能异常患者。

（3）无精子症伴有严重遗传性疾病不适于生育的患者。

（二）方法与技巧

1. 经阴囊皮肤固定精索阻滞麻醉　应用拇指及示指、中指找到精索，使精索贴紧阴囊皮肤并固定，应用5ml注射器穿刺精索，穿刺过程出现落空感时提示已穿入精索，回吸无出血，注入1%利多卡因2ml（5-2-6）。

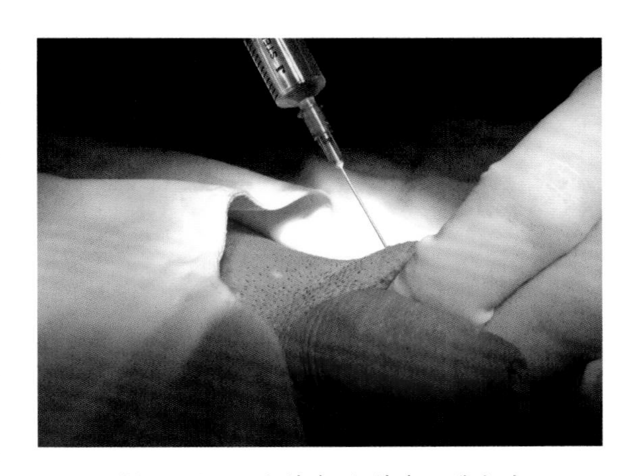

图 5-2-6　固定精索，行精索阻滞麻醉

2. 固定睾丸穿刺　局麻满意后用左手固定睾丸，使阴囊皮肤绷紧，并保持张力，应用连接20ml注射器的细针穿刺睾丸，注射器反复活塞样抽吸，为提高穿刺结果可靠性，可行睾丸多点穿刺（图5-2-7、图5-2-8）。

（三）注意事项

1. 固定睾丸使穿刺点阴囊皮肤绷紧，并保持张力，直至穿刺结束。

2. 细针穿透睾丸白膜会有落空感，使细针呈活塞样运动，反复切割睾丸组织，同时注射器保持负压活塞样运动。

3. 因为无精症患者睾丸可能存在局灶性生精组织，故睾丸多点穿刺取组织，可提高穿刺结果准确性。

（四）本例手术体会

1. 穿刺针穿透睾丸白膜后做小幅度的活塞样运动切割睾丸组织，大幅度运动容易造成睾丸内出血。

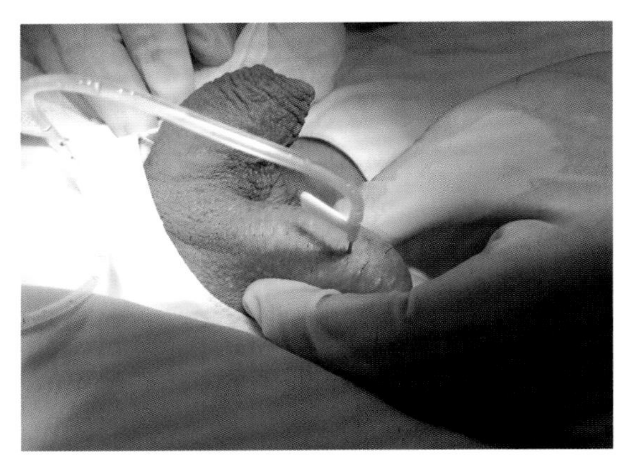

图 5-2-7 固定睾丸，绷紧阴囊皮肤，应用注射针头穿刺睾丸

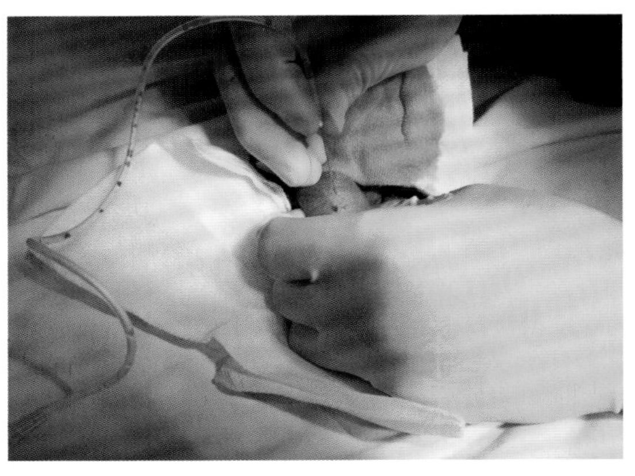

图 5-2-8 持续负压吸引，拔出注射针头时可见少许睾丸组织

2. 穿刺获取睾丸液涂片后染色找精子，穿刺获取睾丸组织留取部分研磨后找精子，剩余组织送病理检查，三种方法同时运用提高了睾丸组织获取精子的概率。

三、睾丸显微取精术

（一）适应证与禁忌证

1. 适应证

（1）有强烈愿望想用自己的精子生育子女的非梗阻性无精子症患者，如隐睾、化疗后无精子症、腮腺炎后睾丸萎缩、AZFc 缺失、克氏综合征等，以及特发性无精子症患者。

（2）梗阻性无精子症通过附睾穿刺或睾丸活检取精失败者，如患者强烈要求应用自己的精子助孕，可行显微取精术。

2. 禁忌证

（1）急性生殖系统炎症或阴囊皮肤感染患者。

（2）全身并发症无法耐受手术者。

（3）存在严重遗传性疾病不适于生育的患者。

（二）方法与技巧

1. 暴露固定睾丸 固定睾丸并绷紧阴囊皮肤，于阴囊纵隔做纵行切口（图 5-2-9），长约 4cm，逐层切开，挤出睾丸，切开睾丸鞘膜（图 5-2-10），暴露白膜。

2. 外翻暴露睾丸内组织 固定术侧睾丸，手术显微镜下选取白膜表面血管少的区域，垂直睾丸长轴横行切开白膜，将睾丸组织外翻（图 5-2-11～图 5-2-13）。

3. 选取饱满的精曲小管 显微镜下选取饱满粗大的精曲小管，细小萎陷的精曲小管有精子的可能性较小，按睾丸小叶顺序寻找，先取组织后止血，如未找到精子，可以同法处理对侧睾丸（图 5-2-14～图 5-2-19）。

（三）注意事项

1. 切开白膜出血时，尽量提起白膜脱离睾丸组织电凝止血，可避免电凝损伤精曲小管组织。

2. 抽取单根饱满精曲小管，勿片状取组织，减少组织破坏损伤。

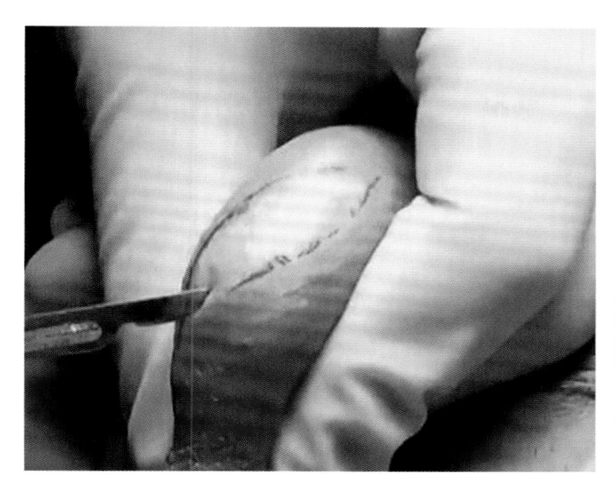

图 5-2-9　沿阴囊中隔切口

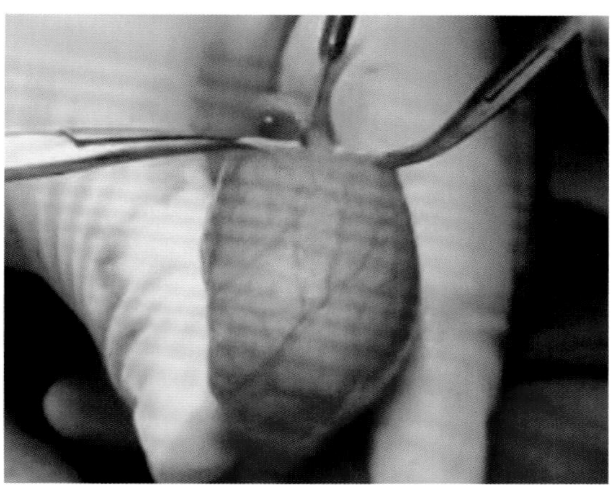

图 5-2-10　打开睾丸鞘膜

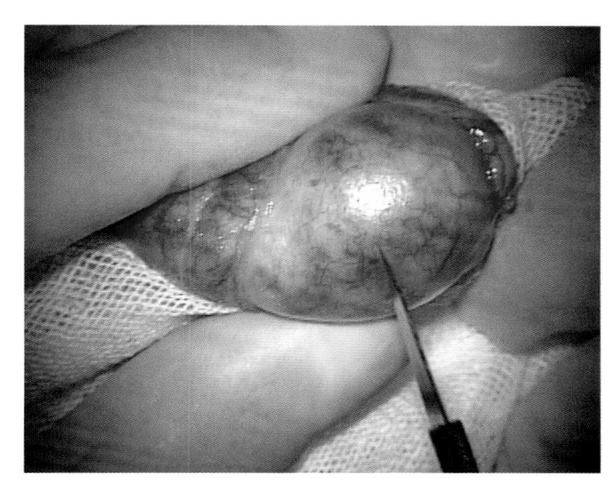

图 5-2-11　暴露睾丸，沿睾丸横轴切开白膜，尽量避开血管较多部位

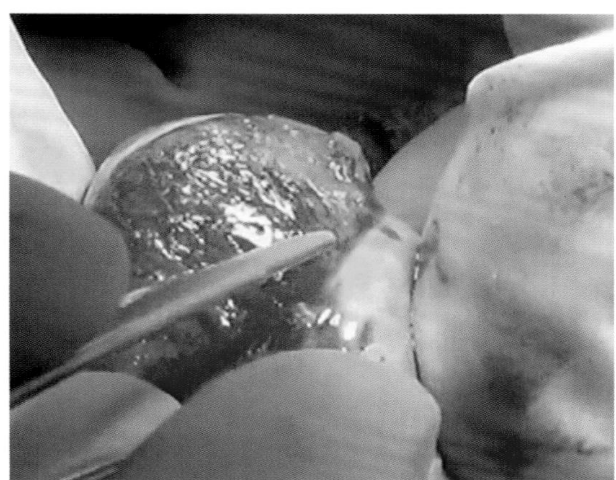

图 5-2-12　白膜切开后，对白膜下出血进行电凝止血

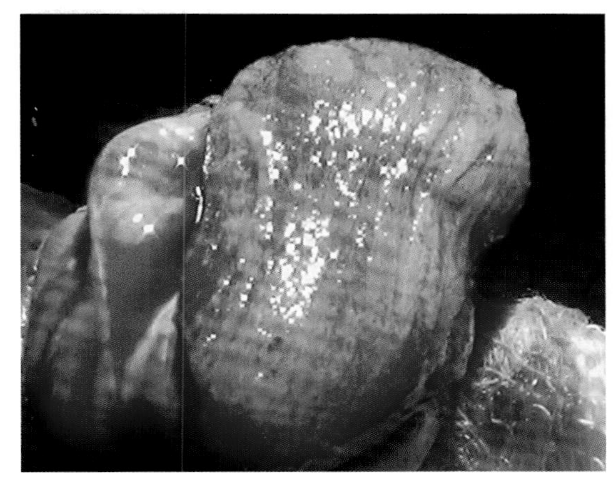

图 5-2-13　将睾丸组织外翻，避免白膜与睾丸组织剥离

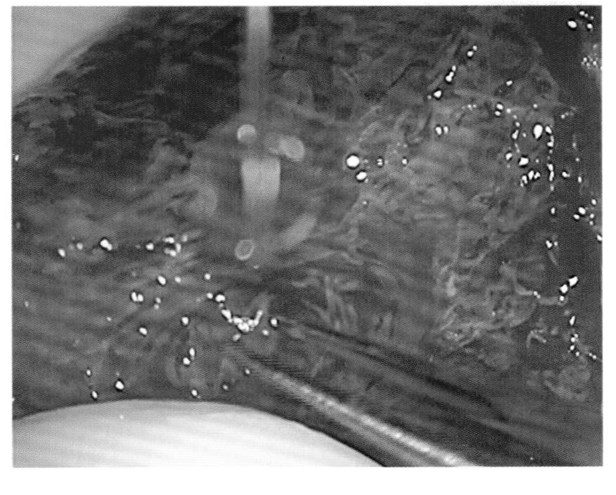

图 5-2-14　显微镜放大 13~15 倍，镜下找见饱满精曲小管，选取饱满精曲小管涂片检查

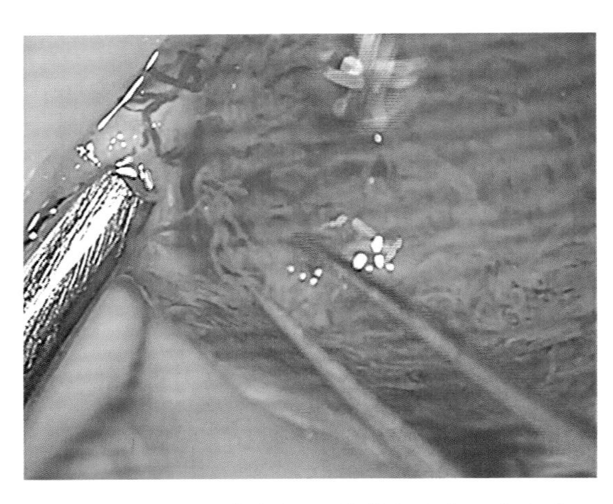

图 5-2-15 取精结束后,将睾丸内出血冲洗干净,并严密止血

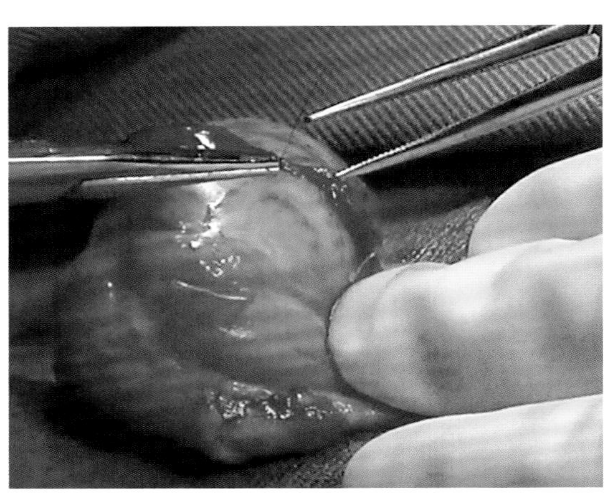

图 5-2-16 应用 5-0 滑线间断缝合白膜

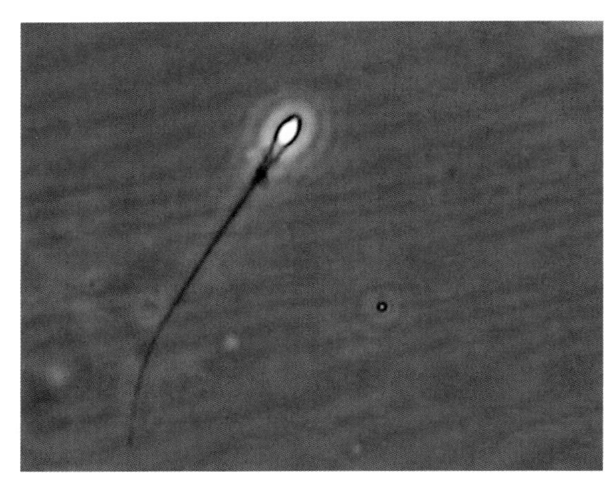

图 5-2-17 少许饱满精曲小管研磨后镜检可见精子

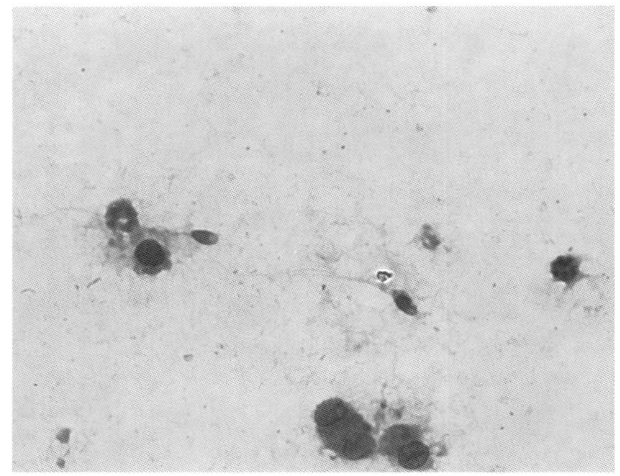

图 5-2-18 选取少许精曲小管研磨后,diff-quick 染色镜检可见精子

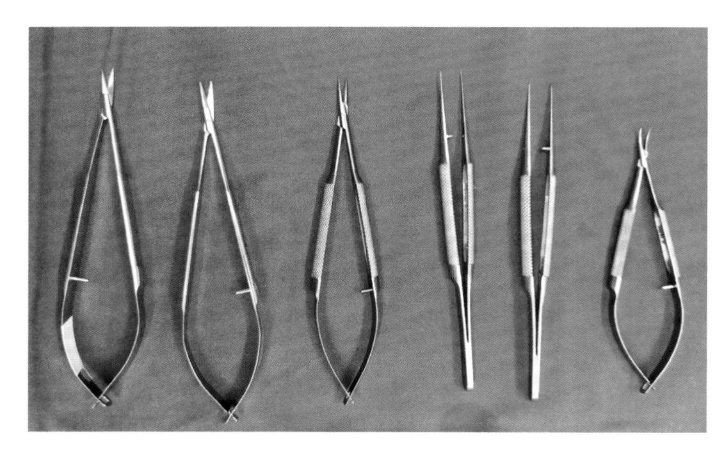

图 5-2-19 男科手术常用显微器械

3. 睾丸内止血时，显微镜下找到血管断端提起电凝止血，如大面积电凝止血会加重破坏睾丸组织。

（四）本例手术体会

1. 因电凝止血会损伤出血点周围的睾丸组织，故对较小的出血点可暂不处理。

2. 暴露睾丸组织后局部均匀冲水，既可以保持局部视野清晰，又比较容易对比局部精曲小管的饱满程度。

3. 选取饱满精曲小管研碎涂片染色检查，可提高找到精子的概率。

四、显微镜下输精管吻合术

（一）适应证与禁忌证

1. 适应证

（1）输精管结扎术后，要求再生育并且符合计划生育相关政策。

（2）手术或外伤造成输精管损伤需要复通者。

（3）输精管结扎术后附睾淤积造成的顽固性慢性睾丸痛者。

2. 禁忌证

（1）全身并发症无法耐受手术者。

（2）急性生殖系统炎症或阴囊皮肤感染患者。

（3）存在严重遗传性疾病不适于生育的患者。

（4）输精管结核查体输精管呈串珠样改变考虑输精管多段梗阻者。

（二）方法与技巧

1. 分离暴露输精管通液实验 对于输精管结扎位置较低者可取阴囊纵隔切口，分离输精管，注意保护输精管伴行血管（图 5-2-20），于输精管结扎结节近端及远端切断输精管，近端涂片检查有无精子，远端亚甲蓝通液明确是否通畅（图 5-2-21）。

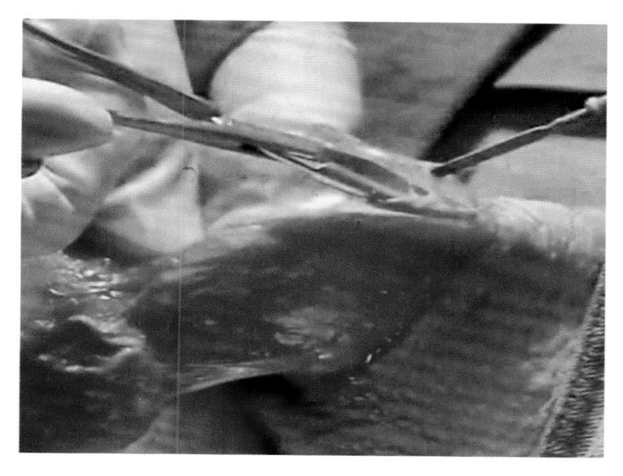

图 5-2-20 游离输精管

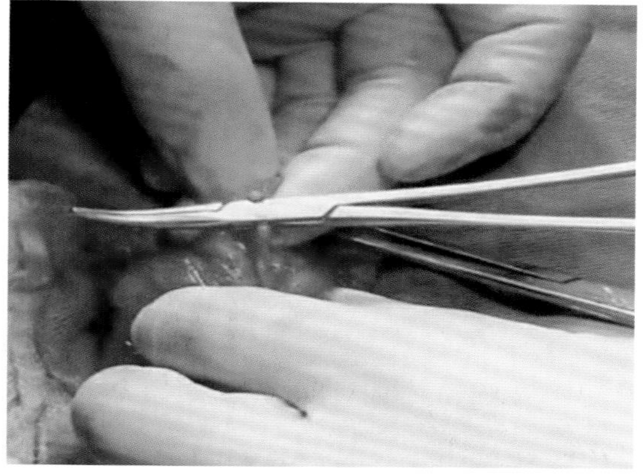

图 5-2-21 于输精管结扎结节近端及远端切断输精管，近端涂片检查有无精子，远端亚甲蓝通液明确是否通畅

2. 输精管端端吻合 首先用标记笔在两输精管断面分别确定吻合点，分别标记 12、2、4、6、8、10 点钟位置，总共 6 个点。用 10-0 单丝双针以内进外出方式缝合黏膜层（图 5-2-22、图 5-2-23），然后用 8-0 单丝单针缝合输精管肌层 12 针（图 5-2-24），最后用 8-0 单针丝线缝合外膜层 6~8 针（图 5-2-25）。

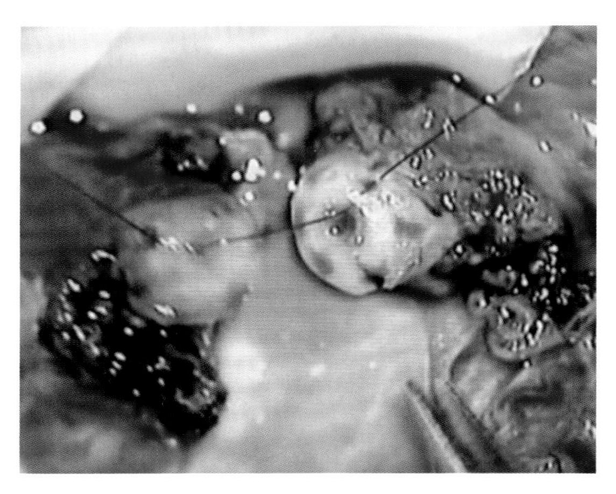

图 5-2-22 在两输精管断面分别确定吻合点，分别标记 12、2、4、6、8、10 点钟位置，总共 6 个点。用 10-0 单丝双针以内进外出方式缝合黏膜层

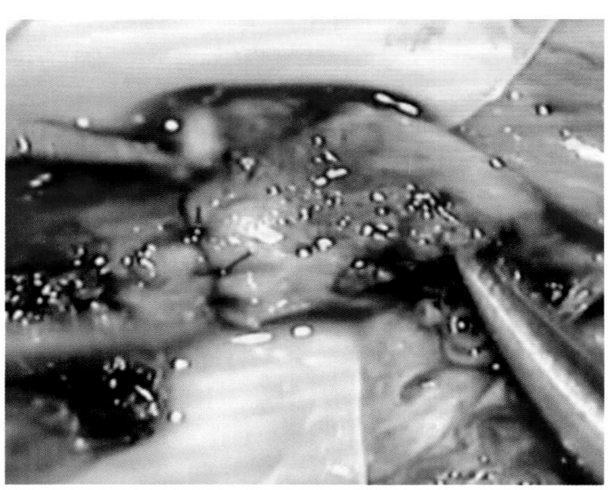

图 5-2-23 收紧丝线，使管腔严密对合

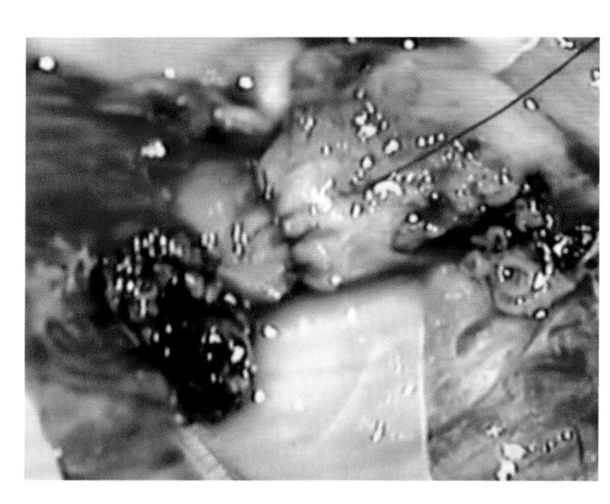

图 5-2-24 用 8-0 单丝单针缝合输精管肌层

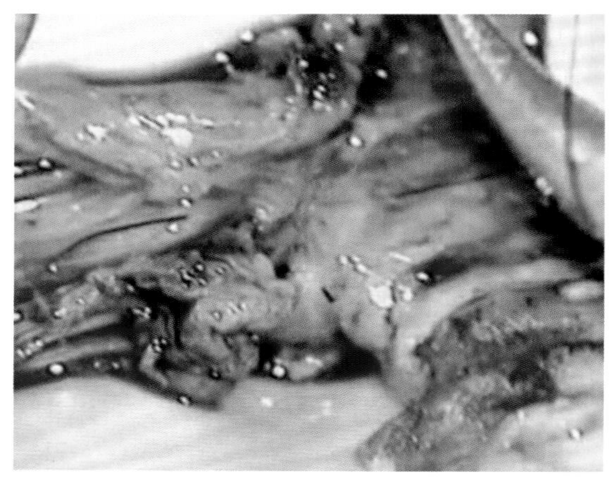

图 5-2-25 用 8-0 单针丝线缝合输精管外层被膜

（三）注意事项

1. 注意保护输精管伴行血管。避免输精管伴行血管剥离影响血供。

2. 确保输精管断端切面整齐，吻合时黏膜和黏膜对位。

3. 保证无张力吻合

（四）本例手术体会

1. 近输精管结节处切断输精管，为减少出血及缩短手术时间，可旷置结节。

2. 输精管远端通畅试验时，避免强行或反复将钝性针头插入管腔，造成输精管黏膜损伤，影响再通概率。

（五）术后随访

本例为输精管结扎术后拟再生育患者，术后 3 个月复查精液可见精子，且精子浓度及活力均正常。

五、显微镜下输精管附睾吻合术

（一）适应证与禁忌证

1. 适应证

（1）附睾水平梗阻的无精子症患者，同时女方生育力正常或女方不育但可以治疗。

（2）输精管结扎术后同时伴有附睾梗阻患者。

2. 禁忌证

（1）急性生殖系统炎症或阴囊皮肤感染患者。

（2）全身并发症无法耐受手术者。

（3）因睾丸网梗阻、输精管缺如或精囊腺发育不良造成的梗阻性无精症者。

（4）存在严重遗传性疾病不适于生育的患者。

（二）方法与技巧

1. 输精管、附睾探查术　取阴囊纵隔纵行切口，暴露一侧睾丸（图5-2-26、图5-2-27），游离输精管至附睾尾部，用24G套管针直接插入输精管，退出针芯，向输精管远端管腔注入稀释亚甲蓝，确定输精管远端有无梗阻。如无梗阻，近附睾尾部切断输精管，近睾端输精管结扎，远睾端输精管吻合备用（图5-2-28、图5-2-29）。

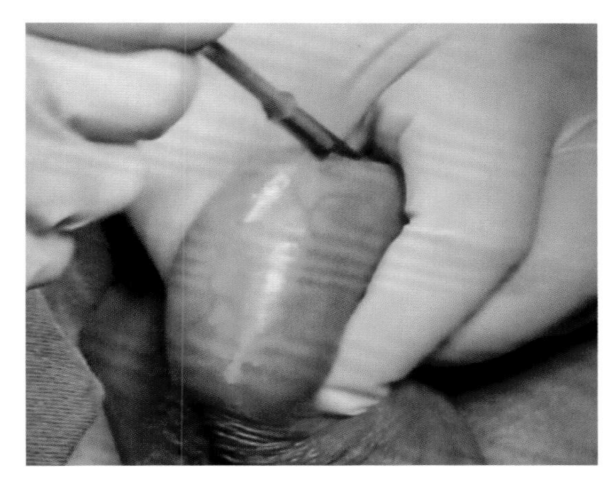

图5-2-26　沿阴囊中缝做纵行切口

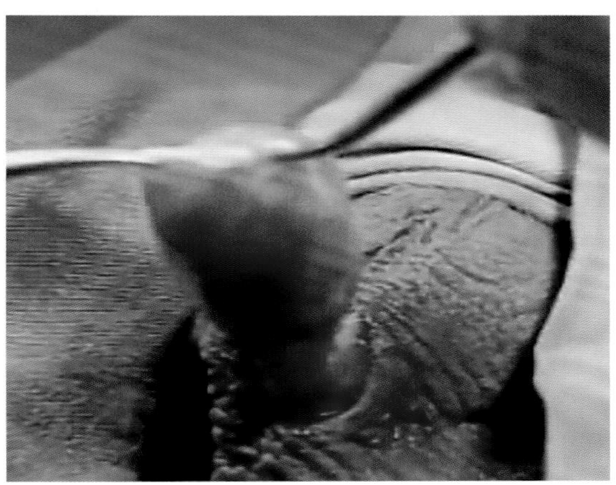

图5-2-27　打开睾丸鞘膜

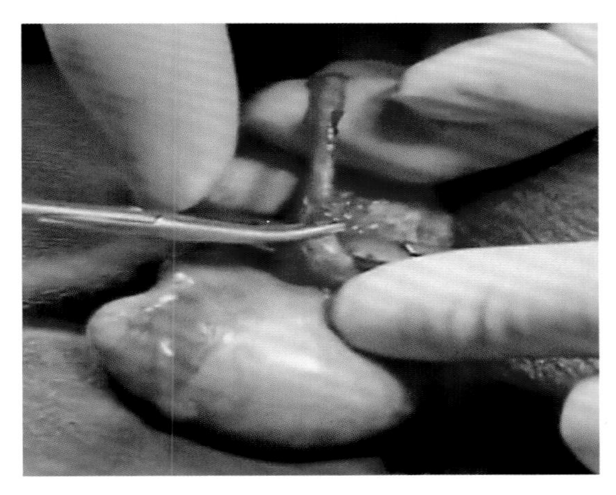

图5-2-28　近附睾尾部游离输精管，长度约2cm

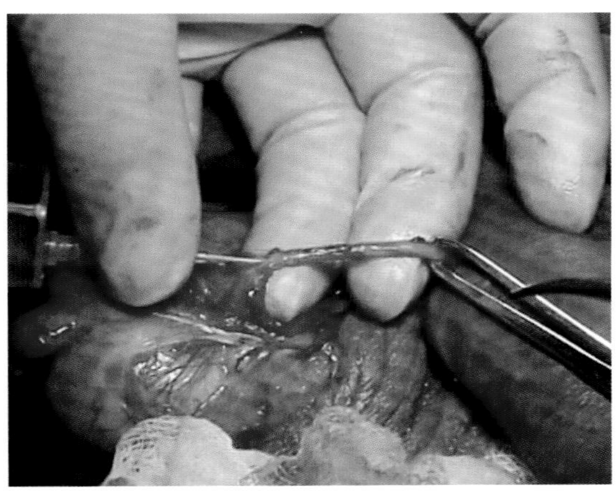

图5-2-29　应用24G套管针穿刺输精管，推注亚甲蓝，导尿管如有淡蓝色尿液引出，则提示输精管远端通畅

显微镜下在附睾体部开窗，暴露附睾管，选择饱满的附睾管备用(图 5-2-30、图 5-2-31)。

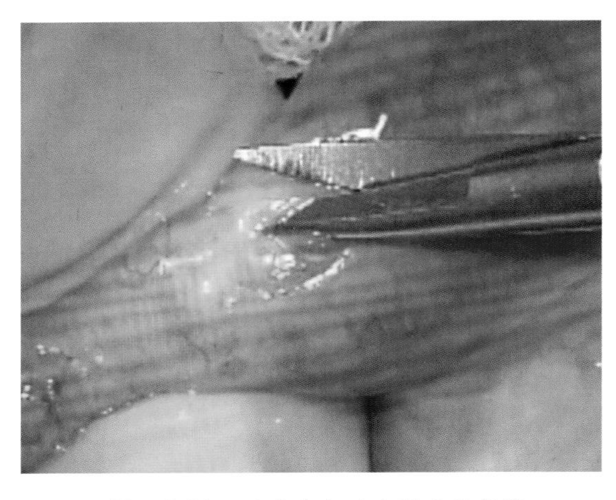

图 5-2-30 附睾体部开窗暴露附睾管

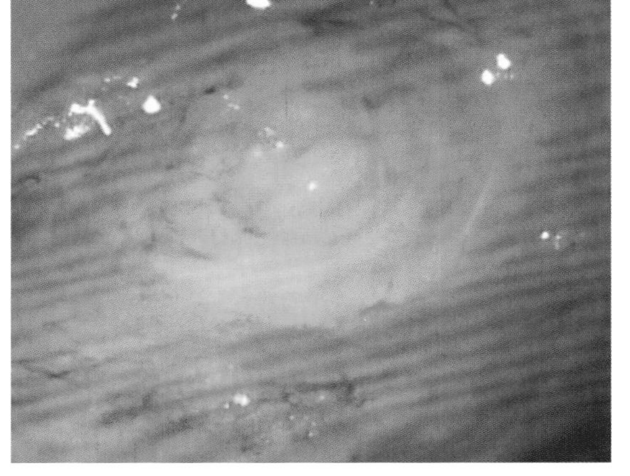

图 5-2-31 选择饱满附睾管备用

2. 显微镜下输精管附睾端侧吻合术(双针套入法) 应用两根带双头针的 10-0 尼龙线分别纵行缝过附睾管(图 5-2-32)，暂不将针拔出，于两针之间切开附睾管(图 5-2-33)，吸取附睾液涂片找见精子，依次拔出双针，两根双头针分别内进外出缝过输精管(包含黏膜及部分肌层，四定点位置分别是输精管横断面 1、5、7、11 点(图 5-2-34)。收紧丝线使附睾管套入输精管管腔内，应用 8-0 尼龙线缝合输精管外膜和附睾被膜的切缘(图 5-2-35)。

(三) 注意事项

1. 分离输精管时尽量保护伴行血管。

2. 因附睾体、尾部附睾管较粗，故首选附睾体部附睾管备用吻合。

(四) 本例手术体会

1. 切开附睾被膜开窗，暴露并小心分离附睾管，开窗部位小血管如有出血，可沿小血管走行在远离开窗部位电凝止血，以免损伤暴露的附睾管。

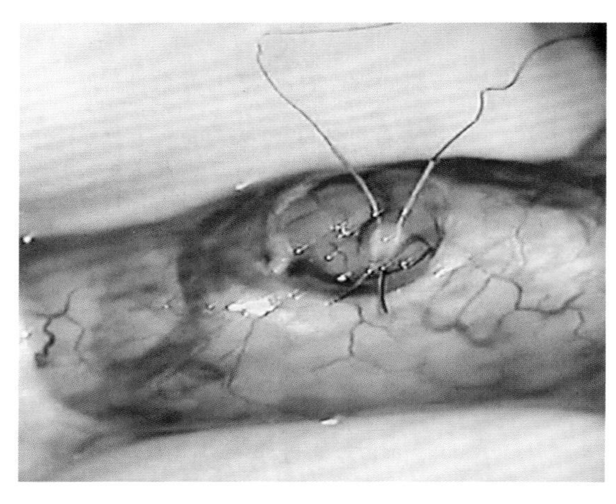

图 5-2-32 10-0 双针纵行缝过附睾管

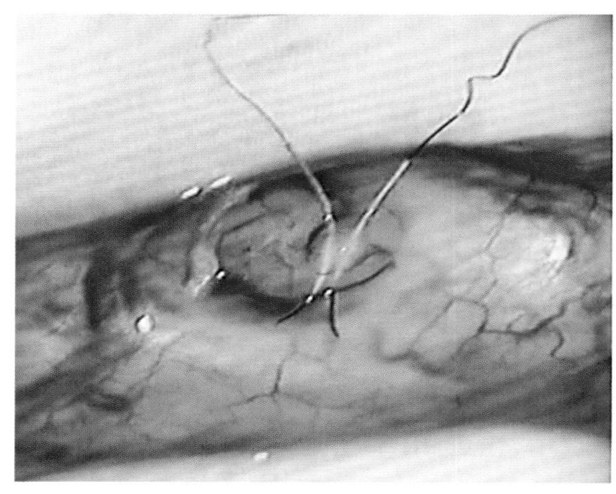

图 5-2-33 于两针之间切开附睾管见附睾液流出

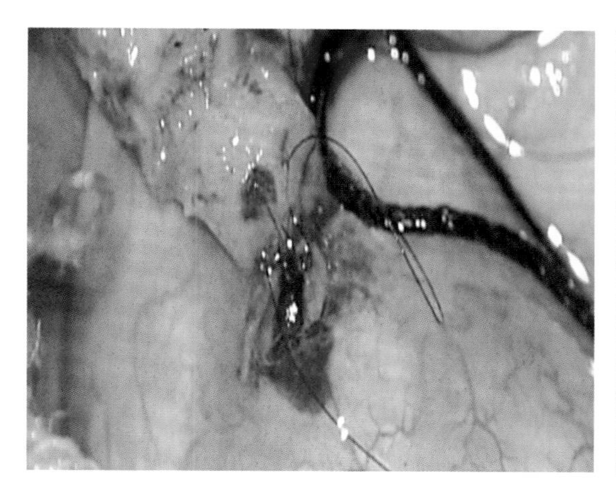

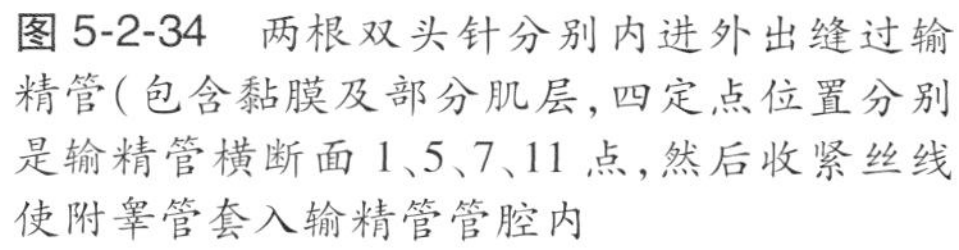

图 5-2-34　两根双头针分别内进外出缝过输精管(包含黏膜及部分肌层,四定点位置分别是输精管横断面 1、5、7、11 点,然后收紧丝线使附睾管套入输精管管腔内

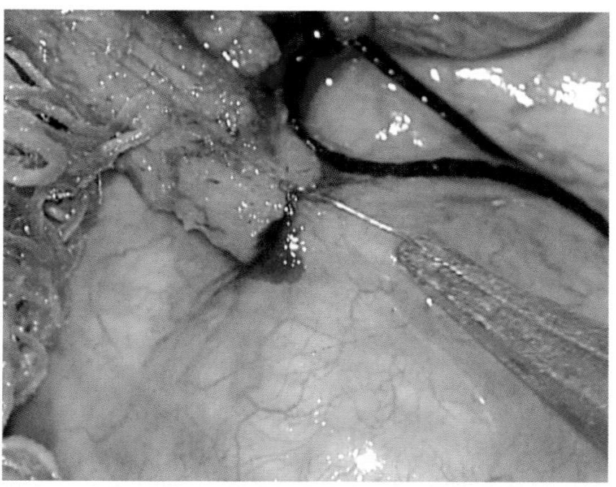

图 5-2-35　应用 8-0 尼龙线缝合输精管外膜和附睾被膜的切缘

2. 输精管外膜和附睾被膜的切缘缝合完毕后,可轻轻挤压附睾,检查切缘有无渗漏。

(五) 术后随访

本例患者术前体检示双侧睾丸发育良好,双侧输精管可触及,双侧附睾尾部触及明显硬结,双侧附睾头饱满。既往无明确附睾炎病史。术后三个月复查精液显示偶见活动精子,给予药物治疗,此后复查精液逐渐好转,随访至术后 6 个月时,精子浓度及活力均恢复正常。

(崔元庆)

参 考 文 献

1. 涂响安,孙祥宙,邓春华. 显微男科手术学. 北京:人民卫生出版,2014:86-96.
2. 邓春华,戴宇平,陈伟. 男科手术学. 北京:人民卫生出版社,2012:516-517.
3. 王玲珑,杨嗣星. 显微泌尿外科学. 北京:科学出版社,2002:240-243.
4. 梅骅. 泌尿外科手术学. 北京:人民卫生出版社,2008:538-541.
5. Jessica Goldstein. Report on varicocele and infertility: a committee opinion. Fertility and Sterility,2014,102(6):1557-1560.
6. Matthew M. Sheehan,Ranjith Ramasamy,Dolores J. Lamb. Molecular mechanisms involved in varicocele-associated infertility. Journal of Assisted Reproduction and Genetics,2014,31(5):521-526.
7. Ronnie G. Fine,Dix P. Poppas. Varicocele: standard and alternative indications for repair. Current Opinion in Urology,2012,22(6):513-516.
8. Gat Y,Zukerman Z,Chakraborty J,et al. Varicocele,hypoxia and male infertility. Fluid Mechanic analysis of the impaired tes-ticular venous drainage system. Human Reproduction,2005,20(9):2614-2619.
9. Paymon Nourparvar,Lindsey Herrel,Wayland Hsiao. Microsurgical subinguinal varicocelectomy with testicular deliver. Fertility and Sterility,2013,189 (4):642-652.
10. Jakob D,Ulla N J,Elisabeth C,et al. Varicocele is associated with impaired semen quality and reproductive hormone levels:A study of 7035 healthy young men from six european countries. European Urology,2016,70(6):1019-1029.
11. 梅骅. 泌尿外科手术学. 北京:人民卫生出版社,2007:586-593.

12. 李石华. 外科取精术:选择哪种方法. 中华男科学杂志,2001,7(2):71-78.
13. 唐庆来. 薛珺,高存阁,等. 经皮附睾穿刺取精术在无精子症诊断中的应用. 中华男科学杂志,2007,13(2):161-163.
14. Carroll,M. Human Assisted Reproductive Technology Future Trends in Laboratory and Clinical Practice. EN, 2012,98(4):1060.
15. Sandro C. Esteves,Ricardo Miyaoka,Ashok Agarwal. Sperm Retrieval Techniques for Assisted Reproduction. INTERNATIONAL BRAZ J UROL,2011,37(5):570-583.
16. 杨建华,林俊生,陈康民. 附睾抽吸法在无精子症诊断与治疗中的应用. 中国男科学杂志,2002,16(1):38-39.
17. 陈冰,周美青,李红,等. 不同穿刺针应用于睾丸穿刺取精术的比较. 临床泌尿外科杂志,2014(8):706-708.
18. 高佃军,吕世军,许纯孝,等. 睾丸活检对男性不育的诊断价值. 1997(2):78-81.
19. 邱学德,李勇刚,李琳,等. 经皮附睾精子抽吸术睾丸活检 55 例分析. 中华男科学杂志,2004,10(1):59.
20. 马猛,平萍,李朋,等. 睾丸显微取精术的临床应用效果评估. 中华泌尿外科杂志,2013,34(6):426-430.
21. PN Schlegel. Testicular sperm extraction: microdissection improves sperm yield with minimal tissue excision. Human Reproduction,1999,14(1):131-135.
22. 涂响安,孙祥宙,邓春华. 显微男科手术学. 北京:人民卫生出版,2014:100-123.
23. 邓春华,戴宇平,陈伟. 男科手术学. 北京:人民卫生出版社,2012:548-552.
24. 梅骅,陈凌武,高新. 泌尿外科手术学. 第 3 版. 北京:人民卫生出版社,2007:599-600.
25. Shah Rupin. Indian journal of urology. Surgical sperm retrieval: Techniques and their indications. journal of the Urological Society of India,2011,27 (1):102-109.
26. 马猛,黄吉炜. 睾丸显微取精术研究进展. 中国男科学杂志,2012,26(1):68-71.
27. Ramasamy R,Sterling J,Fisher ES,et al. Identification of sper-matogenesis with multiphoton microscopy: An evaluation in a ro-dent model. Journal d Urologie,2011,186 (6):2487-2492.
28. Ranjith Ramasamy,Joseph A. Ricci,Gianpiero D. Palermo,Lucinda Veeck Gosden,Zev Rosenwaks,Peter N. Schlegel. Successful Fertility Treatment for Klinefelter's Syndrome. The Journal of Urology,2009,182(3):1108-1113.
29. 马潞林. 泌尿外科微创手术学. 北京:人民卫生出版社,2013,391-416.
30. 刘晃,唐立新,唐运革,等. 输精管吻合术后男性生育力的临床观察. 中国男科学杂志,2011,25 (10):35-38.
31. Goldstein M,Li PS,Matthews GJ. Microsurgical vasovasostomy: the microdot technique of precisi on suture placement. The Journal of urology,1998,159 (1):188-190.
32. Jing Peng,Yiming Yuan,Zhichao Zhang,et al. Patency Rates of Microsurgical Vasoepididymostomy for Patients With Idiopathic Obstructive Azoospermia: A Prospective Analysis of Factors Associated With Patency-Single-center Experience. Urology,2012,79 (1):119-122.
33. 李朋,张铁成,杨慎敏,等. 40 例输精管道梗阻性无精子症诊疗策略分析. 生殖与避孕,2015,35 (2):131-136.
34. Goldstein M,Tanrikut C. Microsurgical management of male infertility. Nat Clin Pract Urol,2006,3 (7):381.
35. Chan PT,LiPS,Gold stein M. Microsurgical vasoepididymostomy: a prospective randomized study of 3 intussusception techniques in rats. Journal d Urologie,2003,169 (5):1924-1929.

52检